从怀孕到2岁

呵护生命初期1000天

马良坤 ———— 编著

北京协和医院妇产科主任医师、副教授
七田真孕期教育科学家

中国轻工业出版社

图书在版编目（CIP）数据

从怀孕到 2 岁呵护生命初期 1000 天 / 马良坤编著. —北京：
中国轻工业出版社，2020.8

ISBN 978-7-5184-2951-6

Ⅰ.①从⋯　Ⅱ.①马⋯　Ⅲ.①妊娠期－妇幼保健－
基本知识②婴幼儿－哺育－基本知识　Ⅳ.①R715.3
②TS976.31

中国版本图书馆 CIP 数据核字（2020）第 055089 号

责任编辑：付　佳

策划编辑：翟　燕　付　佳　　责任终审：李建华　　封面设计：悦然文化

版式设计：杨　丹　　　　　　责任校对：晋　洁　　责任监印：张京华

出版发行：中国轻工业出版社（北京东长安街 6 号，邮编：100740）

印　　刷：北京博海升彩色印刷有限公司

经　　销：各地新华书店

版　　次：2020 年 8 月第 1 版第 1 次印刷

开　　本：720×1000　1/16　印张：20

字　　数：300 千字

书　　号：ISBN 978-7-5184-2951-6　定价：68.00 元

邮购电话：010-65241695

发行电话：010-85119835　传真：85113293

网　　址：http://www.chlip.com.cn

Email：club@chlip.com.cn

如发现图书残缺请与我社邮购联系调换

190193S3X101ZBW

健康与疾病发展的起源学说由 20 世纪 90 年代英国医学家大卫·巴克（David Barker）首先提出，即都哈（DOHaD）学说。主要内容是说人类成年期一些疾病的发生，如高血压、2 型糖尿病、心血管疾病和神经精神疾患等，与胎儿期的宫内环境和婴幼儿期的生活方式密切相关。都哈理论一经公布，便在国际医学界引起了巨大的震动和反响。

鉴于生命早期 1000 天对个人成长的影响深远，但大多数新手妈妈对宝宝早期养育这方面的知识储备不足，特编写本书。本书共分为胎儿期、婴儿期和幼儿期三部分，告诉妈妈在每个关键窗口期怎样通过合理膳食、科学护理来确保宝宝的健康，降低其成年后罹患肥胖、糖尿病等慢性病的发生危险。

关于生命早期的健康管理方法介绍如下：

"健康干预"：在胎儿期，对母体的妊娠糖尿病、妊娠高血压、子痫前期、甲状腺等疾病进行相应的预测与干预，降低胎儿出生后患慢性病的概率；在 6 个月内的婴儿期，对婴儿黄疸、髋骨发育、囟门闭合等进行健康监测，为婴儿健康发育奠定基础；在 7~24 月龄的婴幼儿期，对感冒、咳嗽、发热、腹泻等小儿常见疾病给予绿色治疗指导，在抗病的同时增强免疫力，使成长路上没有遗憾。

"营养支持"：第一阶段是胎儿期，母体的营养供给直接关系着胎儿的生长发育，此时，要密切关注母体营养的合理摄入以及胎儿的吸收情况；第二阶段是 6 月龄内婴儿，母乳作为其最主要的营养来源，应重视母体营养的继续跟进，合理膳食；第三阶段是 7~24 月龄婴幼儿，辅食的添加既是营养的补充又是味觉和咀嚼能力发展的基础，因此需科学有序地进行辅食添加，以促进孩子身心健康。

把握生命早期干预方法，不管是在妊娠期还是婴幼儿时期，满足孩子生长发育所需的营养供给，为孩子打下扎实的健康根基，是父母给孩子最好的养育！

胎儿期　270天呵护，奠定一生健康基础

Part **1**

孕前保健，优生优育要做好

Part **2**

胎儿健康监控，必要产检提早知道

3 Part 科学养胎，吃对吃好巧运动

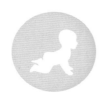

婴儿期 365天积淀，稳固编译成长密码

Part 1

重视母乳喂养，适时添加辅食

Part 2

持续健康监控，妥善护理少生病

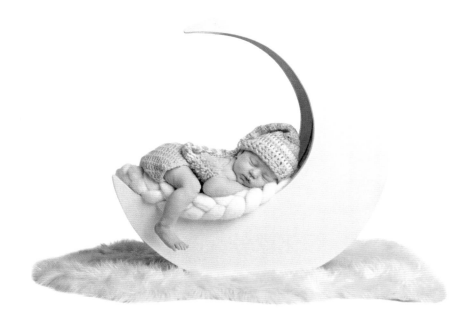

Part
3

顺应发育规律，见证茁壮成长

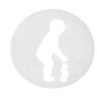

幼儿期 365天浇筑，塑造生命成长之根

Part

强化营养，孩子长得高，更健康

Part

能力发展，顺势引导效果好

优化养育，妈不累，娃不烦

生命初期
1000天

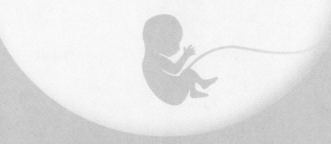

胎儿期

270 天呵护，奠定一生健康基础

一目了然的 胎儿发育进程表

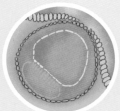

受精卵着床

受精卵在子宫内安全"着陆",此时的胚胎称为胚囊。受精卵如同一个椭圆形的小物体,不断分裂,一部分形成大脑,一部分形成神经组织。

胎龄 **4** 周

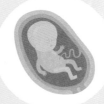

可以感受到 声音和光

这一阶段是掌管知觉、随意运动、思考能力、记忆力的大脑皮层的快速发育时期;能感受到光了。此时,胎儿的头朝下,转为头位。

胎龄 **28** 周

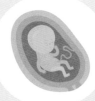

嘴会张开、闭上, 开始练习呼吸

练习呼吸,为子宫外的生活做准备;开始在羊水中自由、用力地来回活动;内耳基本发育完成,能听见声音;脑细胞的数量迅速增殖。

胎龄 **24** 周

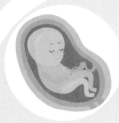

更圆润,看起来像 宝宝了

看上去已经比较接近宝宝,但肺部功能尚未完全发育。

胎龄 **32** 周

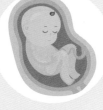

皮下脂肪增加,会 "挤眉弄眼"

胎宝宝的身体功能基本发育完善,已经能适应子宫外的生活。不过如果在此时出生,会影响以后的生长发育。

胎龄 **36** 周

长着腮和尾巴的胎芽时期

这时候还只能称为胚胎，B超检查也只是一个小白点。已经分化出头和肢体，开始为脑、肝脏、胃、肠等器官发育奠定基础。

胎龄8周

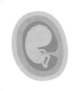

趋近人形，手脚可以活动

开始发育出眼睛、鼻子、舌头、耳朵、皮肤等五官；肾脏开始排泄；羊水增加；手脚会活动。

胎龄12周

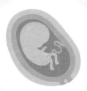

可以有意识地活动手脚

控制视觉、听觉、触觉等的神经和额叶开始发育；可以按照自己的意志活动手脚；胎毛、头发和眉毛开始长出。

胎龄20周

茁壮成长，骨骼、肌肉发育

4个月的胎儿，绒毛组织会发育成胎盘，扎根子宫，充分吸收营养，快速发育；内脏和四肢等器官基本成形。

胎龄16周

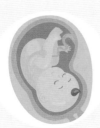

为分娩做好准备

随时准备出生。一旦出生，肺就开始呼吸，已经做好了吮奶、排便的准备。

胎龄40周

营养在"精"不在"多"

怀孕了，就得"一人吃两人补"，饭量要比孕前加倍，要长胖一点，胎宝宝才长得好。

怀孕了，确实需要补充营养，但绝对不是简单的饭量加倍。因为在孕早期，胎宝宝非常小，需要的能量并不多，饭量可以维持和孕前一样；到了孕中晚期，胎宝宝的身体构建基本完成，大脑、神经的发育也比较健全，接下来就要长大、长胖，此时孕妈妈每天的能量摄入比孕前多300~450千卡，相当于2碗米饭（300~400克）的能量。

少吃饭，多吃菜，饭没有营养，营养都在菜里。

主食如米、面等，含大量的碳水化合物，能提供能量、维持血糖。而且，孕妈妈和胎宝宝脑细胞的代谢和胎盘发育也都要靠消耗血糖来供能。主食如果吃得过少，孕妈妈易发生低血糖，产生对神经系统有毒性作用的酮体，对胎宝宝不利。

粗粮能补充 B 族维生素和膳食纤维，能为孕妈妈提供更全面的营养，还能预防便秘，防止体重增长过快。而且粗粮能量较低，可以不限量放开吃。

粗粮较难消化，如果敞开吃，容易使孕妈妈出现消化不良、胀气等不适。而且粗粮吃多了，会影响其他食物的摄入，也会影响其他营养素的吸收。所以，粗粮虽好也不能多吃，每天宜吃50~100克。玉米、燕麦、荞麦、红豆、绿豆等都是很健康的粗粮，可以占全天主食总量的1/3~1/2。

孕前保健，
优生优育要做好

科学管理体重，
准备迎接健康宝宝

健康体重标准

判断一个人的体重是否正常，通常看三个指标——体重指数（BMI）衡量整体体重；体脂率反映脂肪含量；腰臀比和腰围身高比反映脂肪的分布情况。

体重指数（BMI）＝体重（千克）÷身高的平方（米^2），可以根据自己的体重指数值参照下表，判断自己处于哪种状态。

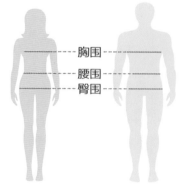

注：测量腰臀参考图

分类	BMI（kg/m²）
肥胖	BMI≥28.0
超重	24.0≤BMI<28.0
体重正常	18.5≤BMI<24.0
体重过低	BMI<18.5

注：参考中国卫生健康委员会标准

体脂率需要用仪器来测定，腰臀比和腰围身高比可以自己测量计算。测量腰围时，手臂微微弯曲时手肘的位置就是测量腰围的理想位置，测量出一周的围度即可。测量臀围时，将软尺放在臀部最隆起的地方，然后将软尺两端分别朝着腹部最突出的方向，交叉两端测出臀围。测量身高（以早晨身高为标准）时，先脱鞋，脚跟、臀部、肩部和头部贴墙，挺胸、收腹、腰部尽量挺直，两眼平视，不要仰头，测量从脚底到头部最高点的距离就是身高，再分别计算出比值。

腰臀比和腰围身高比越大，说明内脏脂肪越多。

项目	健康体脂率	腰臀比	腰围身高比
男性	15%~20%	0.85~0.95	0.5
女性	25%~30%	0.67~0.80	0.5

注：参考中国卫生健康委员会标准

肥胖或消瘦都不利于孕育健康宝宝

　　肥胖往往伴随代谢紊乱、胰岛素抵抗、脂肪肝等。实际上肥胖不仅仅是"吃太多"，很多肥胖患者其实存在营养素摄入失衡，好像吃得很多，但多种维生素、矿物质摄入严重不足，存在贫血、缺锌、缺钙等问题。这些情况不仅影响顺利受孕，而且会增加孕期贫血、妊娠糖尿病、妊娠高血压等妊娠并发症的风险，从而导致低体重儿、宝宝先天不足等风险加大。

　　瘦弱的妈妈也比较难孕育健康宝宝，而且孕前瘦弱的女性容易生出低体重儿和早产儿。孩子将来也容易出现肥胖、糖尿病等风险。所以，夫妻备孕时应做好体重管理，特别是女性，这样才能很好地承担两个人的代谢负担。

健康减重策略

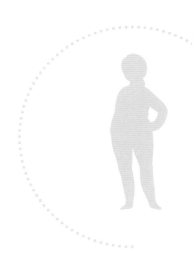

少油少盐

每天烹调油摄入量控制在 25~30 克为宜，盐控制在 6 克以内，远离油炸、油煎的食物。

一份肉配三份菜

多吃蔬菜，特别是耐咀嚼的蔬菜，吃肉时优选鱼肉、去皮鸡肉、瘦肉。三餐之外用水果和奶类当零食。

一半主食换杂粮

每天主食中精白米面中增加粗粮杂豆、薯类。而且主食建议原味烹饪，不加油、盐、糖。

❀ 马大夫告诉你 ❀

备孕妈妈需注意，慢慢减脂才有利于生育

　　人体是一台精密的生物机器，它每天都需要能量来驱动。快速减肥（如绝食、过度运动等）会造成备孕妈妈营养失衡，还可能导致月经减少、延迟，甚至闭经的情况。其实，超重和肥胖并不意味着"营养过剩"，更可能是一种营养素比例失衡。

健康增重策略

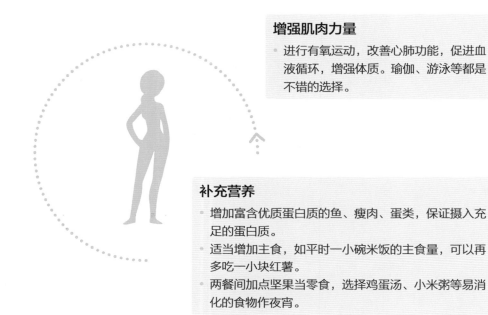

增强肌肉力量

- 进行有氧运动，改善心肺功能，促进血液循环，增强体质。瑜伽、游泳等都是不错的选择。

补充营养

- 增加富含优质蛋白质的鱼、瘦肉、蛋类，保证摄入充足的蛋白质。
- 适当增加主食，如平时一小碗米饭的主食量，可以再多吃一小块红薯。
- 两餐间加点坚果当零食，选择鸡蛋汤、小米粥等易消化的食物作夜宵。

如果家里人大多身材偏瘦，说明可能有不易长胖的遗传基因，属于遗传性瘦体型。只要属于正常体重范围、精力充沛、不爱生病，不用刻意增重。可以在饮食中适当增加富含优质蛋白质的食物，去健身房做增肌锻炼，让身体的肌肉更紧实，以利于孕期负担宝宝的重量，增加将来顺产的概率。

对于饮食正常但是从小骨骼纤细、肌肉薄弱、体力差的女性来说，以增肌为主要目标进行增重。

有一类女性是因为自身消化吸收不良导致的瘦弱，建议先去医院检查，找出问题根源，改善吸收功能。平时饮食要规律、细嚼慢咽，少食生冷、粗硬、油腻的食物。

如果是因为疲劳、工作压力导致的瘦弱，首先要放松身心，安静调养。同时要注意三餐均衡，不能饱一顿饥一顿，也可以去医院营养科让营养师帮助调理。

根据活动强度计算每天需要的总能量

要让身体保持标准体重，就需要维持"摄取能量＝消耗能量"的能量平衡，如果每天的饮食生活都能遵循此标准，怎么吃都不会胖。那么，不同劳动强度的备孕女性每天应该摄入多少能量呢？可以根据下面的方法轻松算出来。

首先，衡量一下自己的体重情况：实际身高（厘米）-105＝标准体重（千克）。知道了标准体重后，可以根据个人的活动强度计算每天需要的总能量。

> 标准体重 × 每天每千克体重消耗的能量 ＝ 每天需要的总能量

摄入能量 ＋ 标准体重 ＋ 实际活动强度下每千克体重所需的能量

标准体重（千克）＝身高（厘米）-105

成年人能量供给标准（单位：千卡/千克）

劳动强度	消瘦体重	正常	超重或肥胖
轻体力劳动	35	30	20~25
中等体力劳动	40	35	30
重体力劳动	40~45	40	35

中国成年人身体质量指数标准

消瘦：<18.5

正常：18.5~23.9

超重：24~27.9

肥胖：≥28

判定现有体重消瘦还是肥胖

BMI（身体质量指数）＝现有体重（千克）÷[身高（米）]²

- **轻体力劳动：**以站着或少量走动为主的工作，如教师、办公室工作者等。
- **中等体力劳动：**如学生的日常活动等。
- **重体力劳动：**如体育运动，非机械化的装卸、伐木、采矿、砸石等劳动。

比如，一位办公室工作的备孕女性，那么她的劳动强度属于轻体力劳动，她的实际身高是 168 厘米，实际体重是 70 千克。

> 标准体重 ＝168（厘米）-105＝63 千克
> BMI＝70（千克）÷[1.68（米）]²＝24.8，属超重

办公室员工属于轻体力劳动，按照成年人能量供给标准看，这位女性应摄入（20~25）千卡/千克，每日所需总能量 ＝63×（20~25）＝1260~1575 千卡。

为了保证身体逐步适应每月所需，这里按 1500 千卡计算。

减重营养食谱推荐

实例分析　　备孕妈妈晓娜是办公室文员，为轻体力活动，她实际身高 160 厘米，她的标准体重应是 55 千克（160-105），她实际体重是 65 千克。体重指数（BMI）为 25.4，因此晓娜属于超重。根据公式标准体重 × 每天每千克体重消耗的能量 = 55 × 30，可算出晓娜标准体重每天需要的能量约为 1650 千卡。

摄取 1650 千卡能量的食谱举例

早餐	亚麻子豆浆（南瓜 100 克，亚麻子油 5 克，黄豆 10 克） 土豆鸡蛋软饼（全麦面粉 50 克，土豆 50 克，鸡蛋 50 克，茶子油 4 克） 五香煮花生（花生 10 克）
加餐	牛奶（100 克），水果（草莓 100 克）
午餐	双薯米饭（大米 40 克，红薯 50 克，土豆 30 克） 香菇冬笋炒豆腐（豆腐 50 克，冬笋 50 克，干香菇 10 克，菜籽油 6 克） 拌蒸豆角（豆角 150 克，香油 4 克）
加餐	水果（脐橙 150 克），坚果（核桃 10 克）
晚餐	红豆莲子紫米粥（紫米 20 克，莲子 10 克，红豆 20 克） 白灼菜心（油菜薹 200 克，橄榄油 4 克） 三蔬炒虾仁（河虾仁 70 克，胡萝卜 50 克，芦笋 50 克，植物油 6 克）
夜宵	酸奶（100 克）

○ 营养师评估营养

　　这一份食谱的总能量为 1668 千卡。蛋白质 77.2 克，脂肪 57.5 克，碳水化合物 209.6 克，膳食纤维 28.6 克，维生素 A 713 微克，维生素 C 336 毫克，维生素 B_1 1.27 毫克，维生素 B_2 1.33 毫克，钙 1143 毫克，钾 3962 毫克，镁 476 毫克，铁 28.4 毫克，锌 12.58 毫克。本食谱在保证能量的前提下，供应了丰富的微量元素和三大营养物质，可促进肠蠕动，达到减重效果。

增重营养食谱推荐

实例分析

备孕妈妈文华是一位舞蹈老师（为中体力活动），身高165厘米，她的标准体重应是60千克，但她实际体重是49千克。体重指数（BMI）是18.0，因此晓娜属于消瘦的备孕女性。根据公式标准体重 × 每天每千克体重消耗的能量 = 60×40，可算出晓娜标准体重每天需要的能量约为2400千卡。

摄取 2400 千卡能量的食谱举例

早餐	枸杞小米黄米粥（小米20克，大黄米10克，枸杞子10克） 馒头（熟重80克） 脱脂奶羹半碗（鸡蛋50克，脱脂奶100克）
加餐	全麦面包（30克），葡萄干（15克）
午餐	山楂红枣苹果汤（苹果100克，红枣20克，山楂5克） 大米糯米饭（大米25克，糯米25克） 咖喱鸡丁（鸡胸肉50克，洋葱50克，土豆50克，花生油5克）
加餐	葵花子（20克）
晚餐	鸭血汤面（鸡汤200克，挂面50克，鸭血30克，小油菜150克，香油少许） 葱香土豆泥（牛奶100克，土豆120克，小葱10克，花生油4克） 排骨炖藕（猪排100克，藕100克，胡萝卜30克，植物油3克）
夜宵	酸奶（100克）

○ 营养师评估营养

这一份食谱的总能量为2378千卡。蛋白质91.5克，脂肪66.4克，碳水化合物341.1克，膳食纤维12.2克，维生素A 809微克，维生素C 116.5毫克，维生素B$_1$ 1.66毫克，维生素B$_2$ 1.43毫克，钙824.5毫克，钾2986.9毫克，镁420.3毫克，铁31.9毫克，锌12.4毫克。本食谱在提高能量的前提下，供应了丰富的微量元素和三大营养物质，对瘦弱的备孕妈妈可达到增重的效果。

备孕女性可通过测心率或脉搏判断运动强度

对于正在备孕的女性来说，把身体调节到最佳水平，除了营养的饮食是不够的，还要进行科学的运动。运动不仅可以促进排卵、增大受孕成功率，还有助于母胎健康。

>※ 马大夫告诉你 ※
>
> **孕前运动有助于产后恢复**
>
> 备孕期运动能够增强女性体质，怀孕后如果继续坚持锻炼，不仅能控制孕妈妈的体重，还能很好地控制胎儿的体重，促进自然分娩，提高母乳喂养的成功率，有助于产后自然瘦身。很多妈妈能够在生完宝宝半年内恢复到孕前的体重，这和她们从备孕期开始一直坚持科学运动密不可分。

如果备孕期身体状况良好，没有其他限制运动的相关疾病，可以"安全第一"为原则，逐渐增加运动量，避免突然、超负荷运动。可通过测心率或脉搏的方法判定运动强度是否合适。

○ 计算运动目标心率范围

最大运动心率（MHR）=（220-年龄）次 / 分

运动目标心率的上限约为 MHR×0.85，最低运动心率为 MHR×0.60。因此目标心率范围为：MHR×0.60<目标心率范围<MHR×0.85。

举个例子：一位健康女性，今年 30 岁，其最大心率为 220-30=190 次 / 分，因此，其目标运动心率在 114 次 / 分（190×0.60）和 161 次 / 分（190×0.85）之间。因此，对于 30 岁的人来说，目标心率为 114～161 次 / 分。

超过最大运动心率易造成危险，而低于最低运动心率，起不到良好的运动效果，因此运动强度应控制在目标心率范围内。对于备孕女性来说，建议目标心率上限不超过 150 次 / 分。经过一定的准备热身运动，运动正式开始 5 分钟后随即停止，数 15 秒钟即刻脉搏数，乘以 4，即为每分钟心率。由此可以判断运动强度是否适宜。

备孕女性运动攻略

○ 减重运动

1. 每天坚持 30 ~ 45 分钟有氧运动，如快走、慢跑等，以消耗能量、减少脂肪。

2. 运动强度以平均心率达到 120 次 / 分钟为好。

3. 也可每周 3 次增肌运动，以增强核心肌肉和主要大肌肉群力量，帮助提高基础代谢率。

○ 增重运动

1. 每天坚持 15 ~ 20 分钟的中低强度运动（如散步、做操等），感觉身体发热即可，以改善血液循环、促进消化吸收。

2. 每周 3 次 20 分钟的增肌运动，以提高肌肉力量，帮助提升代谢率。

3. 增肌运动后额外补充一杯牛奶，以增加蛋白质摄入。

○ 备孕锻炼计划

爱运动的人

- 一周 3 ~ 5 天，每天 20 ~ 60 分钟的有氧运动，如步行或骑车。
- 一周 2 ~ 3 天的肌肉加强训练，如力量器材训练。
- 一周 2 ~ 3 天的柔韧性练习，如日常伸展和瑜伽运动等。

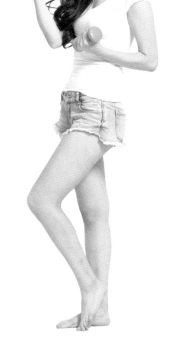

不爱运动的人

先从一些轻松的活动开始，如每天散步 10 ~ 20 分钟，或者在日常生活中增加活动量，如：

- 用爬楼梯代替乘电梯。
- 提前一两站下车，然后步行回家。
- 每天简单深蹲 3 组，每组 10 个。

总之，改掉以前不动的习惯，日常生活中多动少坐，体质会慢慢提升，为好孕做准备。

这样吃，养出优质基因——精壮卵肥

观察精液，判断精子质量

正常的精液颜色是灰白色或略带黄色。精液量的正常值要≥1.5毫升。小于1.5毫升，为精液量过少，此时精液与女性生殖道接触面积小；大于7毫升时，为精液量过多，这种情况不但精子密度降低，而且容易从阴道中流出。

正常精液射出后，在精囊凝固酶的作用下变为胶冻状，若射出精液60分钟后仍不液化，属于异常。

精子计数一般以每毫升精液中的精子数表示，正常计数≥15×10^6个/毫升。低于此值，为精子过少，见于各种原因导致的生精功能障碍。

精子质量差的危害

如果备育男性精子质量不好，精子数量少，精子活力差，畸形多，均会导致胚胎质量不好，出现流产、死胎、胎儿畸形，早产的概率也很高。

5类食物，让你"精"力十足

富含精氨酸的食物

精氨酸是构成精子的主要成分，缺乏精氨酸会引起少精症。精氨酸可以提高精子的活力，富含精氨酸的食物有鳝鱼、泥鳅、海参、墨鱼等。

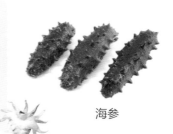

海参

墨鱼

富含蛋白质的食物	蛋白质是细胞的重要组成部分，也是生成精子的重要原材料，合理补充富含优质蛋白质的食物，有益于协调男性内分泌功能以及提高精子的数量和质量。富含优质蛋白质的食物有深海鱼虾、牡蛎、大豆、瘦肉、鸡蛋、奶等。
富含锌的食物	精子的产生需要锌等作为基础。在男性的睾丸、附睾、前列腺中锌的含量较为丰富，精浆中锌主要由前列腺分泌，大部分与蛋白质结合存在，参与正常的生殖功能。当人体锌不足时，就会影响精子的数量与质量。牡蛎、牛肉中锌含量非常丰富，备育男性可适当多吃。
富含硒的食物	硒有"男人的体内黄金"之称，有助于维护男性精子的健康。富含硒的食物有动物内脏、海产品、豆类、芦笋、蘑菇等，水果如桑葚、猕猴桃等含量也比较丰富。
富含维生素E的食物	维生素E又称生育酚，与生育功能有关，能促进性激素分泌，使男子精子活力和数量增加，提高生育能力。富含维生素E的食物有动物肝脏、菠菜、芦笋、西瓜、樱桃、山楂、杨梅、植物油、玉米等。

　　我们在计划食补前，首先要学会远离不健康的食品，并通过适量运动、改变不规律的生活作息、调理饮食等方式来帮助提高生育能力。

卵子质量的判断

一般可以根据卵泡发育情况来衡量卵子的质量。所以，如果备孕妈妈想知道自己的卵子质量高不高，建议最好在月经周期的第 10 天左右去医院做 B 超监测，通过 B 超监测卵泡发育情况。

另外，如果你经常使用排卵试纸，而排卵试纸上一直测不到强阳性，有可能就是卵子质量不高，在还没有长成熟的时候就被排出了。当然，因为个体的激素水平不同，有些人即使排卵，在排卵测试时也是测不到强阳性的。

> ❀ 马大夫告诉你 ❀

自己如何判断卵子质量的优劣

1. 测量基础体温法。通过观察体温的周期性变化，判断排卵周期是否正常。方法是：每天清晨睡醒后暂不起床，将体温计含在舌下 3 分钟，并将测得的体温数值记录在基础体温表上，测量 1 个月，由此形成一条体温曲线，再与正常的体温周期曲线做比较，确定出自己的排卵周期。若排卵周期为 13~15 天，表明卵子品质优良；如果排卵周期延长，达到 20~25 天甚至更长，意味着体内的雄激素水平较高，卵子成熟的速度较慢。
2. 观察经前分泌物。女性排卵时，由于受到较高浓度的雌激素的刺激，会分泌出一种透明且具有黏性的物质，看上去呈蛋清样。换言之，每到经期来临前有透明分泌物流出，说明你的激素分泌状态不错，卵子的质量自然也不会差。

卵子质量好坏是女性是否具有正常生殖能力的重要因素之一，卵子质量差，不利于优生优育，也易发生流产、胎停等情况。

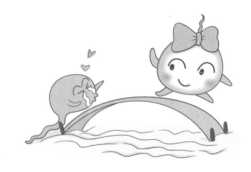

7 类食物，让你"孕力"满满

补铁食物	铁是促进造血的重要物质，缺铁容易引起贫血和排卵障碍。富含铁的食物有动物血、动物肝脏、瘦肉、菠菜等
补钙食物	钙可以强化骨骼健康。可利用牛奶补钙，最好选择维生素 D 强化过的牛奶，这样有助于钙吸收，也可从虾皮、大豆、瘦肉等食物中补充
补锌食物	锌有助于改善食欲、促进造血，从而提高受孕能力。富含锌的食物有豆类、芝麻、花生、核桃、小米、牡蛎、猪肉、牛肉、鸡肝、蛋类等，其中牡蛎含锌最丰富
补充雌激素的食物	雌激素能促进卵泡生长。植物雌激素多存在于豆类中，如黑豆、黄豆、豆浆、豆腐等
补维生素 E 的食物	增强女性卵子的活性、调节内分泌。富含维生素 E 的食物有玉米油、花生油等植物油，核桃、杏仁等坚果，以及圆白菜、莴笋、猕猴桃等蔬果
补维生素 C 的食物	防止卵子被氧化，提高卵子活力。富含维生素 C 的食物有橙子、苹果、火龙果、猕猴桃、香蕉、西蓝花、大白菜、菠菜等
补叶酸的食物	叶酸可促进造血，降低胎儿神经管畸形发生率。富含叶酸的食物有绿叶蔬菜、胡萝卜、柠檬、豆类、坚果类等

很多人口味重，喜欢高盐高油或者辛辣刺激的食物，其实这些食物不仅会加重身体的负担，还会影响卵子品质与排卵周期。建议备孕及孕期尽量饮食清淡，避免重口味。

男性"壮精"食谱推荐

男性在生殖系统成熟阶段，营养合理十分重要。人们知道，精子自睾丸"工厂"生产后，需经过输精管、射精管和尿道，然后进入女方的阴道、子宫、输卵管，才能完成与卵子"相会"的生育使命。而在男性生殖系统中，精囊腺、前列腺和尿道球腺等会各自分泌不少液体，它们联合组成精液浆，精液浆担负着输送精子的"保驾"任务。

男性"壮精"食谱举例	
早餐	花卷（面粉 50 克，芝麻 5 克） 番茄鸡蛋汤（番茄 50 克，鸡蛋 50 克） 什锦拌菜（芹菜茎 100 克，胡萝卜 20 克，菜花 25 克，黑芝麻 9 克，香油 2 克）
加餐	苹果（100 克），酸奶（125 克）
午餐	玉米面馒头（玉米面粉 100 克，面粉 100 克） 黄瓜炒猪肝（黄瓜 50 克，猪肝 50 克，干木耳 7 克，花生油 5 克） 素炒茼蒿（茼蒿 50 克，花生油 3 克） 金针菇肉丝汤（金针菇 50 克，猪瘦肉 50 克，鸡蛋 50 克）
加餐	腰果（50 克）
晚餐	二米饭（大米 90 克，小米 10 克） 腰果炒虾仁（虾仁 100 克，腰果 40 克，黄瓜 20 克，花生油 5 克） 菠菜炒香菇（菠菜 150 克，香菇 50 克，干木耳 6 克，花生油 5 克）
夜宵	牛奶（250 克）

全日烹调用盐 6 克

○ 营养师评估营养

这一份食谱的总能量是 2540.8 千卡。蛋白质 119.5 克，锌 25.8 毫克，维生素 E 36.8 毫克，硒 99.5 微克。本食谱在提供身体必要的能量前提下，供应了备育男性所必需的营养物质，以提高合成精子的质量。

女性"肥卵"食谱推荐

人体有储存营养物质的功能，一般脂肪能储存 20～40 天，维生素 C 能储存 60～120 天，维生素 A 能储存 90～356 天，铁能储存 125 天，碘能储存 1000 天，钙的储存时间高达 2500 天。孕前营养的储备会直接影响胎儿的早期发育，因此孕前营养非常重要。

女性"肥卵"食谱举例	
早餐	鸡蛋饼（面粉 50 克，鸡蛋 50 克，花生油 2 克）
	小米粥（小米 25 克）
	核桃仁拌木耳（核桃仁 15 克，水发木耳 55 克，香油 1 克）
加餐	香蕉（100 克），酸牛奶（125 克）
午餐	米饭（大米 50 克）
	清蒸黄花鱼（黄花鱼 50 克，花生油 2 克）
	香菜炒羊肉（香菜 45 克，羊肉 50 克，花生油 2 克）
	黄豆芽炒海带（黄豆芽 120 克，水发海带 70 克，花生油 3 克）
	绿豆汤（绿豆 27 克）
加餐	蜜橘（110 克），酸牛奶（125 克）
晚餐	馒头（面粉 50 克）
	小米粥（小米 25 克）
	青椒炒鸭片（鸭胸肉 56 克，鸭肝 12 克，柿子椒 55 克，花生油 2 克）
	芹菜炒蛤蜊（蛤蜊 45 克，嫩芹菜茎 110 克，花生油 2 克）
	香菇豆腐丝（豆腐丝 40 克，香菇 60 克，花生油 2 克）
夜宵	酸牛奶（125 克）

○ 营养师评估营养

这一份食谱的总能量是 1920.2 千卡。蛋白质 103.4 克，锌 15.6 毫克，铁 19.3 毫克，钙 959.7 毫克。备孕女性从孕前就应每天摄入 15～20 毫克的铁，每天至少摄入 800 毫克的钙。

备孕女性疾病巧调养，扫清障碍接好孕

孕前疾病筛查是对胎儿健康的保障

夫妻在备孕期间如患有慢性疾病，应该在病情稳定或者在基本痊愈后一段时间再准备怀孕，这样才不会加重病情，也不会给宝宝留下什么隐患。如果职业原因需接触有害物质，在备孕期间就要适当调换工作。

夫妻在准备要孩子前，应同去医院检查，确认一下有无疾病，保证妊娠的顺利进行。以下疾病应在怀孕前治疗：

病类	疾病评估
贫血	严重贫血，不仅使孕妇妊娠痛苦，而且影响胎儿的发育，还不利于产后恢复。如患有贫血，要在食物中充分摄取铁和蛋白质，以及适当补充铁剂，贫血得到治疗后再妊娠
糖尿病	患糖尿病的女性容易并发妊娠高血压、羊水过多等症，或出现流产、早产、胎死宫内等情况，此时怀孕会增加难产率或生出巨大儿、畸形儿等
高血压	高血压患者如怀孕，容易出现妊高征，而且会发展成重症。要在经过系统治疗后，血压正常或接近正常，并听取医生意见后再考虑怀孕
甲状腺功能异常	孕妈妈的甲状腺激素水平对胎儿的发育至关重要，在孕 12 周前，胎儿完全依赖胎盘从母体摄取甲状腺激素，所以孕妈妈的甲状腺激素水平决定了胎儿的神经发育
卵巢囊肿	卵巢囊肿在早孕时引起流产，中期妊娠时则易发生卵巢囊肿蒂扭转，晚期妊娠时囊肿较大者可导致胎位异常，分娩时可能阻塞产道引起难产
阴道炎	阴道炎容易引起新生儿的感染，因此在孕前、孕期要积极治疗阴道炎。不同病原引起的阴道炎的治疗方法不同，应该在查到病原微生物后，针对不同的病原微生物，遵医嘱使用药物治疗
子宫肌瘤	由于子宫肌瘤的大小和所处的位置对怀孕的影响各不相同。肌瘤越大，越不容易受孕，且对妊娠产生一定不良影响。如果长在浆膜下，生长方向突向盆腔，对怀孕没有影响；如果肌瘤长在子宫内膜下且方向是突向宫腔的，在孕前需积极治疗

长期服用药物的人不要急于怀孕

有的女性患有疾病，需要长期服用某种药物，如激素、抗生素、止吐药、抗癫痫药、抗精神病药物等，这些药物会不同程度地对生殖细胞产生影响。卵子从初期的卵细胞发育为成熟卵子约需 3 个月，在这段时间内，卵子容易受到药物的影响。因此，长期服药者不要急于怀孕。

各种药物的作用、在人体内蓄积的时间以及对卵细胞的影响各不相同，不能一概而论。长期服药的女性若计划怀孕，最好先咨询医生，再确定怀孕的时间。

不同阶段的药物危害

药物是治疗疾病的重要手段，但如果使用不当，则会引起不良反应，甚至造成胎儿畸形。

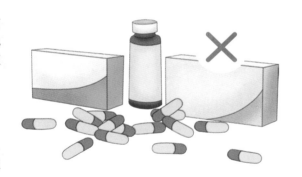

受孕前

这个时期，受精卵尚未形成，用药没有太大的影响，但可能使精子或卵子染色体畸变，造成精子、卵子异常，从而直接导致精子、卵子死亡。

着床前（受精 2 周内）

这个时期，受精卵与母体无血脉相连，用药没有太大影响，可以适当用药。但如能不用药最好不用药。

胚胎期（孕 4～12 周）

胚胎期是胎儿器官的生长发育期，也是对药物的敏感时期，这个时期用药应格外慎重，因为很多药物可以通过胎盘影响胚胎发育，从而造成脊椎裂、颅骨裂、心脏畸形、四肢畸形、无脑儿等。

胎儿期（孕 12 周后）

这个时期，胎儿的五官已经形成，正在继续生长，各器官进一步分化，结构逐步完善。这时用药很少会造成胎儿器官畸形，但容易造成器官功能障碍。

有害药物	对胎儿的危害
四环素类药物	容易导致胎儿牙齿、骨骼发育障碍
链霉素和卡那霉素	可导致胎儿先天性耳聋、肾脏损害
氯霉素	可抑制骨髓功能
非那西汀	可导致胎儿骨骼、神经系统或肾脏畸形
巴比妥类	容易影响胎儿的骨骼发育
各种激素	容易导致性别畸形

消除贫血后再怀孕

一般女性的血红蛋白标准为 110～150 克／升，红细胞数为 350 万～500 万个／升，低于以上指标即为贫血。表现为面色苍白，伴有头晕、乏力、心悸、气急、怕冷等症状，重度贫血还会出现免疫力下降、心慌、气短、呼吸困难、贫血性心脏病等。

○ 营养支持：食补 + 药补

如果是缺铁性贫血，应该在医生指导下补充铁剂。

食物补铁

- 适量多吃含铁质丰富的动物血、肝脏，其次是瘦肉、鱼类和海鲜等。
- 不要在饭后马上喝茶，更不要喝浓茶，因为茶叶中的鞣酸可阻碍铁的吸收。
- 搭配富含维生素 C 的食物，如橙子、猕猴桃、樱桃、柠檬、西蓝花、南瓜等，可促进铁吸收。

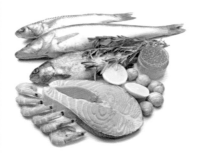

另外，牛奶等含钙丰富的食物及一些中和胃酸的药物会阻碍铁质的吸收，所以，尽量不要将其与含铁的食物一起食用。

○ 健康干预：注意生活细节，利于改善贫血

1. 保持心情舒畅，避免剧烈活动、劳累，改变体位时应缓慢进行，以免发生体位性低血压而晕倒。

2. 不要随意服用对造血系统有影响的药物，如磺胺类、解热镇痛药、保泰松、抗疟药伯氨喹等。对某些抗生素的使用应严格掌握指征，使用过程中须定期观察血象变化。

3. 要适当运动，可以根据兴趣选择几项健身项目，如瑜伽、散步、慢跑、游泳、跳舞、太极拳、五禽戏、健身操、气功等，活动的强度以不感到疲劳为宜。

血糖控制良好 3 个月后再怀孕

糖尿病女性想要备孕，医生通常建议至少在血糖控制良好 3 个月之后再怀孕。同时，最好保证肾功能和血压都正常。

○ 营养支持：适当控制饮食

避免摄入过多糖分，控制全天总能量，含糖量较高的水果要慎重食用，如香蕉、荔枝、芒果等。要保证维生素、钙和铁的摄入。

○ 健康干预：密切监测血糖，选择胰岛素治疗

本身患有糖尿病的女性，孕前或孕期都应积极监测血糖，在医生的指导下服药或打胰岛素。

目前常用的降糖药可通过胎盘进入胎儿体内，对胎儿影响较大，所以建议备孕女性在医生指导下进行治疗。如果在口服降糖药期间意外怀孕，是否继续用药一定要遵医嘱，并认真做产检，以判断胎儿的生长发育情况。

高血压患者控制好血压再怀孕

平时血压在 140/90 毫米汞柱及以上（非同日 3 次测量值）者即可诊断为高血压，需要将血压控制在正常范围内再怀孕。

○ 营养支持：低盐饮食、合理膳食

1.减少钠盐摄入：每人每天摄入量应小于 6 克，增加富含钾的新鲜蔬果和豆类等食物的摄入。

2.合理膳食：适当增加水果、蔬菜、低脂奶制品、富含膳食纤维的全谷物，减少饱和脂肪和胆固醇的摄入。

○ 健康干预：适量运动、调整心情

在备孕期间，一定要将实际情况告诉医生，并遵医嘱服药，使用适合备孕人群服用的药物。

高血压患者备孕必读
- 避免过度劳累、睡眠不足。
- 控制体重：使体重指数（BMI）<24、腰围 <85 厘米。
- 不吸烟、不饮酒，尽量避免被动吸烟。
- 多运动（高危者运动前需评估）：除日常生活活动外，每周进行 3~5 天，每天 30~60 分钟的中等强度运动（如：步行、慢跑、骑自行车、游泳等）。
- 减轻精神压力：保持心理平衡，避免情绪波动。

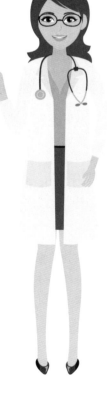

甲状腺功能异常，治疗达标后再怀孕

甲状腺功能异常的女性怀孕概率比正常女性低。但只要及时诊断、有效治疗，使得各项指标达标之后，甲状腺功能异常的女性也可以正常怀孕。

孕前进行甲状腺功能筛查非常重要，尤其是高危人群（甲亢者、甲减者、甲状腺叶切除者、有甲状腺疾病家族史者、甲状腺自身抗体阳性者等）更有必要进行甲状腺功能筛查。

○ 营养支持：根据个体情况合理用"碘"

碘是合成甲状腺激素的原料，成人每天需碘量为 100～200 微克，孕妇和哺乳期女性为 150～250 微克。缺碘或碘过量，都会影响甲状腺的正常功能。

对于不缺碘地区的人群，通过适量摄入海带、紫菜、豆制品、禽蛋等富含碘的食物，就可以达到补碘的目的，不要为了补碘而盲目增加每日碘盐的摄入量。而生活在水源性高碘地区的居民和患桥本氏甲状腺炎、甲亢的人群可遵医嘱不食用或少食用碘盐。

○ 健康干预：甲亢、甲减患者备孕用药策略

甲亢	甲减
一般采用替代治疗，将甲状腺激素水平恢复到正常状态，从而恢复正常月经，增加自然妊娠率。如果甲亢控制不理想，用最小剂量维持时病情反复；甲状腺明显肿大、突眼严重，建议采用手术或放射碘治疗，待甲状腺功能正常、治疗停止半年后再怀孕	如果甲状腺不肿大或者轻度肿大，经过 1～2 年规律治疗，用最小剂量的他巴唑（5 毫克 / 天）或丙硫氧嘧啶（50 毫克 / 天）维持半年以上，甲状腺功能正常，停药后至少半年没有复发，可以怀孕

阴道炎查出病因，对症治愈后再怀孕

阴道炎是妇科的常见疾病，常见的阴道炎有细菌性阴道炎、霉菌性阴道炎及滴虫性阴道炎。阴道炎的反复感染给女性带来了极大的困扰，影响了患者的生活质量。

	典型表现	危害	建议
细菌性阴道炎	为阴道菌群失调所致的内源性混合感染。白色稀薄分泌物增加，并伴有鱼腥臭味，pH>4.5，显微镜下可见线索细胞	易引起并发症，如子宫内膜炎、宫颈炎、盆腔炎等	规范治疗的同时需要注意保持外阴清洁；治疗期间禁止性生活；饮食宜清淡，忌辛辣油腻
霉菌性阴道炎	豆腐渣样白点，伴外阴明显瘙痒，甚至灼烧感。pH<4.5。显微镜下可见芽生孢子及假菌丝而确诊	治疗容易，但容易复发	注意休息，合理饮食，尽量提高身体素质
滴虫性阴道炎	稀薄、脓性、泡沫状、黄绿色、伴臭味白带，常有轻度瘙痒，pH>4.5。显微镜下见阴道毛滴虫而确诊	传染性极强	除了按医嘱服药外，贴身衣裤、床单等都需要丢弃或用水煮开以杀灭滴虫。另外，滴虫性阴道炎需要夫妻同治，这一点极为重要

营养支持：规避易诱发阴道炎的食物

甜腻食物

甜腻食物会增加白带的分泌量，使体内的异物无法完全排出，这将为病菌的滋生提供温床，如巧克力、奶油蛋糕、雪糕等甜腻食物尽量不宜多吃。

腌制食品

腌制食品中含有大量的亚硝酸盐，它会在人体内发生反应并生成二甲基亚硝酸胺。这是一种强致癌物质，它会加重炎症或使炎症反复。所以，咸鱼、酸菜、泡菜等腌制食品不宜多吃。

辛辣刺激性食品

辛辣刺激性食品可引起血管扩张，常会加重炎症反应。常见的辛辣刺激性食物有生姜、白酒、芥末、大葱、大蒜等。

激素类食物

激素类食品会影响内分泌系统，刺激炎症部位，加重妇科炎症。常见的激素类食物有甲鱼、雪蛤、蜂王浆等。

健康干预：养成呵护私处的好习惯

1 养成便前洗手的好习惯。人的双手上有大量病原微生物，如衣原体、支原体等，可通过解便这一环节侵入尿道引起感染，所以养成良好的卫生习惯至关重要。

2 手洗内衣裤。洗衣机方便快捷，但是洗衣桶内容易滋生霉菌，衣服上发现的霉菌大部分也是来自洗衣机桶。内衣裤洗好后要在阳光下曝晒。

3 忌用药液冲洗阴道。有些人不遵医嘱私自使用药液，认为药液冲洗阴道可以减少细菌，预防感染。其实，阴道有自身的正常菌群，乱冲洗阴道会造成菌群失调，最终诱发或加重阴道炎。

4 注意公共场所卫生。公共场所可能隐藏着大量的病菌。出门在外，不要使用宾馆的浴盆、要穿着长睡衣，使用马桶前垫上卫生纸等。同时选用适宜的个人清洁护理产品。

5 正确清洗外阴，但不宜过度清洁。每晚用温水清洗外阴部和肛门，先清洗外阴再清洗肛门，准备专用清洗用具。清洗用具在使用前要洗净，毛巾使用后容易滋生细菌和真菌，要晒干或在通风处晾干，最好在太阳下曝晒。

6 尽量保持外阴清洁干燥。在经期注意清洁，勤换卫生巾。在平时除非排卵期分泌物过多，平时不需要使用护垫。护垫是细菌生长的培养基，也不利于保持外阴干燥。

○ 怀孕期间怎么预防阴道炎

任何疾病都是"预防重于治疗"。孕期要想避免阴道炎的困扰，需要：

1. 保持会阴部透气、干燥，不要穿过于紧身不透气的衣裤，纯棉衣物最好。

2. 孕前尽量治好阴道炎。

3. 清水洗涤外阴，不要滥用各种洗液、药液。

4. 孕期注意血糖，特别是有妊娠期糖尿病的孕妈妈一定要把血糖控制好。

5. 孕期避免滥用抗生素。

子宫肌瘤根据情况延迟怀孕

子宫肌瘤是女性生殖系统常见的良性肿瘤。它主要由构成子宫肌壁的平滑肌细胞增生形成，所以其确切的名称应该是子宫平滑肌瘤。根据部位不同可分为黏膜下肌瘤、肌壁间肌瘤、浆膜下肌瘤和宫颈肌瘤等。

育龄期女性雌激素分泌旺盛，可以说是子宫肌瘤茁壮生长的"帮凶"。

○ 有月经改变要小心

很多子宫肌瘤患者是没有任何症状的，只有体检时才会发现。症状往往跟肌瘤生长的部位有关。常见的症状有月经量增多、经期延长、腰酸背痛、小腹痛、白带增多等。如果子宫肌瘤压迫膀胱，会引起尿频、尿急等症状。一旦有这些症状，应尽快去医院就诊。

○ 子宫肌瘤会影响"造人"

不规则出血

如果子宫肌瘤过大会导致月经量大、经期延长等。月经量过大会导致继发性贫血，出现心慌、气短、乏力等不适，甚至引起贫血性心脏病。

并发妇科炎症

不规则出血往往会导致致病菌侵害，引发盆腔炎、附件炎等妇科炎症。

不孕不育

如果子宫肌瘤长在宫颈或其他可能影响生育的部位，患者很可能会不孕，怀孕以后也可能流产。有一些子宫肌瘤需要切除后再备孕。术后，根据肌瘤位置不同，需要避孕 3~12 个月。

○ 营养支持：注意饮食，可以抑制其生长

子宫肌瘤的形成与长期大量雌激素刺激有关，而动物实验表明，高脂食物会促进某些激素的生成和释放，故肥胖妇女子宫肌瘤的发生率明显升高。因此，养成良好的饮食习惯对子宫肌瘤的发生有一定抑制作用。

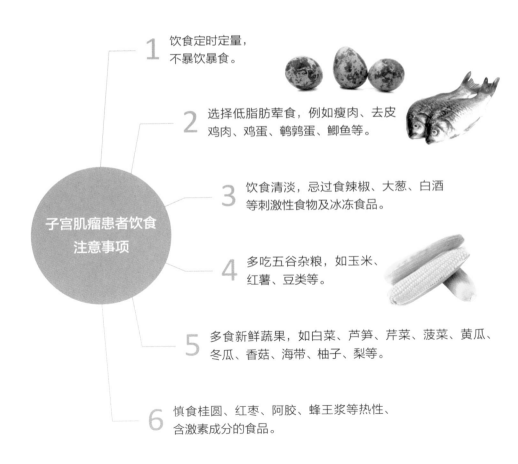

子宫肌瘤患者饮食注意事项

1 饮食定时定量，不暴饮暴食。

2 选择低脂肪荤食，例如瘦肉、去皮鸡肉、鸡蛋、鹌鹑蛋、鲫鱼等。

3 饮食清淡，忌过食辣椒、大葱、白酒等刺激性食物及冰冻食品。

4 多吃五谷杂粮，如玉米、红薯、豆类等。

5 多食新鲜蔬果，如白菜、芦笋、芹菜、菠菜、黄瓜、冬瓜、香菇、海带、柚子、梨等。

6 慎食桂圆、红枣、阿胶、蜂王浆等热性、含激素成分的食品。

○ 健康干预：定期体检，慎用药、好心情、讲卫生

发现子宫肌瘤后，要留意身体状况，定期去医院检查。子宫肌瘤可轻可重，要针对具体情况进行治疗，不是所有肌瘤都需要手术切除。

下述情况可先观察

如果体检时发现了子宫肌瘤，平时没什么异常症状，而且体积不大（<5厘米），可以暂时不治疗，继续观察，但需3~6个月复查一次彩超，若出现症状可考虑进一步治疗。

下述情况需要积极治疗

子宫肌瘤直径超过5厘米，或位置特殊的子宫肌瘤。比如子宫黏膜下肌瘤，无论大小都应尽早治疗；子宫浆膜下肌瘤扭转导致急性腹痛，也不能掉以轻心。另外，短时间内子宫肌瘤暴长或检查发现子宫肌瘤存在恶变征兆，也应积极治疗。

慎用药	子宫肌瘤的生成与长期大量的雌激素刺激有一定关系，因此，应在医生指导下使用这些药物。
好心情	生理上的疾病很大程度上和心理因素密切相关。在日常生活中应注意调节情绪，防止大怒大悲、多思多虑，应尽量做到知足常乐、遇事达观。
讲卫生	子宫肌瘤患者应注意节制房事，以防加重病情，更应注意房事卫生、保持外阴清洁，以防止外邪内侵，加重病情。

卵巢囊肿判断良恶后再确认是否怀孕

卵巢囊肿是卵巢肿瘤的一种，多见于育龄期女性。本病与内分泌紊乱导致的雄性激素产生过多有关，且有一定的家族遗传性。

○ 了解卵巢囊肿的分类

卵巢囊肿有生理性的，也有非生理性的，有良性的，也有恶性的。

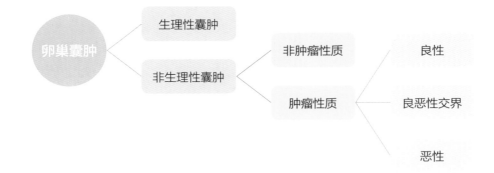

1.生理性囊肿：育龄期女性每个月都会有排卵，卵泡发育了，就会使卵巢超过正常的体积，就认为是卵巢囊肿。

这样的不需要用药，在一个生理周期过后，它就会慢慢消失。但若在月经来潮的第四、第五天复查发现囊肿还在，可能是非生理性的囊肿，需要进一步排查。

2.良性囊肿：由于异位的子宫内膜附着在卵巢上，炎症引起的月经来潮后出血，出血后就和周围组织粘连，从而形成巧克力囊肿，是一类良性病变，要及时治疗妇科炎症。

3.良性肿瘤：良性肿瘤中比较有特征性的是畸胎瘤，畸胎瘤易发生卵巢蒂扭转，这是一类妇科急诊。若扭转时间过长，则会导致卵巢坏死，必须手术切除卵巢。对于还有生育要求的女性来说，则会严重影响生育能力。

4.恶性肿瘤：由于卵巢发生肿瘤往往是无声无息的，一旦有症状，多已发生了转移。因此一定要重视每年的体检，常规妇科检查和B超都可以发现。

❀ 马大夫告诉你 ❀

多囊卵巢综合征女性备孕要点

最好和最根本的治疗方法是体重控制，不少多囊卵巢综合征患者通过饮食、运动等生活方式的改变，可以有效改善内分泌功能而自然受孕。

可在医生指导下先纠正明显的高雄性激素状态和胰岛素抵抗，再诱导排卵，否则对成功率有一定影响。

多囊卵巢综合征患者妊娠后容易发生妊娠糖尿病和妊娠高血压，需要提早做糖耐量筛查，并加强孕期检查和监护。

○ 营养支持：饮食清淡，忌高脂

卵巢囊肿患者宜吃清淡饮食，多吃些蔬菜水果；宜吃有补益气血作用的食物；宜吃有理气散结、消肿活血作用的食物。

卵巢囊肿患者忌食高脂食物；忌食腌制品和辛辣刺激性食物。

○ 健康支持：建立健康的生活方式

卵巢囊肿与遗传、环境、生活习惯、体内激素分泌异常、心理压力过大等因素密切相关，防治卵巢疾病最好的方法是养成健康的生活方式。

卫生问题	包括个人卫生和伴侣卫生两方面，因为阴道炎、宫颈炎等如果发生逆行感染，可能导致盆腔炎，造成卵巢炎性包块。
饮食问题	低脂、高膳食纤维。医学证明，合理饮食能有效抑制肿瘤恶变。
情绪问题	心情舒畅稳定，尽量减轻生活中的各种压力，切忌忧思烦怒，学会自我调节。
定期体检	如果家族有人患此病，则一定要引起警觉，特别是30岁以上女性，每年要做一次妇科检查。
适当运动	加强体育锻炼，排汗过程中可将机体代谢产物随汗液排出体外。

嫌麻烦不想算，就看预产期日历

黑色数字：代表末次月经的起始日期。
黑字右上角的浅色日期：代表预产期。

末次月经起始日　预产期

1月 Jan

			10/11 4			
			10/8 1	10/9 2	10/10 3	10/11 4
10/12 5	10/13 6	10/14 7	10/15 8	10/16 9	10/17 10	10/18 11
10/19 12	10/20 13	10/21 14	10/22 15	10/23 16	10/24 17	10/25 18
10/26 19	10/27 20	10/28 21	10/29 22	10/30 23	10/31 24	11/1 25
11/2 26	11/3 27	11/4 28	11/5 29	11/6 30	11/7 31	

2月 Jan

			11/8 1	11/9 2	11/10 3	11/11 4
11/12 5	11/13 6	11/14 7	11/15 8	11/16 9	11/17 10	11/18 11
11/19 12	11/20 13	11/21 14	11/22 15	11/23 16	11/24 17	11/25 18
11/26 19	11/27 20	11/28 21	11/29 22	11/30 23	12/1 24	12/2 25
12/3 26	12/4 27	12/5 28				

3月 Mar

			12/6 1	12/7 2	12/8 3	12/9 4
12/10 5	12/11 6	12/12 7	12/13 8	12/14 9	12/15 10	12/16 11
12/17 12	12/18 13	12/19 14	12/20 15	12/21 16	12/22 17	12/23 18
12/24 19	12/25 20	12/26 21	12/27 22	12/28 23	12/29 24	12/30 25
12/31 26	1/1 27	1/2 28	1/3 29	1/4 30	1/5 31	

4月 Apr

			1/6 1	1/7 2	1/8 3	1/9 4
1/10 5	1/11 6	1/12 7	1/13 8	1/14 9	1/15 10	1/16 11
1/17 12	1/18 13	1/19 14	1/20 15	1/21 16	1/22 17	1/23 18
1/24 19	1/25 20	1/26 21	1/27 22	1/28 23	1/29 24	1/30 25
1/31 26	2/1 27	2/2 28	2/3 29	2/4 30		

5月 May

			2/5 1	2/6 2	2/7 3	2/8 4
2/9 5	2/10 6	2/11 7	2/12 8	2/13 9	2/14 10	2/15 11
2/16 12	2/17 13	2/18 14	2/19 15	2/20 16	2/21 17	2/22 18
2/23 19	2/24 20	2/25 21	2/26 22	2/27 23	2/28 24	3/1 25
3/2 26	3/3 27	3/4 28	3/5 29	3/6 30	3/7 31	

6月 Jun

			3/8 1	3/9 2	3/10 3	3/11 4
3/12 5	3/13 6	3/14 7	3/15 8	3/16 9	3/17 10	3/18 11
3/19 12	3/20 13	3/21 14	3/22 15	3/23 16	3/24 17	3/25 18
3/26 19	3/27 20	3/28 21	3/29 22	3/30 23	3/31 24	4/1 25
4/2 26	4/3 27	4/4 28	4/5 29	4/6 30		

表中 3 月、4 月、5 月、7 月，与公式计算法相比，预产期可能相差 1~2 天。之所以出现这种情况，是因为公式计算法是按照经期为 28 天的标准计算的，而预产期日历是以实际日期逐日推算的，并且有的月份天数不一样。孕妈妈可以根据实际情况选择适合自己的推算法。

7 月 Jul

			4/7	4/8	4/9	4/10
			1	2	3	4
4/11	4/12	4/13	4/14	4/15	4/16	4/17
5	6	7	8	9	10	11
4/18	4/19	4/20	4/21	4/22	4/23	4/24
12	13	14	15	16	17	18
4/25	4/26	4/27	4/28	4/29	4/30	5/1
19	20	21	22	23	24	25
5/2	5/3	5/4	5/5	5/6	5/7	
26	27	28	29	30	31	

8 月 Aug

			5/8	5/9	5/10	5/11
			1	2	3	4
5/12	5/13	5/14	5/15	5/16	5/17	5/18
5	6	7	8	9	10	11
5/19	5/20	5/21	5/22	5/23	5/24	5/25
12	13	14	15	16	17	18
5/26	5/27	5/28	5/29	5/30	5/31	6/1
19	20	21	22	23	24	25
6/2	6/3	6/4	6/5	6/6	6/7	
26	27	28	29	30	31	

9 月 Sep

			6/8	6/9	6/10	6/11
			1	2	3	4
6/12	6/13	6/14	6/15	6/16	6/17	6/18
5	6	7	8	9	10	11
6/19	6/20	6/21	6/22	6/23	6/24	6/25
12	13	14	15	16	17	18
6/26	6/27	6/28	6/29	6/30	7/1	7/2
19	20	21	22	23	24	25
7/3	7/4	7/5	7/6	7/7		
26	27	28	29	30		

10 月 Oct

			7/8	7/9	7/10	7/11
			1	2	3	4
7/12	7/13	7/14	7/15	7/16	7/17	7/18
5	6	7	8	9	10	11
7/19	7/20	7/21	7/22	7/23	7/24	7/25
12	13	14	15	16	17	18
7/26	7/27	7/28	7/29	7/30	7/31	8/1
19	20	21	22	23	24	25
8/2	8/3	8/4	8/5	8/6	8/7	
26	27	28	29	30	31	

11 月 Aug

			8/8	8/9	8/10	8/11
			1	2	3	4
8/12	8/13	8/14	8/15	8/16	8/17	8/18
5	6	7	8	9	10	11
8/19	8/20	8/21	8/22	8/23	8/24	8/25
12	13	14	15	16	17	18
8/26	8/27	8/28	8/29	8/30	8/31	9/1
19	20	21	22	23	24	25
9/2	9/3	9/4	9/5	9/6		
26	27	28	29	30		

12 月 Dec

			9/7	9/8	9/9	9/10
			1	2	3	4
9/11	9/12	9/13	9/14	9/15	9/16	9/17
5	6	7	8	9	10	11
9/18	9/19	9/20	9/21	9/22	9/23	9/24
12	13	14	15	16	17	18
9/25	9/26	9/27	9/28	9/29	9/30	10/1
19	20	21	22	23	24	25
10/2	10/3	10/4	10/5	10/6	10/7	
26	27	28	29	30	31	

Part

2

胎儿健康监控，
必要产检提早知道

孕1~8周
确认"中标"，
做排除隐患的检查

备孕妈妈身体"中标"的信号

"中标"后很少有人能意识到自己已经怀孕了，因为此时你可能还没有感受到明显改变，但你的身体已经悄悄地发生着变化。

○ 疲倦，总是睡不醒

如果已经怀孕了，更容易感到劳累，睡眠也有所增加，这是激素变化造成的。

○ 没有征兆地呕吐起来

怀孕之后很明显的反应就是呕吐。可能你会对某些气味特别敏感，或者特别讨厌某些食物，哪怕是以前自己很喜欢吃的食物。

○ 基础体温居高不下

一般来说，排卵前基础体温较低，排卵后基础体温会升高，并且会持续2周左右。如果体温升高持续3周以上，基本上就可以确定为怀孕了。

○ "大姨妈"没有按时拜访

停经是最大的妊娠变化。对于月经周期稳定的女性，如果月经推迟1周以上，基本可推测为怀孕了。但也有环境变化、药物或精神刺激因素引起月经推迟或闭经的可能。

○ 阴道分泌物变多

若感到阴道分泌物一下子变多，这是体内激素急剧增加造成的，如果无发痒、无异味，只需做好清洁、勤换洗内裤，不必担心，这是正常的早孕反应。但阴道分泌物过多，伴有血丝或点状出血，则应咨询医生，早诊断、早治疗。

○ 头晕、无力，类似感冒

孕早期也会出现头晕、无力、发热等类似感冒的症状，其实这是胎宝宝对孕妈妈发出的到来信号。如何鉴别早孕反应和感冒呢？可从月经来看，感冒与月经的来潮无关，而怀孕后的第一症状就是停经；也可以通过测量体温来判断，怀孕后体温在37℃左右，感冒引起发热时体温可能超过37.5℃；此外，感冒有时候还伴有流鼻涕、打喷嚏、关节疼痛等症状。

确认怀孕的 4 种方法

1 验尿：这是最常用的方法，也可以自己在家用"验孕试纸"检测，一般药店都有售。一般受精后14日就可以测出来了，孕早期最好使用晨尿测试。

2 B超：通常胚胎要大于45天，B超才能测出来。

3 验血：这是最准确的方法，卵子受精后7日即可在血清中检测出人绒毛膜促性腺激素（HCG），一般是采静脉血。

4 基础体温：排卵后的基础体温要比排卵前高出0.5℃左右，并且持续12～14天，直至月经前1～2天或月经第1天才下降。继续监测5～10天，基础体温一直不下降，即可判断已经妊娠。

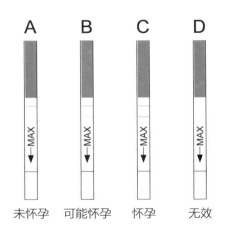

未怀孕　可能怀孕　怀孕　无效

小贴士

验孕试纸的准确率为85%～95%，在家用试纸验出已经怀孕了，如果不放心，也可以去医院做一个正规的检查。

B 超（孕 5~8 周）确定妊娠囊位置，排除宫外孕

从 B 超结果看妊娠囊

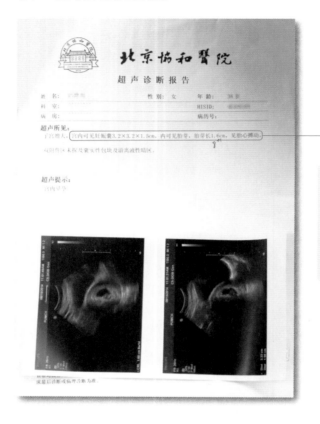

从 B 超结果看，宫内可见妊娠囊、胎芽和胎心搏动，根据妊娠囊的大小和胎芽长度判断已经怀孕 8 周 +1 天，为宫内早孕。

有出血、腹部疼痛、阴道出血，要怀疑宫外孕的可能

停经、腹部疼痛、阴道出血是宫外孕 3 大典型症状，停经 6~8 周后，孕妈妈如有这几种症状，就得考虑是否为宫外孕。腹痛，伴有恶心呕吐、肛门坠胀感，常有不规则阴道出血，深褐色血样，量少，一般不超过月经量，淋漓不净，应及时就医。B 超检查可以及时发现未破裂的宫外孕。如果出血量较多，会伴有晕厥和休克，此时已有腹腔内出血，病情已相当严重。

如果有上述症状，赶紧去医院检查，检查项目有：尿检、血清检查、B 超检查。如果确诊为宫外孕，一般采用腹腔镜治疗，手术创伤小，术后恢复快，更易于保留输卵管。宫外孕后 3 个月，可考虑再次妊娠。

高龄或有过流产史的孕妈妈需要做 B 超（孕 6~8 周）看胎心胎芽

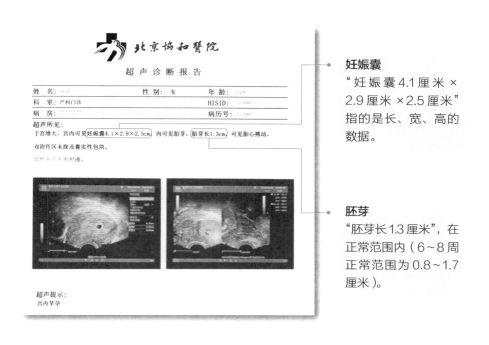

妊娠囊

"妊娠囊 4.1 厘米 × 2.9 厘米 ×2.5 厘米" 指的是长、宽、高的数据。

胚芽

"胚芽长 1.3 厘米"，在正常范围内（6~8 周正常范围为 0.8~1.7 厘米）。

○ 胎心与胎芽异常，不要慌，再次询问并检查

胎宝宝心跳速度是成人的 2 倍，胎心率正常为每分钟 120~160 次。正常情况下，胎龄越小胎心率越高。如果胎心率持续 10 分钟以上，每分钟都小于 120 次或大于 160 次，说明胎心率异常，需要及时咨询医生。

一般来说，如果妊娠囊大于 3.5 厘米而没有胚芽，则认为是异常的，但结合验血的结果一起来看更保险，因为测量会存在误差。

有些孕妈妈的检测单上看见妊娠囊却看不见胚芽，这可能是因为月经不准，导致排卵时间不稳定，影响推算，可能再过一周就能测到胚芽和胎心了；或者体内孕激素分泌不够，甲状腺功能减低，血糖过高，母体环境不好，可能有先兆流产的风险；也有可能是这个胚胎本身质量不好，发育不良，需要及时咨询医生。

腹痛或阴道出血，要做人绒毛膜促性腺激素（HCG）检查

○ 教你看懂孕酮和 HCG 化验单

孕酮（P）
即黄体酮，是由卵巢黄体分泌的一种天然孕激素，在体内对雌激素激发过的子宫内膜有显著形态学影响，是维持妊娠所必需的。

28.18 纳克 / 毫升
根据这个数值和后面的参考范围可知，此时处于黄体期。孕酮是怀孕必需的激素，孕酮如果偏低，可能与流产或胚胎停止发育有关。

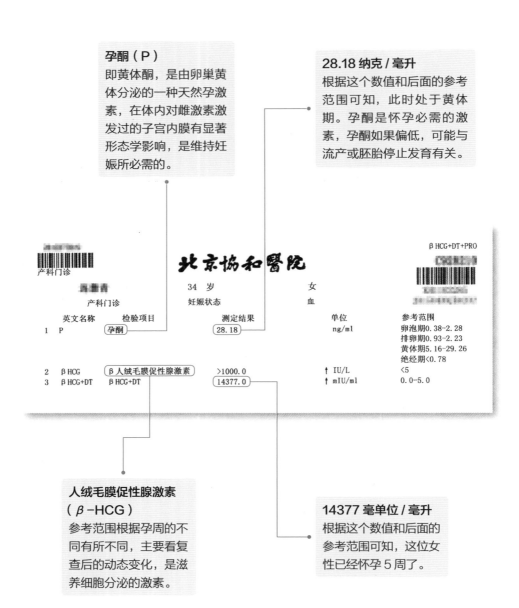

北京协和醫院

β HCG+DT+PRO

产科门诊

34 岁　　　　　女
妊娠状态　　　　血

	英文名称	检验项目	测定结果	单位	参考范围
1	P	孕酮	28.18	ng/ml	卵泡期0.38-2.28 排卵期0.93-2.23 黄体期5.16-29.26 绝经期<0.78
2	β HCG	β 人绒毛膜促性腺激素	>1000.0	↑ IU/L	<5
3	β HCG+DT	β HCG+DT	14377.0	↑ mIU/ml	0.0-5.0

人绒毛膜促性腺激素（β-HCG）
参考范围根据孕周的不同有所不同，主要看复查后的动态变化，是滋养细胞分泌的激素。

14377 毫单位 / 毫升
根据这个数值和后面的参考范围可知，这位女性已经怀孕 5 周了。

○ HCG 和孕酮正常就不怕

　　HCG 在受精卵着床后，也就是大概受精 1 周后产生，但起初量少，不易测出，直到受精后 10～14 天日益明显。完整的 HCG 是由胎盘绒毛膜的合体滋养层产生的，HCG 能刺激人体产生孕酮，HCG 和孕酮协同作用，保护胚胎并使其获得养分。通过 HCG 和孕酮这两组数据可以监测胚胎的发育情况。确保孕酮和 HCG 正常值，对保胎和维持妊娠很重要。

⚛ 马大夫告诉你 ⚛

抽血验孕就是查 HCG

　　HCG 是测定孕妈妈是否受孕的最常使用的"妊娠试验激素"。通过血液定量检测 HCG 值准确率很高。正常人一般 HCG 的测定值小于 3.1IU/L；有受孕的可能，HCG 就会大于 5IU/L；如果 HCG 的测定值大于 10IU/L，基本可以确定怀孕。

○ HCG 含量测定持续降低提示可能有流产征兆

正常孕早期的血清 β-HCG 水平

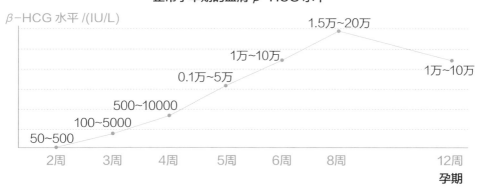

β-HCG 水平 /(IU/L)

50～500（2周）　100～5000（3周）　500～10000　0.1万～5万（4周）　1万～10万（5周）　1.5万～20万（8周）　1万～10万（12周）

孕期

　　孕酮在孕早期应是持续上升的。HCG 含量持续降低，提示有先兆流产的可能。HCG 含量在妊娠早期增长速度很快，2 天就可以增长 1 倍，妊娠 6～8 周时增长速度达到顶峰，妊娠 8 周后保持在一定水平。如果孕妈妈体内的 HCG 含量持续降低，则预示有流产的可能。

○ 不要盲目用黄体酮保胎

　　孕早期出现流产征兆，很多孕妈妈会打黄体酮针或吃黄体酮的药物来保胎。但首先必须弄清楚是否缺乏孕酮（即黄体酮），可通过化验或测量基础体温等来了解。确实属于黄体功能不足者，可从基础体温上升的第 3 天注射黄体酮，并不间断使用 9～10 周，直到孕妈妈可自然产生孕酮为止。

> **⋙ 马大夫告诉你 ⋘**
>
> **孕酮（黄体酮）的作用**
>
> 1. 在月经周期后期使子宫黏膜内腺体生长，子宫充血，内膜增厚，为受精卵植入做好准备。受精卵植入后则使之产生胎盘，并减少子宫的兴奋性，抑制其活动，使胎儿安全生长。
> 2. 跟雌激素共同作用，促使乳房充分发育，为哺乳做准备。
> 3. 使子宫颈口闭合，黏液减少、变稠，使精子不易穿透；大剂量使用时，通过对下丘脑的负反馈作用，抑制垂体促性腺激素的分泌，产生抑制排卵的作用。

要知道，在孕早期发生的流产，绝大多数都是因为受精卵本身有问题，所以一旦出现，孕妈妈也不必太过慌张。质量好、着床好的受精卵，就算百般不顺，也依然会继续发育成长；质量不好、有缺陷的受精卵，则会自然而然地被淘汰。所以，要顺其自然。用黄体酮保胎，可能有用，也可能只是心理安慰剂。希望孕妈妈能正确认识，不要盲目迷信黄体酮。

如果孕妈妈需要补充黄体酮，也一定要遵医嘱，不可盲目补充。此外，有些流产是优胜劣汰的自然现象，孕妈妈不必使用黄体酮强行保胎，否则容易生出畸形儿。

○ 阴道出血，应警惕的意外情况

孕早期阴道出血，不排除宫颈炎、宫外孕、流产、葡萄胎等的可能性，孕妈妈需要到医院及时检查。

孕早期，如果孕妈妈有先兆流产的出血与宫颈炎、宫颈息肉引起的出血，无论是从出血量、颜色、时间方面看都没有较大的差别，只有去医院才能检查诊断清楚，然后对症治疗。

孕早期阴道出血较多，出血量与每次月经量类似，但又与月经时间差别太大，需警惕是否为受精卵自然淘汰造成的意外流产。孕 1 月，是受精卵着床的关键时期。如果孕妈妈怀孕前患有盆腔炎、输卵管不通，这种情况下的阴道出血需考虑是否为宫外孕。

孕 9~16 周
医院建档要趁早，
定期检查是关键

建档是医院对怀孕期间母子健康的监护

建档就是孕妈妈孕 6 周之后到社区医院办理《母子健康档案》，在 12 周左右带着相关证件到你想要在整个孕期进行检查和分娩的医院做各项基本检查，医生看完结果，各项指标都符合条件，允许你在这个医院进行产检、分娩的过程。建议孕妈妈在同一家医院进行连续的产检，避免出现漏项。很多城市医院产科床位都很紧张，建议确认怀孕后即去医院咨询相关事宜。

○ 建档需要做什么检查

建档的各项检查包括称体重、量血压、问诊、血液检查、验尿常规等。血液检查中包括基本的生化检查，乙肝、丙肝、梅毒、艾滋病的筛查，TORCH 全套检查（孕期有发热、皮疹，且家里养猫或犬者做该项检查），肝肾功能检测和 ABO 血型、Rh 血型检测等。尿常规主要是看酮体和尿蛋白是否正常，以及是否有潜血。

> **马大夫告诉你**
>
> **《母子健康档案》的用途**
>
> 1. 用于记录孕产期情况和宝宝出生之后的健康状况，提供孕产期保健知识和指导。
> 2. 进行产后母婴访视。
> 3. 用于宝宝计划免疫接种。
> 4. 用于宝宝 0~3 岁到相应保健科进行定期体检等。

○《母子健康档案》在整个孕期产检都会用

1. 每次产检时最好都带上，有些医院的医生会在相应的空白处填写相关的检查情况。

2. 分娩时也要给医院提供《母子健康档案》，医生会记录分娩和新生儿的相关情况。

3. 在宝宝出生后 7 天内或出院 48 小时内把《母子健康档案》交给领取档案的社区医院保健科，他们会为你安排上门的产后访视，并指导你如何坐月子、如何母乳喂养、如何护理宝宝等。

4. 居住地所属医院保健科将为你的宝宝提供系统的保健和预防接种疫苗服务。

每次检查都要量体重、血压，排除妊娠高血压

○ 怀孕坚持监测体重

怀孕初期，身体会出现许多变化，测体重应该贯穿孕期始终。胎宝宝长大、羊水增多、胎盘增大、子宫增大、乳房增大、血液及组织液增多、母体脂肪增加，都是孕妈妈孕期体重增加的原因。一般来说，孕期体重长 12 千克即可，可使用体重指数评估孕妈妈的营养状况。

体重指数（BMI）= 体重（千克）÷ 身高的平方（米^2）

体重指数	孕期体重总增长	孕早期体重增长	孕中期体重增长	孕晚期体重增长
<18.5	12~15 千克	1~2 千克	5~6 千克	6~7 千克
18.5~24	12 千克	2 千克	4 千克	6 千克
≥24	7~10 千克	1 千克	2~4 千克	4~5 千克

○ 孕期血压正常值是多少

医生或护士会在每次产检时用血压计测量并记录你的血压。目前，不少医院都使用电子血压计。血压计上会显示两个读数，一个是收缩压，是在心脏跳动时记录的读数；另一个是舒张压，是在两次心跳之间"休息"时记录的读数。因此，你的血压是由两个数字组成的，如 130/90 毫米汞柱。

医生比较感兴趣的是舒张压的读数，就是第二个比较小的数字。总体来说，健康年轻女性的平均血压范围为 100/70~120/80 毫米汞柱。如果你的血压在一周之内至少有 2 次高于 140/90 毫米汞柱，而你平常的血压都很正常，那么医生会多次测量血压，以判断你是否患上妊娠高血压。

验血常规，监测贫血和感染

○ 教你看懂血常规化验单

白细胞（WBC）
参考范围为（3.50~9.50）×10^9 个／升，白细胞是细胞免疫系统的重要成员，当机体受到感染或异物入侵时，血液中的白细胞数量会升高。但孕妈妈的白细胞会有生理性（正常）升高。若有发热、皮疹等不适症状，白细胞会明显增高，要考虑感染的可能。

中性粒细胞百分比（NEUT%）
参考范围为50.0%~75.0%，超出此范围说明有病毒感染的可能。

血红蛋白（HGB）
参考范围为110~150克／升，低于110克／升说明贫血。贫血可引起早产、低体重儿等问题。

红细胞压积（HCT）
参考范围为35.0%~50.0%，如高于50.0%，意味着血液浓缩。要请医生排除妊娠合并症等。

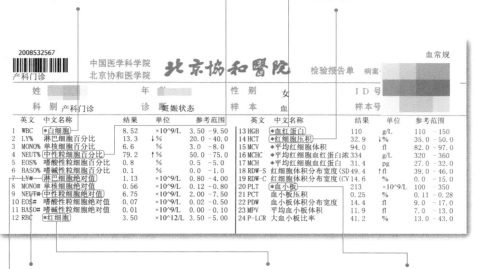

英文	中文名称	结果	单位	参考范围	英文	中文名称	结果	单位	参考范围
1 WBC	*白细胞	8.52	×10^9/L	3.50 - 9.50	13 HGB	*血红蛋白	110	g/L	110 - 150
2 LY%	淋巴细胞百分比	13.3	↓%	20.0 - 40.0	14 HCT	*红细胞压积	32.9	↓%	35.0 - 50.0
3 MONO%	单核细胞百分比	6.6	%	3.0 - 8.0	15 MCV	平均红细胞体积	94.0	fl	82.0 - 97.0
4 NEUT%	中性粒细胞百分比	79.2	↑%	50.0 - 75.0	16 MCHC	平均红细胞血红蛋白浓	334	g/L	320 - 360
5 EOS%	嗜酸性粒细胞百分比	0.8	%	0.5 - 5.0	17 MCH	平均红细胞血红蛋白	31.4	pg	27.0 - 32.0
6 BASO%	嗜碱性粒细胞百分比	0.1	%	0.0 - 1.0	18 RDW-S	红细胞体积分布宽度 (SD 49.4	fl	39.0 - 46.0
7 LY#	淋巴细胞绝对值	1.13	×10^9/L	0.80 - 4.00	19 RDW-C	红细胞体积分布宽度(CV 14.6	%	0.0 - 15.0
8 MONO#	单核细胞绝对值	0.56	×10^9/L	0.12 - 0.80	20 PLT	*血小板	213	×10^9/L	100 - 350
9 NEUT#	中性粒细胞绝对值	6.75	×10^9/L	2.00 - 7.50	21 PCT	血小板压积	0.25	%	0.11 - 0.28
10 EOS#	嗜酸性粒细胞绝对值	0.07	×10^9/L	0.02 - 0.50	22 PDW	血小板体积分布宽度	14.4	fl	9.0 - 17.0
11 BASO#	嗜碱性粒细胞绝对值	0.01	×10^9/L	0.00 - 0.10	23 MPV	平均血小板体积	11.9	fl	7.0 - 13.0
12 RBC	红细胞	3.50	×10^12/L	3.50 - 5.00	24 P-LCR	大血小板比率	41.2	%	13.0 - 43.0

中性粒细胞绝对值（NEUT#）
参考范围为（2.00~7.50）×10^9 个／升，超出此范围说明有感染的可能。

淋巴细胞绝对值（LY#）
正常值为（0.80~4.00）×10^9 个／升，超出此范围说明有感染的可能。

红细胞（RBC）
参考范围为（3.50~5.00）×10^{12} 个／升，测定单位体积血液中红细胞的数量，低于正常范围代表血液系统可能出现了问题。

血小板（PLT）
参考范围为（100~350）×10^9 个／升。低于100×10^9 个／升，说明凝血功能出现了问题。

○ 重点关注红细胞、白细胞、血红蛋白

红细胞低于 $3.5×10^{12}$ 个／升，血红蛋白低于 110 克／升，或红细胞压积低于 35.0%，提示有贫血的可能，应及时就医。当白细胞总数明显升高且中性粒细胞绝对值增高时，意味着体内有细菌感染的可能。当白细胞总数明显升高且淋巴细胞绝对值增高时，则有病毒感染的可能。

验尿常规，监测孕期肾功能的生理变化

○ 教你看懂尿常规化验单

比重（SG）
正常参考值为 1.005~1.030，大于 1.030 表示尿液浓缩，小于 1.005 表示尿液稀释。这个项目可以评估孕妈妈体内水分是否平衡，并协助肾脏疾病的诊断。

蛋白（白蛋白）（PRO）
正常结果为阴性（NEG），大多数情况下表示正常。如果显示 TRACE，为微量，多为白带污染，尿浓缩，可以多喝水、清洁外阴后留取中段尿重新检查。

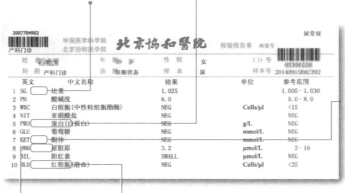

酮体（KET）
正常结果为阴性（NEG）。如果结果为阳性，提示孕妈妈可能患有妊娠糖尿病或因妊娠剧烈呕吐出现消化吸收障碍等。

尿胆原（UBG）
正常结果为 3~16 微摩／升。如有增高，多见于细胞性黄疸溶血疾病；如有降低，多见于阻塞性黄疸。

红细胞（潜血）（BLD）
正常结果为阴性（NEG）。如果显示阳性，提示有患肾脏疾病的可能。

马大夫告诉你

如有潜血，别担心

有的孕妈妈在做尿常规检查时，会有不同程度的潜血（结果呈现 1+、2+ 或 3+），此时应注意多吃蔬菜和水果以补充维生素，注意清洁卫生、多喝水，过 1 周再复查。

TORCH 全套脱畸检查，避免胎儿出现缺陷

○ 教你看懂 TORCH 全套化验单

弓形体 IgM 抗体（toxo-IgM）
正常结果为阴性。先天性弓形虫病的预后比较差，因此，一旦发现阳性，需要进一步检查。

风疹病毒 IgM 抗体（RV-IgM）
正常结果为阴性。如检测结果为阳性，一般来说，发热1~2天后出现皮疹，先见于面部，迅速蔓延至全身，为粉红色斑丘疹，可持续3天左右，疹退后病情逐渐好转而恢复。

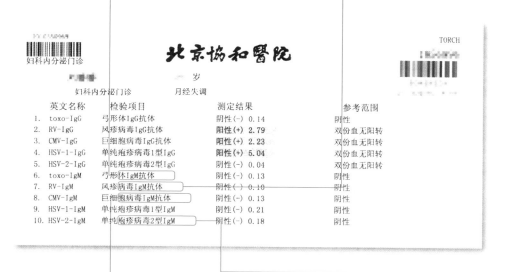

北京协和醫院

—— 岁

妇科内分泌门诊　　　月经失调

	英文名称	检验项目	测定结果	参考范围
1.	toxo-IgG	弓形体IgG抗体	阴性(-) 0.14	阴性
2.	RV-IgG	风疹病毒IgG抗体	**阳性(+) 2.79**	双份血无阳转
3.	CMV-IgG	巨细胞病毒IgG抗体	**阳性(+) 2.23**	双份血无阳转
4.	HSV-1-IgG	单纯疱疹病毒1型IgG	**阳性(+) 5.04**	双份血无阳转
5.	HSV-2-IgG	单纯疱疹病毒2型IgG	阴性(-) 0.04	双份血无阳转
6.	toxo-IgM	弓形体IgM抗体	阴性(-) 0.13	阴性
7.	RV-IgM	风疹病毒IgM抗体	阴性(-) 0.10	阴性
8.	CMV-IgM	巨细胞病毒IgM抗体	阴性(-) 0.13	阴性
9.	HSV-1-IgM	单纯疱疹病毒1型IgM	阴性(-) 0.21	阴性
10.	HSV-2-IgM	单纯疱疹病毒2型IgM	阴性(-) 0.18	阴性

TORCH

妇科内分泌门诊

巨细胞病毒 IgM 抗体（CMV-IgM）
正常结果为阴性。孕晚期如果查出巨细胞病毒，需择期进行剖宫产手术，以避免胎儿经阴道分娩时因吸入分泌物被感染。孩子出生后要人工喂养，防止母乳中的巨细胞病毒由乳汁传染给婴儿。

单纯疱疹病毒抗体 2 型 IgM（HSV-2-IgM）
正常结果为阴性。如发现有感染的迹象或检查呈阳性，应去条件较好的医院对胎儿进行检测。与此同时，对可能受感染的胎儿进行严密观察，若发现问题，应在医生的指导下终止妊娠。

○ 怎样预防弓形虫感染

1. 孕前或孕早期要对孕妈妈进行常规弓形虫抗体检查，如果为阴性，即表示没有感染过，要注意预防感染，并定期复查。一旦发现孕妈妈出现急性感染，要给予螺旋霉素治疗，同时对胎儿进行羊水穿刺和 B 超检查。如果胎宝宝证实受到感染，需要采用磺胺加乙胺嘧啶治疗，如果胎宝宝有比较明显的症状，最好考虑终止妊娠。

2. 宠物如猫、狗等，是弓形虫病的重要传染源，需要在孕前半年给宠物做检查，如发现弓形虫，及时治疗，定期检测，是可以继续留在主人身边的。

3. 在加工处理猪、牛、羊等生肉后，要彻底洗手，并且在烹调各种肉类食品以及蛋、乳类时一定要做熟，不能一味追求口感，防止摄入含有弓形虫活包囊的食品。

4. 饭前便后要洗手，蔬菜瓜果在食用前应充分清洗。

5. 女性应提前做病原学检测或血清学检查，感染者需治疗半年后方能怀孕。

饮用被卵囊污染的地表水

生海鲜，如牡蛎、蛤蜊和贻贝等

生奶或未经高温消毒的奶，包括山羊奶

人类感染弓形虫的途径

未煮熟的肉，特别是猪肉、羊肉

被卵囊污染的未清洗的蔬果

接触过生肉的餐具和案板

垂直传染，胚胎感染

○ 孕期感染 TORCH 对母胎的危害

1. 孕妈妈感染后可表现不典型的感冒症状，如低热、乏力、关节肌肉酸痛、局部淋巴结肿大、阴道分泌物增多等。部分风疹病毒感染的孕妈妈可在颜面部、躯干和四肢出现特征性麻疹样红色斑丘疹，持续约 3 天后消失。

2. 孕妈妈感染时胎龄越小，胎儿畸形发生率越高，畸形越严重。弓形虫感染可引起流产、死胎或出生缺陷等，造成幸存者智力低下、脑内钙化、脑积水和小眼球等严重缺陷。风疹病毒感染可发生先天性风疹综合征，即先天性白内障、肺动脉狭窄、感觉神经性耳聋、发育迟缓、智力低下等。巨细胞病毒感染，可使胎儿生长受限、小头畸形、肝脾肿大等。

进行 NT 早期排畸检查，评估唐氏综合征的风险

○ 教你看懂 NT 化验单

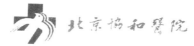

北京协和医院

超 声 诊 断 报 告

姓　名： ████		性别：女	年　龄：███
科　室：┄┄┄┄			HISID：██████
病　房：┄┄┄┄		病历号：	

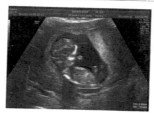

超声所见：

子宫增大

宫腔内可见 一成形胎儿，可见胎心搏动。

CRL：6.1cm。 NT：0.18cm。 *是越小越好吗？*

胎盘前壁，羊水4.0cm。

双附件区未见囊实性包块。

超声提示：

宫内早中孕

NT 即为颈项透明层。NT 值并不是越小越好，只要在参考范围内，不要高于或过于接近临界值，都是正常的。

NT 值

NT 排畸检查是孕早期的排畸检查。NT 值是指颈项透明层厚度，用于评估唐氏综合征的风险，就是早期唐筛。一般来说，只要 NT 的数值低于 3 毫米，表示胎儿正常，无须担心。而大于 3 毫米，则要考虑唐氏综合征、特纳综合征等的可能，后期一定要做绒毛活检或者羊水穿刺的检查，以进一步排查畸形。

小 贴 士

做这个 NT 是不需要憋尿的，孕妈妈肚子里已经有羊水了，能看清宝宝了。其实，做 NT 前，孕妈妈不需要什么特别的准备，可以放心地吃早餐、饮水，这都是不会影响检查结果。

NT 检查的是胎儿颈后透明层厚度，低于 3 毫米是正常的，高于 3 毫米则说明唐氏综合征风险较大。另外，与胎儿先天性心脏结构畸形有关，是非染色体异常 NT 增厚的常见原因。与胎儿其他结构畸形也有关，如骨骼系统畸形、膈疝、前腹壁缺陷（脐膨出）、胎儿运动障碍性综合征等也可出现 NT 增厚。

一图读懂 NT 扫描的意义

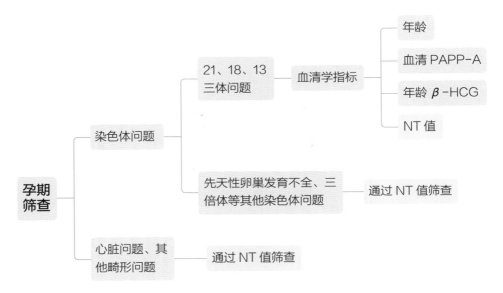

马大夫告诉你

11~14 周，做 NT 的最佳时机

NT 在孕 11 周之前做，胎宝宝比较小，在 B 超检查时看不出；如果检查过晚，胎宝宝的淋巴系统会吸收过多的液体，使得检查结果缺乏准确性。所以，NT 检查最好在孕 11 ~ 14 周做，此时，孕宝宝头臀长 45 ~ 84 毫米，可经腹部或经阴道超声测量。11 ~ 13 周 98% ~ 100% 的胎儿可测量 NT 的厚度，14 周则降至 11%。

如果孕妈妈错过了 NT 检查的最佳时间，不必过分担忧，中期还有唐氏筛查及大排畸检查，也可以更深入地确认排畸情况。

NT 排畸检查项目并不是所有医院都有，孕妈妈可以提前到能做的医院咨询并预约，防止错过最佳的检查时间。

孕 17~20 周
唐筛没过，
需做羊水穿刺或无创 DNA

唐氏筛查，避免宝宝先天愚型

唐氏筛查一般是静脉抽取孕妈妈 2 毫升的血液，检测血清中甲胎蛋白（AFP）和人绒毛膜促性腺激素（HCG）、游离雌三醇（uE3）的浓度，结合孕妈妈的预产期、年龄、体重和采血时的孕周，计算出"唐氏儿"的危险系数。

一般 35 岁以内的孕妈妈做唐氏筛查最佳的检测时间是孕 15~20 周，35 岁（指分娩时达到 35 岁）或 35 岁以上的高龄产妇及其他有异常分娩史的孕妈妈要咨询产科医生，了解羊水穿刺等产前诊断。唐氏筛查结果"高风险"的比例不高，孕妈妈不必过于担心。

○ 一图掌握唐筛流程

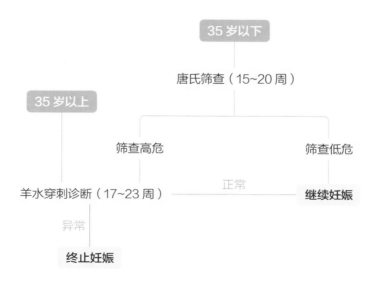

61

唐氏筛查报告单分析

MoM，即中位数倍数，也就是与相同孕周孕妈妈数值的中位数相比，测量值是中位数的倍数。倍数高表明高风险，倍数低表明低风险。

血清学产前筛查报告单

姓名:		出生日期:		预产年龄:	
胎儿数:	1	末次月经:		孕周计算基于:	CRL
送检单位:		门诊卡号:			

样本信息

样本编号:	29954		采样日期:	
体重:	72 kg		采样时孕周:	16周5天
B超日期:			B超孕周:	12周0天
CRL:	53 mm		BPD:	

样本测试项目:

标记物	结果	单位	校正MoM
AFP	24.93	U/mL	0.91
HCGb	13.18	ng/mL	1.04
uE3	3.31	nmol/L	0.74

风险计算项目

筛查项目:	21—三体综合征		
筛查结果:	低风险		
风险值:	1:1500	年龄风险:	1:510
风险截断值:	1:270		

筛查项目:	18—三体综合征		
筛查结果:	低风险		
风险值:	1:40000	年龄风险:	1:4600
风险截断值:	1:350		

筛查项目:	NTD
筛查结果:	低风险
风险值:	
风险截断值:	AFP=2.5MoM

筛查结果

"低风险"表明低危险，"高风险"表明高危险。即使结果出现了高风险，孕妈妈也不必惊慌，因为高风险人群中也不一定都会生出唐氏患儿，还需要进行羊水细胞染色体核型分析确诊。

AFP

甲胎蛋白是女性怀孕后胚胎干细胞产生的一种特殊蛋白，如果胎宝宝是无脑儿，患开放性脊柱裂，妈妈血中 AFP 含量会超出正常值。这种物质在怀孕第 6 周就出现了，随着胎龄增长，孕妈妈血中的 AFP 含量越来越多。胎宝宝出生后，妈妈血中的 AFP 含量会逐渐下降至孕前水平。

HCG

反映人绒毛膜促性腺激素的浓度，医生会将这些数据连同孕妈妈的年龄、体重及孕周等，通过计算得出胎宝宝患唐氏综合征的危险度。

21- 三体综合征

风险截断值为 1∶270。此报告单的孕妈妈此项检查结果为 1∶1500，远低于风险截断值，表明患唐氏综合征的概率很低。

18- 三体综合征

风险截断值为 1∶350。此报告单的孕妈妈此项检查结果为 1∶40000，远低于风险截断值，表明患唐氏综合征的概率很低。

唐筛如出现高危，需要做羊水穿刺

如果唐氏筛查的结果不在安全范围内，即是高危。即便如此，孕妈妈也不要太焦虑，可以进一步做羊水穿刺，再次评估风险性，评估结果有可能会是低危。

胎儿染色体的异常，如果不伴有结构异常，B 超通常检查不出来，主要通过羊水穿刺获取胎儿细胞，然后进行胎儿染色体核型分析才能诊断胎儿染色体疾病。还有一些遗传病属于基因突变或先天性基因方面的异常导致的，可能就要进行一些特殊的针对这种基因型的检测。

需要时间	疼痛感	检测时机
5~10 分钟即可完成	打针时的针扎感觉	怀孕 17~23 周为佳

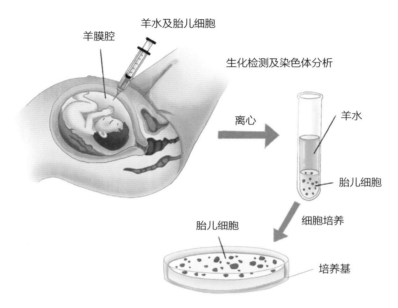

羊水穿刺图解

唐筛如出现高危，也可以选择做无创 DNA

　　无创 DNA 产前检测是通过采集孕妈妈外周血 10 毫升，从血液中提取游离 DNA（包含孕妈妈 DNA 和胎宝宝 DNA），来分析胎宝宝的染色体情况，更为安全。传统的羊水穿刺检测需要将相关设备深入孕妈妈的子宫内进行取样，可能会带来感染的风险，也会给本来就紧张的孕妈妈带来更大的精神压力。

　　无创 DNA 产前检测的检查准确率可达 92%~99%，可避免出现手术并发症如出血、感染、流产等。目前适用于如先兆流产、胎盘前置、羊水过少、乙肝病毒携带者、珍贵儿等身体不适宜或者心理排斥进行有创的产前诊断的孕妈妈们。取样方法比较简单，不需要长时间预约和排队。未来可作为广泛普遍的检测技术，提高健康婴儿的出生比例。

无创 DNA 检查 VS 羊水穿刺

检测技术	优点	局限性	适用人群
无创 DHA	• 仅需采集孕妇外周血，无须穿刺，对胎儿及孕妇均无创伤。 • 检测的孕周范围较大，12~24 周。 • 预期检出率远远高于唐氏筛查。对 21 - 三体综合征、18 - 三体综合征、13 - 三体综合征的检出率均高于 99%，假阳性率低于 1%，属于高级筛查。	• 仅针对 21 - 三体综合征、18 - 三体综合征、13 - 三体综合征这三种常见的染色体疾病的筛查。 • 对其他染色体的数目异常及染色体中的嵌合体型、易位型等结构异常无法诊断。 • 价格一般在 2000~3000 元，相对昂贵。 • 虽然检出率很高，但依然是产前筛查的一种技术手段，而不是最终诊断。	• 产前筛查（包括血清唐筛或超声 NT 筛查）属临界高风险孕妇。 • 有介入性产前诊断（主要是指羊水穿刺）禁忌证者（如先兆流产、发热、出血倾向、感染未愈等）。 • 珍贵儿妊娠，知情后拒绝介入性产前诊断的孕妇。 • 无法预约到产前诊断的孕妇。 • 35~40 岁拒绝有创产前诊断的孕妇。 • 健康年轻孕妇，唐氏筛查高风险者。 • 双胎妊娠做无创 DNA，最好同时结合早孕期 NT 筛查结果。
羊水穿刺	• 能检测所有的染色体数目异常和大片段的染色体结构异常。 • 是目前胎儿染色体疾病产前诊断的"金标准"。	• 一般情况下，穿刺术是比较安全的，但仍存在个别穿刺失败，引起流产、感染、羊水渗漏的风险。 • 细胞培养存在个体差异，不能确保百分之百成功。 • 染色体检测不能完全排除染色体微小结构改变、单基因遗传病、多基因遗传病、环境和药物导致的胎儿宫内发育异常、低比例嵌合以及母体污染。	• 孕妇年龄大于或等于 35 岁。 • 产前筛查提示胎儿染色体异常高风险。 • 既往有胎儿染色体异常的不良孕产史。 • 产前检查怀疑胎儿患染色体病的孕妇。 • 夫妇一方为染色体异常携带者。 • 孕妇可能为某种 x 连锁遗传病基因携带者。 • 曾有不良孕产史或特殊致畸因子接触史者。 • 家族中有染色体异常史，尤其是近亲家族。

孕 21~24 周
B 超大排畸，筛查脑部、四肢、心脏等畸形

大排畸彩超能检查出脏器、四肢等畸形

一般来说，做大排畸彩超能清楚地看见胎宝宝的各脏器的情况，帮助了解胎宝宝的生长发育状况，可以查看胎宝宝的头、脊柱、四肢是否畸形，还可以查出胎宝宝是否有先天性心脏病、唇腭裂、多指（趾）等方面的畸形。但彩超也不是万能的，如新生儿耳聋、白内障等就无法检测出来。

○ 做大排畸彩超的最佳时间

一般孕 20~24 周是做大排畸彩超的最佳时间，因为这个时候，胎儿在子宫内的活动空间比较大，彩超图像显影也比较清楚。太早做彩超，由于成像不清楚，会影响医生的判断；太晚做，胎儿长大，在子宫内的活动空间变小，检查时，很难看到胎儿的全部情况，而且这个时候羊水量也会对成像造成影响。

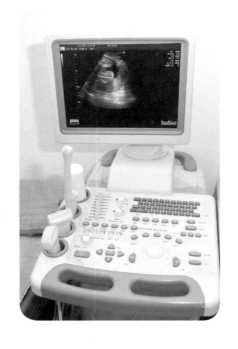

> #### 马大夫告诉你
>
> **做 B 超时，宝宝不要睡着了**
>
> 做大排畸，要求宝宝是活动着的状态，睡着了会影响 B 超结果。孕妈妈可以提前散步 20 分钟、吃点东西，让宝宝处于活跃的状态。

教你看懂 B 超排畸单

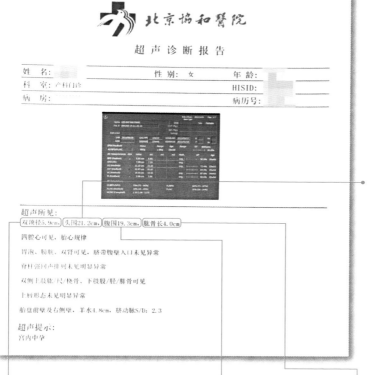

北京协和医院

超声诊断报告

姓　名：
性　别：女　　　年　龄：
科　室：产科门诊　　　　HISID：
病　房：　　　　　　　病历号：

超声所见：
双顶径5.9cm，头围21.2cm，腹围19.3cm，肱骨长4.0cm

四腔心可见，胎心规律

胃泡、膀胱、双肾可见，脐带腹壁入口未见明显异常

脊柱强回声排列未见明显异常

双侧上肢肱/尺/桡骨，下肢股/胫/腓骨可见

上唇形态未见明显异常

胎盘前壁及右侧壁，羊水4.8cm，脐动脉S/D: 2.3

超声提示：
宫内中孕

头围

测量的是胎儿环头一周的长度，确认胎儿的发育状况。孕24周的胎儿头围为（22±1）厘米，此 B 超单上结果为21.3厘米，在正常范围内。

双顶径（BPD）

头部左右两侧之间最长部位的长度，又称为"头部大横径"。当初期无法通过头臀长来确定预产期时，往往通过双顶径来预测；中期以后，在推定胎儿体重时，往往也需要测量该数据。在孕5个月后，双顶径基本与怀孕月份相符合，也就是说，孕28周（7个月）时双顶径约为7.0厘米，孕32周（8个月）时约为8.0厘米。依此类推，孕8个月以后，每周增长约0.2厘米为正常，足月时一般在9.3厘米及以上。

腹围

也称腹部周长，测量的是胎儿腹部一周的长度。孕24周的胎儿腹围为（18.74±2.23）厘米，此 B 超单上结果为19.3厘米，在正常范围内。

肱骨长

上腕骨的长轴，用于推断孕中、晚期的妊娠周数。孕24周的胎儿肱骨长为（4.36±0.5）厘米，此 B 超单上结果为4.0厘米，在正常范围内。

胎儿健康监控·必要产检提早知道

B 超报告单的各项参数

羊水指数	以孕妈妈的脐部为中心，分上、下、左、右 4 个区域，将 4 个区域的羊水深度相加，即为羊水指数。孕晚期羊水指数的正常值是 8~18 厘米
腹围	测量的是胎儿腹部一周的长度。用于和腹部前后径（APTD）和腹部横径（TTD）一起来推测胎儿的发育
股骨长	胎儿大腿骨长度，正常值与相应的怀孕月份的双顶径值相差 2~3 厘米
小脑横径	妊娠 16~40 周的正常胎儿小脑横径如下： 20 周:（2.16±0.16）厘米 25 周:（2.85±0.17）厘米 30 周:（3.86±0.34）厘米 35 周:（4.29±0.26）厘米 40 周:（4.87±0.42）厘米
侧脑室	胎儿侧脑室正常应该在 1 厘米以下，1~1.5 厘米算轻微危险，1.5 厘米以上危险度增加。侧脑室增宽大多由胎儿脑脊液过多造成的，胎儿后期通常能够自己吸收，一般医生会建议孕妈妈隔 2 周再做 B 超看看是否继续增宽。侧脑室增宽过多的话，医生会怀疑是脑积水，可能会做胎儿头颅磁共振明确诊断，有的需要进行基因相关的产前诊断
颅后窝池	一般来说，颅后窝的最大深度不超过 10 毫米，大于 5 毫米则为颅后窝积液。胎儿颅后窝宽度在 32 周之前随孕周增加而增宽，33 周之后随孕周增加而缩窄。发现有颅后窝积液最早是 22 周，最迟为 41 周，颅后窝积液以妊娠 29~32 周最多见，积液量最多也在孕 29~32 周。当颅后窝积液窝池增宽≥8 毫米，应该每 2~3 周复查一次；当颅后窝积液窝池增宽 >10 毫米，则应去产前诊断门诊咨询，还要检查有无其他合并畸形。如果颅后窝池宽度大于 14 毫米或 B 超检查有畸形者，必须做染色体检查

孕 25~28 周
妊娠糖尿病筛查，控制饮食、适度运动就能轻松过

正确认知妊娠糖尿病

妊娠糖尿病是指怀孕前未患糖尿病，而在怀孕时才出现高血糖的现象，发生率为 10%～15%，患妊娠糖尿病的孕妈妈一般不会有明显的"三多"症状——多饮、多食、多尿，可能会有生殖系统念珠菌感染反复发作。

○ 妊娠糖尿病的自我检测

孕妈妈如果担心自己患有妊娠糖尿病，可自我判断是否有高危因素：

1. 孕妈妈年龄在 35 周岁以上。

2. 孕妈妈有慢性高血压病，反复出现感染。

3. 肥胖，反复自然流产。

4. 妊娠胎儿比孕周要大或者曾分娩过巨大儿。

5. 羊水过多。

6. 曾有过不明原因的早产、死胎、死产、新生儿畸形史。

7. 近亲中有糖尿病患者。

8. 患有多囊卵巢综合征。

9. 前次怀孕患妊娠糖尿病。

如果符合其中的某一条，就要引起注意，需要尽早做好产前各项检查，尤其是糖筛。

葡萄糖筛查试验（GCT）

做糖筛前，至少要空腹 8 小时，且检查当天不要吃早餐。糖筛的具体做法是：取 200 毫升水、50 克葡萄糖粉，将葡萄糖粉冲水饮用，在 5 分钟内饮用完毕，从开始喝第一口时计算时间，1 小时后抽血查血糖，如果血糖值≥7.8 毫摩／升，则为异常，需要进一步做葡萄糖耐量试验（简称糖耐试验）。

英文	中文名称	结果	单位	参考范围
1 Glu[50g, 1 葡萄糖[50g, 1小时]		9.4	↑ mmol/L	<7.8

中国医学科学院
北京协和医学院

北京协和醫院

检验报告单　病案号　1879423

Glu(50g, 1h)

产科门诊

姓　名　年　龄　39 岁　性　别　女　ID 号　40305508

科　别　产科门诊　诊　妊娠状态　样　本　血　样本号　20141217ALM06

GCT

这是血糖高低的指标。体内葡萄糖主要来源于食物中的碳水化合物，肝脏具有合成、分解与转化糖的功能。无论是否处于妊娠期，静脉血浆葡萄糖值空腹≥7.0 毫摩／升。喝糖水后 2 小时≥11.1 毫摩／升，就可确诊为糖尿病。

葡萄糖【50 克，1 小时】（Glu）

孕妈妈随机口服 50 克葡萄糖，溶于 200 毫升水中，5 分钟内喝完。从开始服糖计时，1 小时后抽静脉血测血糖值，血糖值≥7.8 毫摩／升，为糖筛阳性，需应进一步进行 75 克葡萄糖耐量试验（OGTT）。

葡萄糖耐量试验（OGTT）

做糖耐试验前需要空腹 12 小时，空腹抽血检验一次，然后在 300 毫升水中放入 75 克葡萄糖粉，5 分钟内饮用完毕，分别在 1 小时后、2 小时后抽血查血糖。空腹 <5.1 毫摩 / 升、1 小时后 <10 毫摩 / 升、2 小时后 <8.5 毫摩 / 升为正常值标准，如果检测结果中有 1 项或多项达到或超过正常值，就可以诊断为妊娠糖尿病。

葡萄糖【0 小时】（Glu0）
正常值 <5.1 毫摩 / 升。

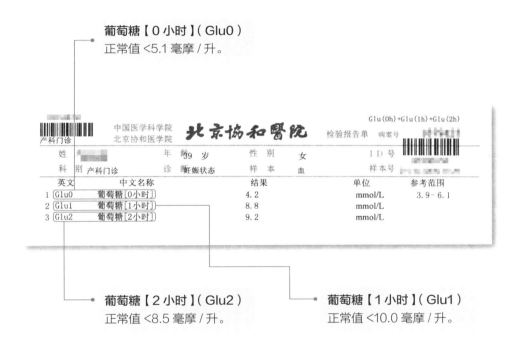

葡萄糖【2 小时】（Glu2）
正常值 <8.5 毫摩 / 升。

葡萄糖【1 小时】（Glu1）
正常值 <10.0 毫摩 / 升。

❀ 马大夫告诉你 ❀

确诊后，应配合医生进行治疗

诊断为妊娠糖尿病后，应按医嘱监测血糖，控制血糖。严密监测糖尿病孕妈妈的血压、心肝肾功能、视网膜病变及胎儿健康状况。密切监测胎儿大小及有无畸形，定期查胎心。胎儿如出现危险信号，应立即住院治疗。

饮食控制稳血糖

饮食调整可帮助患有妊娠糖尿病的孕妈妈控制血糖水平。孕妈妈可以请医生或者营养师为自己制订符合个体情况的治疗方案。

1 "糖妈妈"要注意能量需求。孕早期无须特别增加能量，孕中期和孕晚期可在孕前所需能量的基础上每天分别增加 300 千卡、450 千卡。

2 注意餐次分配。少食多餐，将每天应摄入的食物分成五六餐，特别应注意晚餐与隔天早餐的时间相距别过长，睡前可以吃一些点心。每日的饮食总量要控制好。

3 增加膳食纤维的摄入。平时可以糙米或五谷米饭取代白米饭，增加蔬菜的摄取量，尽量不喝甜饮料。需要注意，千万不要无限量地吃水果。

4 饮食以清淡为主。控制植物油及动物脂肪的用量，尽量少用煎炸的烹调方式，多选用蒸、煮、炖等烹调方式。

5 注重并适量摄入蛋、奶、鱼、大豆制品等含优质蛋白质的食物。

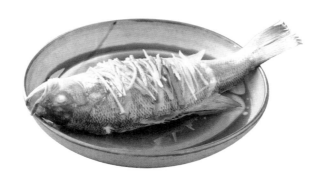

孕 29~32 周
妊娠高血压综合征筛查，
避免先兆子痫

正确认知妊娠高血压综合征

在怀孕 20 周以后，尤其是怀孕 32 周以后，是妊娠高血压综合征（简称妊高征）的高发期。妊高征即以往所说的妊娠中毒症，发生率约占所有孕妈妈的 5%，其典型表现为高血压、蛋白尿、水肿等。

○ 哪些孕妈易患妊高征

1. 肥胖者、初产妇。

2. 营养不良，尤其是伴有严重贫血者。

3. 患有原发性高血压、糖尿病、慢性肾炎、自身免疫病合并妊娠者，发病率较高，病情可能更复杂。

4. 有先兆子痫家族史及先兆子痫病史的孕妈妈发病率更高。

5. 羊水过多、双胎的孕妈妈发病可能性更高。

○ 妊高征对孕妈妈和胎宝宝的影响

对孕妈妈的影响	对胎宝宝的影响
会使全身的小血管出现痉挛，各个重要脏器的血液供应随之受影响。也会导致孕产妇脑水肿、颅内出血、失明、昏迷，心力衰竭等。	容易出现早产、新生儿窒息以及其他新生儿疾病。

正确量血压

1 安静下来再测量血压。孕妈妈在医院挂号处、缴费处及不同的诊室之间来回走动,这种情况去测血压,可能量出来的结果会偏高。孕妈妈可以先休息 15 分钟左右,让自己安静一会儿再去测量血压。

2 量右手血压更准。通常右上臂的血压值会稍高于左上臂 5~10 毫米汞柱。因此,量右上臂的血压值作为判断依据更为准确。

3 测量时要保持正确的姿势。量血压时,被量手臂应该跟心脏处于同一平面,两腿平放,不能交叉。目前量血压最常用的体位是坐位和卧位,测量时,气囊位置应该和右心房水平同高。

预防妊高征策略

1 注意休息:正常的作息、充足的睡眠、愉快的心情,对预防妊娠高血压有着重要作用。

2 注意血压和体重变化:平时注意血压和体重的变化。可每日测量血压并做记录,如出现异常,应及时就医。体重增加也可能是水肿造成的,排查水肿很重要。

3 均衡营养:不要吃太咸、太油腻的食物;孕期补充钙和维生素,多吃新鲜蔬菜,适量进食鱼、肉、蛋等高蛋白、高钾低钠食物。

4 坚持体育锻炼:散步、孕妇瑜伽等有助于降血压。

马大夫告诉你

发现血压高,多喝芹菜汁来降压

当发现血压偏高时,不要盲目判定。先调整自己的生活和饮食习惯,经多次测量后再确认。可以多喝点芹菜汁。芹菜中所含的维生素能降低毛细血管通透性,增加血管弹性,具有降血压作用。芹菜汁做起来并不复杂,将西芹洗净,切小段,放入榨汁机中榨成汁就行了。此外,日常饮食要清淡、低盐。

孕期水肿不容忽视

随着孕周的逐渐增大，孕妈妈的身体负担也跟着加重，与此同时，一些不适症状也悄然而至，大部分孕妈妈会出现水肿。造成水肿的一个原因是胎儿发育、子宫增大有可能会压迫静脉，使血液回流受阻，孕妈妈的下肢会出现水肿；另一个原因是孕期全身疾病的一种表现，也可能是妊娠高血压引起的，这种水肿即使卧床休息也无法消退，需引起孕妈妈重视。

○ 水肿检查的方法

水肿检查，医生一般采用指压法，若水肿严重，还会采用其他的方法来检查。如果水肿不消退，医生会给孕妈妈定期测量血压，防止妊娠高血压的出现。

水肿检查具体方法是这样的：医生用手指按压孕妈妈的腿部，若指压时出现明显凹陷，恢复缓慢，就表示有水肿情况。休息一会儿，水肿并未消退，孕妈妈就需要测量血压。

水肿严重时，孕妈妈可能还要做以下检查：24 小时尿蛋白定量、血常规、血沉、血浆白蛋白、血尿素氮、肌酐、肝功能、眼底检查、肾脏 B 超、心电图、心功能测定。具体需要做哪项检查，医生会根据孕妈妈的身体情况来选择，孕妈妈不用过于担心。

○ 预防和减轻水肿的方法

充足的休息以及适当的饮食调养能够帮助孕妈妈预防和减轻妊娠水肿。孕妈妈应该适量吃些西瓜、薏米、茄子、芹菜、红豆等利尿消肿的食物，不吃难消化、易胀气的食物。孕妈妈平时可穿着弹性袜，也可穿宽松的拖鞋，睡觉时将双脚抬高，并以左侧位来预防水肿。上班族孕妈妈可将脚放在搁脚凳上，这样可缓解足部压力，也能预防并减轻水肿。

先兆子痫是严重的妊高征

先兆子痫是以高血压和蛋白尿为主要临床表现的一种严重的妊娠高血压并发症。孕 20 周后，在常规检查中发现蛋白尿、血压高、体重异常增加，且脚踝部开始水肿，休息后水肿不消退，同时在这些妊高征症状的基础上伴有头晕、头痛、胸闷、恶心甚至呕吐，以及随时都有可能出现的抽搐，这就是先兆子痫。

孕妈妈发现先兆子痫应立即去医院，进行血液、肝肾功能、尿液、眼底、心电图、胎心监护及其他检查，立即采取相应的治疗措施，以防止先兆子痫发展为孕晚期子痫。

○ Elecsys® sFlt-1/PIGF 双联定量检测可准确预测先兆子痫

先兆子痫的发生与 sFlt-1（可溶性 fms 样酪氨酸激酶 -1）异常升高和 PIGF（胎盘生长因子）异常降低有关。通过 sFlt-1/PIGF 比值，可以预测先兆子痫高危人群（早发型或晚发型），明确诊断先兆子痫，预测孕妈妈可能发生的不良妊娠结果。具体诊断先兆子痫的参考值如下表：

早发型先兆子痫（孕周：20～33 周）

sFlt-1/PIGF 比值	临床意义	性能参数
≥85	诊断孕妈妈为先兆子痫	特异性 99.5%，敏感性 88.0%
38≤比值 <85	孕妈妈在检测后的 4 周内会发生先兆子痫	特异性 83.1%
<38	孕妈妈在检测后的 1 周内不会发生先兆子痫	NPV 99.1%

晚发型先兆子痫（孕周：34 周至分娩）

sFlt-1/PIGF 比值	临床意义	性能参数
≥110	诊断孕妈妈为先兆子痫	特异性 99.5%，敏感性 58.2%
38≤比值 <110	孕妈妈在检测后的 4 周内会发生先兆子痫	特异性 83.1%
<38	孕妈妈在检测后的 1 周内不会发生先兆子痫	NPV 99.1%

注：NPV 为阴性预测值

妊娠 20 周以后出现血压升高、蛋白尿，可伴有头痛、头晕、眼花、恶心等自觉症状，则为先兆子痫，提示不立即处理可能很快发生子痫。

○ 预防先兆子痫要注意饮食和孕期保健

先兆子痫对孕妈妈的影响包括出血、血栓栓塞、失明、抽搐、肝功能衰竭、肺水肿、远期的心脑血管疾病、死亡。对胎宝宝的影响包括早产、出生体重偏低（低体重儿）、生长迟缓、肾脏损伤、胎死宫内等。因此，预防先兆子痫很重要。

※ 马大夫告诉你 ※

四款汤饮辅助治疗先兆子痫

1. 淡豆浆：孕妈妈可在早餐时饮用淡豆浆（纯豆浆，再加些水，不加其他物质）。
2. 黄豆芽汤：取黄豆芽 250 克，洗净放入冷水锅内，煮 30 分钟后饮用。
3. 向日葵叶芹菜汤：取鲜芹菜 200 克，向日葵叶 30 克，用水煎服，每日一次。
4. 钩藤茶：取钩藤 30 克，开水冲泡后饮用，每日 1 次。

营养合理 ▷ 孕妈妈饮食宜清淡、忌高盐，多吃一些含高蛋白、低脂肪且能益气补肾、利尿的食物，如鲫鱼、鲤鱼、黄瓜、红豆、冬瓜等。

劳逸结合 ▷ 孕妈妈要保证充足的睡眠、保持稳定情绪，不可因工作或者家务而过度劳累。每天还要适量运动，每天保证有30 分钟左右的散步时间。睡觉时宜采用左侧位，这样对肝肾、子宫血液循环有利。

注重孕期保健 ▷ 孕妈妈要定期做产前检查，存在以下情况，需要格外注意孕期保健：
①直系家属中有子痫病。
②孕妈妈属于高龄产妇。
③孕妈妈患有心血管病、肾病、自身免疫病。
④羊水过多。
⑤双胎。
⑥曾患先兆子痫的孕妈妈。

孕 33~34 周
B 超评估胎儿体重，
胎心监护看胎儿状况

评估胎儿大小，羊水多少和胎盘功能

在孕 33～34 周，医生会再给你做一次 B 超检查。这次的 B 超检查结果主要用于评估胎儿大小，观察羊水多少和胎盘功能，以及胎宝宝有没有出现脐带绕颈等。如果有羊水过少、胎儿发育迟缓现象，应结合临床考虑是否需终止妊娠。

○ 评估胎儿大小的方法

方法一：触诊估测法

临床通常根据腹部触诊来测量宫底高度和腹围来估计胎儿体重，这是一种简单易行的办法。

$$胎儿体重（克）= 宫高（厘米）\times 腹围（厘米）+200$$

若胎儿先露部位已入盆，且位置比较低，公式采用加 200；若胎儿先露部位未入盆，公式则可酌情不加 200。但是由于受到腹壁厚度、子宫张力、羊水量、胎位等多种因素的影响，这种方法估计胎儿体重不够精确，但是方便快捷，可以作为临床筛选应用。

方法二：B 超估测法

B 超测量估计胎儿体重比临床触诊估计客观、受影响因素少，并且应用 B 超技术估计胎儿体重准备可靠，操作方便，对母胎均无损害。一般出生时的实际体重与预测体重会有 10%～15% 的误差，有较大误差的常常发生于较大或较小出生体重儿。B 超推算胎儿体重通常根据双顶径（BPD）数值。

$$胎儿体重（克）=BPD（厘米）\times 900-5000$$

双顶径法测量的准确性尚可，但往往会受胎头位置和胎头入盆与否的影响。若胎头位置低，则不能测量双顶径的标准平面，从而影响胎儿体重的估计。

> 胎儿体重（克）=1.07×BDP（厘米）×BDP（厘米）×BDP（厘米）+
> 0.3×AC（厘米）×AC（厘米）×FL（厘米）

注：双顶径（BPD，胎儿头部最大径线），腹围（AC，胎儿肝脏及胃部所在平面的腹周长度），股骨长（FL，胎儿大腿骨的长度）

多参数指标对胎儿体重的估计比单参数指标准确性高，而其中腹围（AC）尤为重要。在妊娠晚期，胎儿体重的增加主要与脂肪的堆积及肝糖原的储存有关，体现在B超测量中，即腹围增加。因此，胎儿腹围与胎儿体重有关，腹围能较好地反映胎儿体重情况。

小贴士

一般来说，出生时的实际体重与预测体重会有正负10%~15%的误差。比如，出生体重4000克，其误差范围会为400克。

根据胎位判断能否顺利分娩

正常胎位

由于胎头比胎体重，胎儿绝大多数都是头朝下、臀部朝上的姿势，而且胎头俯屈、枕骨在前，分娩时枕部最先伸入骨盆，医学上称之为枕前位，这种胎位最常见。

异常胎位

常见的异常胎位有臀位、横位等。这些不正常的胎位给孕妈妈的分娩带来困难，容易导致难产。在这些异常胎位中，以臀位最常见。臀位，也就是人们常说的"坐位"或"立位"，是指胎儿分娩时足或臀部最先从阴道娩出，是异常胎位中最常见的一种。

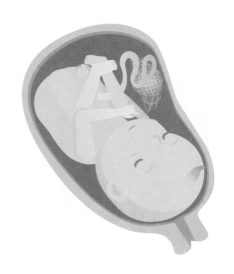

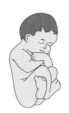 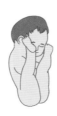 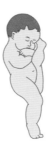 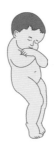

孕妈妈在妊娠 30 周以前，臀位大多数能自行转变成头位。若 30 周以后还是臀位，可以在医生的指导下进行纠正，切勿自己纠正。

🌿 马大夫告诉你 🌿

臀位分娩对母胎的影响

1. 对孕妈妈的影响：因为胎臀形状不规则，对前羊膜囊的压力不均匀，容易发生胎膜早破；胎臀对宫颈的扩张作用不如胎头，容易造成产程延长，诱发继发性宫缩乏力和产后出血。

2. 对胎儿的影响：由于臀位分娩容易发生胎膜早破，胎膜早破又容易导致脐带脱垂，因此臀位的胎儿发生脐带脱垂的概率比正常头位胎儿高很多。脐带如果受压，就可能导致胎儿缺氧、胎儿窘迫甚至死亡。而且臀位的胎儿胎头是最后娩出的，胎头最大，很可能发生娩出困难，导致一些神经和组织的损伤。臀位必须在医生的评估下决定分娩方式，以免发生意外。

臀位胎儿如何纠正

妊娠 30 周前，臀先露多能自行转为头先露。若妊娠 30 周后仍为臀先露，可采取以下方法纠正：

胸膝卧位操

让孕妈妈排空膀胱，松解裤带，保持胸膝卧位的姿势，每日 2~3 次，每次 15~20 分钟，连做一周。这种姿势可使胎臀退出骨盆，借助胎宝宝重心改变自然完成头先露的转位，成功率 70% 以上。

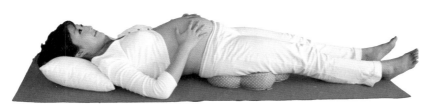

仰卧位操

取仰卧位，臀部抬高约 30 厘米，臀部下方用靠垫等软物品垫好。睡前做 10 分钟左右。

侧卧位操

孕妈妈在休息时，应采取侧卧、上面的脚向后的姿势，膝盖轻轻弯曲。睡觉时也可以采取这种姿势，不仅能纠正胎位，还能放松身体。

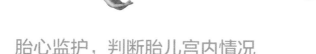

胎心监护，判断胎儿宫内情况

在怀孕 34 周后，孕妈妈每周去医院产检时都要进行胎心监护，通过动态监测胎儿 20 分钟内的活动情况，以了解胎心、胎动及宫缩的状态。如果 20 分钟内胎动次数超过 3 次，每次胎动时胎心加速超过 15 次 / 分，并且没有频繁的宫缩出现，那么这是一个正常的结果，说明胎宝宝在子宫内非常健康，医生会根据胎心监护的情况进行判断，并指导孕妈妈的后期妊娠。

❀ 马大夫告诉你 ❀

胎心监护每次最少 20 分钟，孕妈妈要有耐心

孕 34 周后，孕妈妈到医院产检的时候就要开始做胎心监护了。胎心监护每次最少 20 分钟，以记录胎宝宝的活动情况，主要为了观察胎宝宝是否正常。这时候孕妈妈一定要有耐心，不能着急。

检查如发现胎宝宝的活动不明显或很少，可能胎宝宝正处于休息状态，但也可能是胎宝宝出现了异常情况，医生会根据实际情况进行判断，并对孕妈妈采取相应措施。在即将生产的阶段，胎心监护也能测出孕妈妈是否处于阵痛阶段。

教你看懂胎心监护中的 NST

NST 就是无刺激胎心监护，它包括 NST（＋）、NST（－）、NST（±）三种情况。

NST（＋）：指反应型，表示胎儿在子宫内非常健康。胎心率基线在 120～160 次／分，20 分钟内有 3 次以上伴随胎心率加速的胎动为正常。

NST（－）：指无反应型，表示胎儿可能存在异常。胎心率基线长期变异减弱或消失，监护 20～40 分钟无胎动或胎动时无胎心率加速，提示宫内缺氧。

NST（±）：指混合型，是介于反应型和无反应型之间，需要重新监护。胎心率基线水平异常（>160 次／分或 <120 次／分），20 分钟内小于 3 次伴胎心率加速的胎动，有缺氧的可能，需要继续观察。

◯ 读懂胎心图

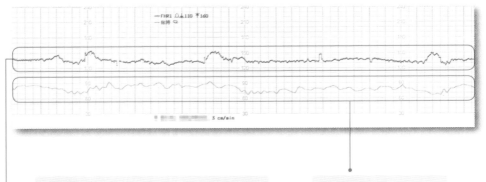

胎心率线

胎心监护仪上主要有两条线，上面一条是胎心率，正常情况下为 120～160 次／分，一般表现为基础心率线，多为一条波形曲线，出现胎动时心率会上升，出现一个向上突起的曲线，胎动结束后会慢慢下降。胎动计数 >30 次 /12 小时为正常，胎动计数 <10 次 /12 小时提示胎儿缺氧。

宫内压力线

下面一条线表示宫内压力，在宫缩时会增高。

小贴士

胎心过快或过慢都要让医生及时处理。

孕 35~36 周
阴道拭子、B 超、心电图和
内检，提早考虑顺与剖

顺产还是剖宫产，谁来决定

○ 顺产需满足的条件

标准一 骨盆条件符合

顺产的难易度，主要得看骨盆的大小和深浅。如果孕妈妈骨盆出口大、形状宽而浅，那么就比较利于胎儿的通过（更容易顺产）。

标准二 胎儿的"配合度"高

胎儿体重：新生儿体重如果超过 4 千克，产妇的骨盆又不够大，就有可能发生难产。

胎位：正常的胎位应该是胎儿头部最先伸入骨盆，这种胎位分娩一般比较顺利。

标准三 产力和产道给力

顺产过程中，不是光用蛮力就行的，主要还得借助产力（子宫收缩力、腹壁肌的收缩力等）。接着就是要过产道这一关（分为硬产道——骨盆，软产道——子宫下段、宫颈、阴道及外阴）。如果软产道发生病变如子宫肌瘤、宫颈炎等，都有可能导致难产。

标准四 孕妈妈精神状态良好

焦虑、紧张、恐惧的情绪容易导致宫缩无力、生产过程延长、孕妈妈体力消耗过多。

○ 需要剖宫产的常见原因

由于胎儿不能或不宜经阴道分娩，经阴道分娩可能会对母儿造成一定伤害时，医生才会建议剖宫产。

1. 胎儿问题：胎儿过大（体重超过 4 千克）；胎儿在分娩过程中缺氧；出现脐带脱垂等情况。

2. 胎位不正：如横位、臀位。

3. 产前大量出血。

4. 前置胎盘：妊娠 28 周后，如果胎盘附着在子宫较低的位置（如接近宫颈口），其位置低于胎先露部，则为前置胎盘。这种情况会导致出血以及阻挡胎儿出生的通道。

前置胎盘是指胎盘位于子宫口位置，胎盘前位是指胎盘位于子宫的前面。前置胎盘会增加顺产风险，胎盘前位一般不影响顺产，可能更"显怀"。

5. 产道异常：产妇产道先天狭窄（骨盆狭窄）、阴道有横隔或有较大的肿瘤，容易造成胎儿难以娩出，只能选择剖宫产。

6. 其他问题：孕妇存在严重的心脏病、糖尿病、呼吸系统疾病、重度子痫、急性脂肪肝、血小板减少等，不能承受阴道分娩。

阴道拭子检查阴道是否有细菌感染

○ 阴道拭子检查结果分析

阴道拭子检查主要是检查阴道中有无细菌感染，以决定分娩方式。如果感染严重，需要治疗。在正常生理情况下，孕妈妈的阴道中存在阴道杆菌，它能保持阴道处于酸性环境，抑制其他菌群异常繁殖，具有自然保护功能。阴道拭子培养发现细菌或真菌感染，需要积极治疗。

○ 日常生活中如何预防孕期阴道炎

1. 备好专用清洗盆和专用毛巾。清洗盆在使用前要洗净，毛巾使用后在通风处晾干，因毛巾日久不见阳光，容易滋生细菌和真菌。

2. 大便后要用手纸从前向后擦拭干净，在家可以清洗，在外可以用孕妇湿巾对私处进行清洁，对预防孕期阴道炎效果也是很好的。

3. 私处清洗：双手洗净，用温水从前向后清洗外阴，再洗大小阴唇，最后洗肛门周围及肛门。最好用淋浴，温水冲洗，如果无淋浴条件，可以用盆代替，但要专盆专用。注意不要用消毒药水，以免破坏阴道正常酸碱性和菌群。清洗阴部前应洗净双手，然后从前向后清洗外阴，再洗大、小阴唇，最后洗肛门周围及肛门，不用洗内阴。每天用温水清洗 1～2 次即可。

4. 孕妈妈宜选择纯棉、柔软、宽松的内裤。晚上睡觉可以穿四角内裤甚至不穿内裤，让阴部呼吸新鲜空气。

内检了解骨盆腔的宽度

内检是为了检查骨盆的大小和形态是否正常，以预测分娩时足月胎儿能否顺利通过。它是决定分娩方式的重要指标。因为产道的顺畅与否直接关系到孕妈妈的安危，是整个分娩准备中与先天素质密切相关的内容，可以帮助孕妈妈预防因骨盆过于狭窄而引起的难产，所以内检时医生会对孕妈妈进行骨盆测量。

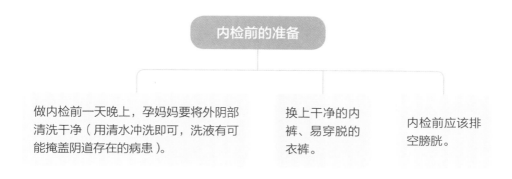

内检前的准备

做内检前一天晚上，孕妈妈要将外阴部清洗干净（用清水冲洗即可，洗液有可能掩盖阴道存在的病患）。

换上干净的内裤、易穿脱的衣裤。

内检前应该排空膀胱。

内检过程

在检查床上铺好清洁的一次性臀垫。

孕妈妈脱掉一条裤腿（一般脱左腿），仰卧平躺，分开双腿，将双腿放置于腿架上，充分曝露会阴，等待检查。

医生会将食指和中指插入阴道，另一只手置于腹部上方，以检查子宫颈位置、大小、形状、软硬度及有无破水。

骨盆外测量和内测量

骨盆测量分为外测量和内测量两种，主要都是测量孕妈妈骨盆入口和出口的大小。医生会先为孕妈妈进行骨盆外测量，如果骨盆外测量各径线或某径线结果异常，会在孕晚期进行骨盆内测量，并根据胎儿大小、胎位、产力等决定分娩方式。骨盆内测量是医生用食指和中指伸到孕妈妈的阴道内，触碰阴道两侧的骨性标志物。

骨盆测量标准值

检查项目	测量位置	正常值	反映情况
髂棘间径	取伸腿仰卧位，测量两髂前上棘外缘间的距离	23~26厘米	可反映骨盆入口横径的大小
髂嵴间径	取伸腿仰卧位，测量两髂脊外缘最宽的距离	25~28厘米	可反映骨盆入口横径的大小
骶耻外径	取左侧卧位，右腿伸直，左腿屈曲，测量第5腰椎棘突下至耻骨联合上缘中点的距离	18~20厘米	可间接推测骨盆入口前后径的大小
坐骨结节间径	取仰卧位，两腿屈曲，双手抱膝，测量两坐骨结节内缘间的距离	8.5~9.5厘米	代表骨盆出口的横径大小
耻骨弓角度	用两拇指尖斜着对拢，放在耻骨联合下方，左右两拇指平放在耻骨降支上面，测量两拇指的角度	90度（小于80度为异常）	其弯度与角度反映骨盆出口大小

骨盆异常

骨盆异常是造成难产的首要因素。骨盆异常可分为两大类，即骨盆狭窄和骨盆畸形。

1. 均小骨盆：骨盆三个平面各径线都小于正常低值2厘米或更多。

2. 漏斗形骨盆：入口平面各径线正常，两侧骨盆壁自上而下逐渐向内倾斜，中骨盆及出口平面明显狭窄。

3. 骨盆入口狭窄：骨盆入口前后径短，横扁圆形，也称扁平骨盆，骶耻外径小于 18 厘米，对角径小于 11.5 厘米。

轻度骨盆异常，孕妈妈产力较好，胎宝宝有通过产道分娩的可能。骨盆狭窄，明显头盆不对称，不宜顺产。

心电图判断心脏能否承受分娩压力

35～36 周是整个孕期心脏压力最大的时候，孕妈妈进入临产后心脏压力也很大，所以这时候的心电图是判断心脏能否承受生产压力的主要依据。

○ 做心电图需要注意什么

1. 做心电图不需要空腹，以免出现低血糖或心跳加速，从而影响检查结果。

2. 检查前最好先休息一会儿，不要匆匆忙忙的，等自己平静下来再检查。

3. 检查过程中不要紧张，也不要说话，否则容易产生干扰，影响心电图的清晰度。

4. 做心电图时，最好穿容易穿脱的衣服。

5. 身上如果有手表、手机，最好先取下来，以免对结果产生干扰。

6. 妊娠心脏病患者做心电图时，最好带上前一次的心电图报告，方便医生参考。

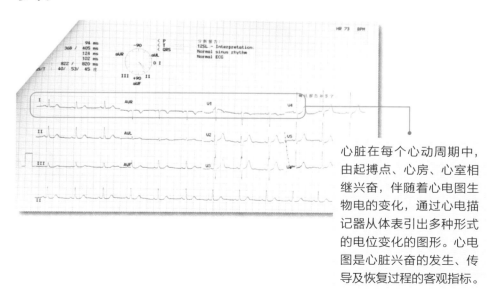

心脏在每个心动周期中，由起搏点、心房、心室相继兴奋，伴随着心电图生物电的变化，通过心电描记器从体表引出多种形式的电位变化的图形。心电图是心脏兴奋的发生、传导及恢复过程的客观指标。

胎儿健康监控，必要产检提早知道

哪些孕妈妈应该进行胎膜早破检查

1 感染：孕期若出现过妇科感染，如阴道炎、宫颈炎等，容易引起胎膜感染，导致胎膜早破。因此，妊娠晚期应禁止性生活，预防生殖道感染，以确保母胎安全。

2 有习惯性流产或早产病史。

3 妊娠期出现异常情况如阴道分泌物突然增多，必须及时检查。最少检查2次，至少有一次应在分泌物明显增多的情况下检测。

4 妊高征、胎位异常、双胎妊娠、羊水过多的孕妈妈，由于羊膜腔内压力过高，容易发生胎膜早破。臀位、横位及头盆不对称的孕妈妈，可因羊膜腔内压力不均而发生胎膜早破。

5 创伤和机械性刺激之后，立即进行一次检查，第二天或者第三天再进行一次检查。创伤和机械性刺激主要分为医源性和非医源性两类。非医源性常见的为妊娠晚期的性交。

6 先天性羊膜发育异常及遗传性羊膜过薄。由于胎膜的强度主要依靠羊膜，故有先天性缺陷者易发生胎膜早破。此类患者出现不明原因分泌物增多，要特别考虑胎膜早破导致羊水漏出。

7 宫颈松弛：容易出现胎膜早破或者早产，随着孕周增加，松弛的宫颈可以无症状地扩张，使羊膜曝露于阴道菌群中，导致羊膜绒毛膜炎，使羊膜张力下降，胎膜早破。孕期至少进行3次以上的检查。

8 维生素C、微量元素锌及铜缺乏，致使胎膜变脆，缺乏弹性，容易引发胎膜早破。

9 临近预产期：住院或者在家待产的孕妈妈，每两天进行一次检查，可以根据检查结果预知分娩时间，以便做好待产准备。

10 其他原因：剧烈咳嗽、便秘及提拿较重物体等，均可导致孕妈妈的腹压骤增，也易促发胎膜早破。在此情况下如果出现阴道分泌物增多，首先考虑胎膜早破导致羊水漏出，应立即进行检查。

孕 37~40 周
做临产检查，准备与宝宝见面

分娩前监测这 4 点

○ 阴道检查判断产程进展

判断产程进展是否正常，主要靠的是观察待产妇子宫颈口的进行性开大以及胎儿先露部分进行性下降的情况，这两方面的检查必须通过阴道检查才能进一步明确。

阴道检查可清楚地了解子宫颈开大的程度，宫颈位置、软硬度，胎头的位置，胎头有无变形及与骨盆的关系正确与否，妊娠囊是否突出，有无破水。因此，在第一产程中，医护人员会每隔 2 小时做一次阴道检查，如果进展不好，即宫颈口仍不断开大而胎儿先露部分不下降，或者先露下降满意但宫颈口不开大，或者两个都没啥进展，就表明产程出现问题，医生会根据情况及时处理。临产时，每个产妇都要与医护人员积极配合，做好这项检查。

○ 监测胎心，连续了解胎心变化

胎心反映的是胎儿在宫内的状态，当各种原因引起胎儿缺氧时，胎心就会出现变化。正常的胎心率一般为 120~160 次 / 分，胎心基线低于 120 次 / 分或高于 160 次 / 分都表明胎儿可能有缺氧迹象。临产时，要了解胎心的情况。随着科学技术的发展，胎心监护仪逐步得到普及，目前许多医院都已经使用了。

胎心监护仪是利用胎心探头固定于产妇腹部听胎心最清楚的部位，连续地记录胎心信号，并记录在胎心监测的图纸上，因此可以较长时间连续了解胎心的变化，还能记录子宫收缩的情况，并了解胎心与宫缩变化的关系，因此使用胎心监护仪监测胎心和宫缩的变化是非常好的监护措施。

○ 观察羊水

大多数产妇都是在胎膜破裂后羊水流出。羊水的性状、量与胎心的变化同样重要，能很好地反映胎宝宝在宫内的状况。

一般来说，羊水是半透明的乳白色，内含白色胎脂，还有胎儿的毳毛以及胎儿脱落的鳞状上皮细胞。当羊水中混入少量胎粪时，羊水会变为黄色。当有较多的胎粪排至羊水中时，尤其是当羊水量较少时，会变为绿色甚至深绿色且很黏稠。正常头位分娩的胎儿在产程中是不应该有胎粪排出的，只有在胎儿缺氧的情况下，胎粪才会排出。所以，如果看到羊水变黄、变绿时，就表明胎儿有缺氧情况存在了。羊水颜色越深，羊水量越少，情况就越不好。胎儿吞入这样的羊水，黏稠的胎粪通过气管吸入肺中，常常会造成严重问题。

因此，临产时发生破水，除了观察胎心情况，还要密切观察羊水状况。

○ 宫颈指诊评估子宫颈成熟度

对于过期妊娠，有经验的医生会通过宫颈指诊来评估子宫颈成熟度（即子宫颈的柔软度和子宫外口的扩张度），从而考虑是否需要促宫颈成熟，即利用催产素诱发宫缩，娩出胎儿。

在决定催生前，必须接受密切的产前检查及胎儿监测。在开始催生前，产妇最好禁食2小时，让胃中食物排空，避免在催生时发生呕吐现象；另外，催生过程中要观察产妇有无宫缩过频，医务人员也会对其进行胎心监护。

B 超检查，确定产前胎宝宝情况

孕37～40周，孕妈妈还要做一次B超检查，一般情况这是产前最后一次B超检查了。这次B超检查主要是查看胎宝宝的大小、胎位、胎盘、羊水、脐带情况等，以全面了解胎宝宝出生前的情况。医生会根据这次B超结果评估胎宝宝的体重，为分娩方式提供参考。在检查中如果发现异常情况，医生会及时进行处理。

如果B超检查发现羊水过少、胎盘异常、脐带绕颈等情况，应参考胎宝宝的体重，决定是否需要剖宫产。

⚪ B 超检查胎位不正，提前 2 周住院

正常的胎位应该是胎宝宝"头朝下，屁股朝上"，即头位。臀位、横位等属异常胎位。胎位不正容易造成难产，建议胎位不正准备剖宫产的孕妈妈比预产期提早 2 周入院，以免发生意外。

了解临产征兆，从容应对

⚪ 见红，接近分娩

在分娩前 24～48 小时内，因宫颈口扩张导致附近的胎膜与该处的子宫壁分离，毛细血管破裂经阴道排出少量血液，与宫颈管内的黏液相混排出，俗称见红，是分娩即将开始的比较可靠的特征。

如果只是淡淡的血丝，可以不必着急去医院，留在家里继续观察，别做剧烈运动。如果出血量达到或超过月经量，颜色较深，并伴有腹痛，就要立即去医院。

有规律的子宫收缩就是宫缩，这是临产的最有力证据。一般来说，见红后 24 小时内会出现宫缩，进入分娩阶段。

⚪ 阵痛，分娩最开始的征兆

阵痛也就是宫缩，只有宫缩规律的时候才是进入产程的开始。如果肚子一阵阵发硬、发紧，疼痛无规律，这是胎儿向骨盆方向下降所致，属于前期宫缩，可能 1 小时疼一次，持续几秒转瞬即逝。当宫缩开始有规律，一般初产妇每 10～15 分钟宫缩一次，经产妇每 15～20 分钟宫缩一次，并且宫缩程度一阵比一阵强，每次持续时间延长，表示很快就要进入产程了。

⚪ 破水，真的要分娩了

破水就是包裹胎宝宝的胎膜破裂了，羊水流了出来。破水一般在子宫口打开到胎头能出来时出现。有的人在生产的时候才破水，有的人破水成为临产的第一个先兆。一旦破水，应保持平躺，无论有无宫缩或见红，必须立即去医院。

马大夫告诉你

破水后如何处理

1. 破水后，不管在何时何地，应立即平躺，并垫高臀部，不能再做任何活动，防止脐带脱垂，羊水流出过多。
2. 立即去医院准备待产，在去医院的路上也要适中保持平躺。
3. 如果阴道排出棕色或绿色柏油样物质，表示胎儿宫内窘迫，需要立即生产。
4. 一般破水后 6 ~ 12 小时即可分娩，如果没有分娩迹象，大多会使用催产素催产，以防细菌感染。

练练缩紧阴道的分腿助产运动

孕晚期由于胎宝宝变大，骨盆会产生明显的疼痛和不适。此外，会阴部有压迫感，小便次数频繁。以下运动可以降低尿失禁的发生概率。

缩紧阴道

1 平躺，吸气，同时慢慢地从肛门尽量用力紧缩阴道，注意不要把力量分散到其他部位。

2 呼气，同时慢慢放松下来。吸气时数到 8，重复 5 次之后改为侧躺休息。

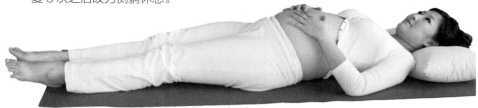

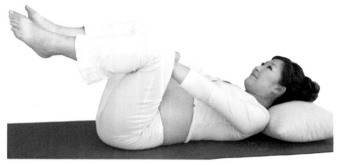

分腿运动

1 在平躺的姿势下将膝盖向上举。

2 用鼻子吸气并恢复平躺姿势，重复 5 次之后改为侧躺休息。

通过阿普加（Apgar）评分判断宝宝的健康状况

宝宝出生后，先要做一个测试，叫阿普加评分。阿普加评分是宝宝出生后接受的第一次检测，主要是医生通过对新生儿总体情况进行测定后打出一个分数。这个评分主要是检测宝宝对子宫外的世界是否适应，以提醒医务人员更好地照顾宝宝。

阿普加评分是国际上公认的评价新生儿状态的最便捷实用的方法。医生根据新生儿出生时的心率、呼吸、皮肤颜色、四肢活动情况、喉反射这5项指标给出评分，每项0~2分，满分10分。然后根据总分的多少判断新生儿的良好程度。评分越高说明宝宝的情况越好，反之则说明宝宝出生前存在胎儿窒息窘迫或出生后新生儿窒息。

阿普加评分表

体征	0分情况	1分情况	2分情况
皮肤颜色	全身苍白	身体红、四肢青紫	全身粉红
心率	无	<100次/分	≥100次/分
喉反射	无反应	有些动作，如皱眉等	咳嗽、恶心
肌张力	松弛	四肢略屈曲	四肢屈曲，活动好
呼吸	无	浅慢、不规则	正常、哭声响亮

Part 2 胎儿健康监控，必要产检提早知道

阿普加评分标准

10分	7~9分	4~7分	4分以下
正常新生儿	需要进行一般处理	缺氧有轻微窘迫，需要清理呼吸道，进行人工呼吸、吸氧、用药等措施才能恢复	缺氧严重，需要紧急抢救，做气管内插管并给氧，保证足够心搏出量，并进行动态评估

新生儿出生5分钟评分仍然低的，需要在出生后10分钟、1小时继续评分。如果1分钟内评分≥8分，则为正常的新生宝宝，约90%的新生宝宝都是这种情况。

基本检查，一个都不能少

体重
足月的新生儿，平均体重为3千克，高出或低于平均体重10%都是正常的。

身长
足月的新生儿平均身长为50厘米，不超过或不低于这个平均数的10%都是正常的。

头围
用卷尺从新生儿额部右侧经过枕骨最突起绕一周即头围。正常的新生儿头围为34厘米左右，过大或过小都属于异常。

胸围
用卷尺由背后经肩胛骨下绕至两侧，经乳晕下缘达胸骨中线，取呼气和吸气时的平均值。正常胸围为31~33厘米，比头围小1~2厘米。同时要注意胸廓两侧是否对称，有无鸡胸、漏斗胸等状况。

做过阿普加评分后，护士会给新生儿称体重、量身长、测头围及胸围，同时检查宝宝有无疾病，然后带宝宝去洗澡。

预防新生儿出血症，注射维生素K

维生素K可以帮助凝血，但是新生儿分泌维生素K的器官——肝脏尚未发育成熟，因此新生儿体内的维生素K通常较低，许多医院会在宝宝出生后给宝宝注射或打点滴补充维生素K，以预防新生儿出血症。

科学养胎，
吃对吃好巧运动

孕早期
胚胎发育恰逢孕吐，早期营养这样做

巧妙选择食物让人有进食欲望

呕吐期间，食欲本来就差，只要不是绝对禁忌的食物，孕妈妈可以根据自己的喜好想吃什么吃什么，但整体上要以清淡、少油为好。如对鱼、肉、动物肝脏等比较反感，不必强迫自己进食，度过孕吐阶段，食欲就会慢慢好转。

不想吃鱼、肉，可以用大豆制品代替

有的孕妈妈食欲不好，尤其看见鱼、肉等动物性食物就想吐，此时虽然不用增加蛋白质的摄入，但也要维持孕前每日 55 克的量，尤其是优质蛋白质的量要占蛋白质总量的 1/2，以保证胎儿的正常发育。那么此时如何避免因不想吃鱼、肉而导致蛋白质缺乏呢？最好的办法是用大豆及其制品来补充。食欲恢复后，鱼、肉类也要适当摄入，以供应充足的脂肪。

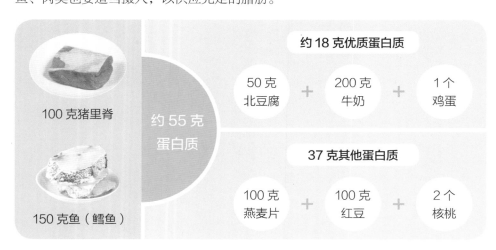

100 克猪里脊

150 克鱼（鳕鱼）

约 55 克蛋白质

约 18 克优质蛋白质

50 克北豆腐 ＋ 200 克牛奶 ＋ 1 个鸡蛋

37 克其他蛋白质

100 克燕麦片 ＋ 100 克红豆 ＋ 2 个核桃

碳水化合物食物不能缺，避免酮症酸中毒

孕吐严重甚至影响进食的时候，也要保证碳水化合物的摄入，以预防酮症酸中毒对胎儿神经系统的损害。每天至少保证 130 克碳水化合物的摄入，但要选择易消化的米、面等。各种薯类、根茎类蔬菜和水果中也富含碳水化合物，孕妈妈可以根据自己的口味和喜好进行选择。

约含 130 克碳水化合物的进食方案

60 克大米（生）	提供 44 克碳水化合物	50 克葡萄	提供 9 克碳水化合物
50 克土豆	提供 9 克碳水化合物	10 克葡萄干	提供 8 克碳水化合物
50 克花卷	提供 23 克碳水化合物	50 克苏打饼干	提供 38 克碳水化合物

好烹调帮助营养吸收

对于有早孕反应的孕妈妈来说，变换食物的烹调方法，也是增加营养摄入的好办法。比如吃不下馒头和米饭，就用大豆、燕麦等谷豆打制豆浆或米糊，还能补充 B 族维生素；吃不下炒鸡蛋、煮鸡蛋，可以吃肉末蒸蛋、紫菜蛋花汤；吃不到足够种类的食材，可以把蔬菜、肉末等混合成馅料，包成饺子或者馄饨。只要是孕妈妈喜欢的形式、能吃得下的形式，都可以尝试，原则还是能吃多少吃多少，不要勉强。

⚘ 马大夫告诉你 ⚘

出现妊娠剧吐要就医

程度较轻的孕吐是不会影响正常妊娠的，但是也有少数孕妈妈早孕反应较重，发展为妊娠剧吐，这个时候就需要就医了。

那么什么程度的孕吐属于妊娠剧吐呢？一般来说，孕吐呈持续性，无法进食或喝水，体重明显下降（体重下降超过原体重的 15%）；出现严重的电解质紊乱和严重的虚脱，甚至发生生命体征的不稳定；呕吐物除食物、黏液外，还有胆汁和咖啡色渣物，这时应及时到医院检查。

烹调食物时尽可能选择用油少的烹调方式，如蒸、煮、炖、焖、汆、拌、急火快炒等。

油炸食品如炸鸡腿、油条、油饼等不仅不易消化，还可能加重孕妈妈的不适感。在外就餐时，也要注意少点油腻的菜品。

孕早期一日营养餐谱推荐

早期胚胎发育所需的氨基酸需要母体供给，所以孕妈妈一旦蛋白质摄入不足，会导致胎宝宝生长发育迟缓，并影响中枢神经系统的发育。这种不良影响很难弥补，因此孕早期要注重优质蛋白质的补充。

一日营养餐谱推荐	
早餐	拌蔬菜（胡萝卜50克，菠菜50克） 牛奶（250克） 燕麦粥（燕麦片50克） 煮蛋（鸡蛋60克）
加餐	橘子（200克）
午餐	金银卷（小麦粉50克，玉米面25克） 油菜炒肉片（鲜香菇50克，猪里脊50克，花生油5克，油菜50克） 芹菜豆干（花生油5克，豆腐干25克，芹菜50克）
加餐	饼干（25克），牛奶（100克）
晚餐	荞麦米饭（大米50克，荞麦25克） 蒜蓉西蓝花（西蓝花100克，花生油5克） 柿椒鸡丝（柿子椒100克，鸡胸肉50克，花生油5克）
夜宵	龙须面（鸡蛋25克，面粉25克，菠菜20克）

○ 营养师评估营养

这一份食谱的总能量是1825.5千卡，蛋白质75.4克，脂肪54.9克，碳水化合物216.2克。能量和三大营养物质可满足一位身高160~165厘米，孕早期体重55~60千克的孕妈妈的营养需求。

营养支持：孕早期孕吐严重、胃口不好怎么办

很多孕妈妈早孕反应严重，这时以吃得下为主。特别是体重减轻的孕妈妈，我们的建议是想吃什么吃什么，想吃多少吃多少。

○ 缓解孕吐的小妙招

1. 妊娠反应强烈时吃馒头、饼干能减少干呕。有早孕反应的人，呕吐严重时建议吃固体食物，比如馒头、苏打饼干、烧饼、面包片等，可缓解孕吐反应。不断呕吐会造成体内水分严重丢失，要注意补水，但固体食物和液体食物最好不同食。

2. 增加 B 族维生素以减轻孕吐反应。B 族维生素可以有效改善孕吐，其中维生素 B_6 有直接镇吐的效果，维生素 B_1 可改善胃肠道功能，缓解早孕反应。除了服用复合维生素制剂，更要注重通过膳食补充 B 族维生素。

| 维生素 B_6 | 小麦胚芽、酵母、鳕鱼、牛肉、香蕉、甘蓝、芒果等都是维生素 B_6 的良好来源。 | 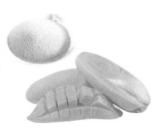 |

| 维生素 B_1 | 豌豆、土豆、猪肉、全麦、蛋黄等都是维生素 B_1 的良好来源。 | 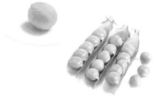 |

❀ 马大夫告诉你 ❀

少食多餐有助于缓解孕吐

早孕反应严重的孕妈妈总是没食欲，觉得吃了还要吐出来，不吃还好受一些。虽然此时胎宝宝还很小，需要的营养并不多，但是如果进食过少，对母胎健康不利。可以减少每次进食量，多吃几次，把一日三餐改为每天吃 5～6 餐。在孕吐反应较轻的时段，食量宜增加，食物要多样化，必要时睡前适量加餐，以满足孕妇和胎儿营养需要。

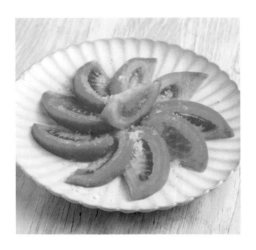

糖拌番茄

材料 番茄2个。

调料 白糖5克。

做法

1 番茄洗净，去皮，去蒂，切厚片。

2 放入容器中，均匀地撒上白糖，轻轻拌匀，盖上盖子或者保鲜膜，略腌10分钟即可食用。

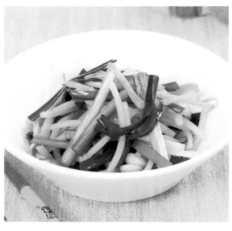

绿豆芽炒韭菜

材料 绿豆芽60克，韭菜300克。

调料 盐2克，醋少许。

做法

1 绿豆芽掐头、掐尾，放水中浸泡，捞出沥干；韭菜择洗干净，切成段。

2 锅内倒油烧热，放入绿豆芽翻炒一会儿，倒入韭菜段快炒至熟，加盐、醋调味即可。

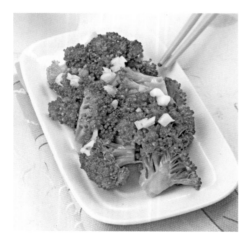

蒜蓉西蓝花

材料 西蓝花300克，蒜蓉20克。

调料 盐3克，香油少许。

做法

1 西蓝花洗净，去柄，掰成小朵。

2 锅置火上，倒入清水烧沸，将西蓝花焯一下，捞出。

3 锅内放油，烧至六成热，将蒜蓉下锅爆香，倒入西蓝花，加盐翻炒至熟，点香油调味即可。

香椿拌豆腐

材料 豆腐 200 克，香椿 100 克。

调料 盐、香油各适量。

做法

1 豆腐洗净，放沸水中焯烫，捞出，凉凉，搅碎，装盘；香椿洗净，放沸水中焯一下，捞出，过凉，沥水，切碎，放入豆腐中。

2 在香椿碎、豆腐碎中加入盐、香油，拌匀即可。

功效 豆腐中含有优质蛋白质，与香椿一起凉拌，可补充维生素、矿物质，还能补脾益胃、清热解毒、利小便，适合孕早期食用。

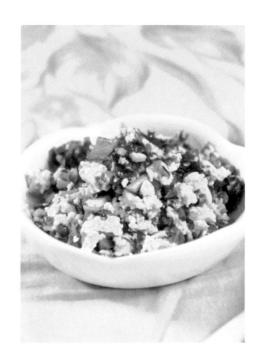

芦笋鸡蛋沙拉

材料 芦笋 100 克，鸡蛋 1 个，胡萝卜 80 克。

调料 白糖少许，盐、酸奶、胡椒粉各适量。

做法

1 芦笋削去根部硬皮，洗净，斜切小段；胡萝卜去皮，洗净，切菱形片。

2 胡萝卜片放入开水锅中，煮到合适口感，放入芦笋段烫 1 分钟后同时捞出，过凉，沥干水分；鸡蛋蒸熟，取蛋白切小片，与胡萝卜片、芦笋段一起放入碗中。

3 蛋黄、酸奶、胡椒粉、白糖、盐搅拌均匀，做成沙拉调味汁，淋入碗中，拌匀即可。

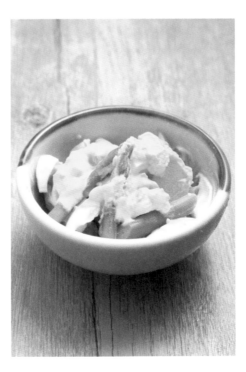

孕早期动一动，宝宝发育好、早孕反应少

适当做轻缓运动有助于缓解孕吐

孕早期出现孕吐其实是一种排异反应，是宝宝在向你传达讯息，告诉你，他正在一点点长大。但是有的孕妈妈因为孕吐就变得什么也不想干，什么也不想吃，很心烦，几乎天天宅在家里，其实这样只会加重早孕反应。要经常做做舒缓的运动，既能分散对于孕吐这件事的注意力，还能改善恶心、倦怠等症状。

○ 运动指南

1. 孕早期，孕妈妈运动时尽可能让身体处于温和舒适的状态，运动方式选择舒缓的运动，但如果早孕反应比较严重，则要以休息为主。

2. 不同人群在孕早期运动时要区分对待。备孕期有良好运动习惯的女性，可以在孕期继续保持运动，但运动时要遵循第一条。之前没有运动习惯的女性，进入孕期选择运动时，则需要选择强度较小的运动，且需要循序渐进，或在胎儿进入稳定期再开启孕期运动计划。

3. 在开启孕期运动之前要咨询自己的产科医生，听取医生的建议，比如没有早产史、流产史或先兆流产、贫血等医学禁忌证，获得运动许可后，与自己的私人教练或专业指导老师多沟通，尽量缓解早期运动的心理障碍。

4. 孕早期的运动方式推荐散步或瑜伽。散步速度控制在 4 千米 / 小时，时间控制在 20～30 分钟，步速和时间都要循序渐进增加；瑜伽可选择练习呼吸法及稳定骨盆的系列动作，以舒适安全为前提，时间 30～40 分钟，并根据身体接受程度进行调整。

金刚坐：调节心情、锻炼骨盆肌

怀孕后，因为身体的各种变化，孕妈妈难免会出现烦躁、焦虑等情绪。偶尔的心情不畅对健康影响不大，但若长此以往，不仅孕妈妈自身可能会抑郁，对胎宝宝的成长也是不利的。因此，孕妈妈必须学会并善于调节自己的心情，金刚坐是一个不错的选择，还可以锻炼骨盆肌。

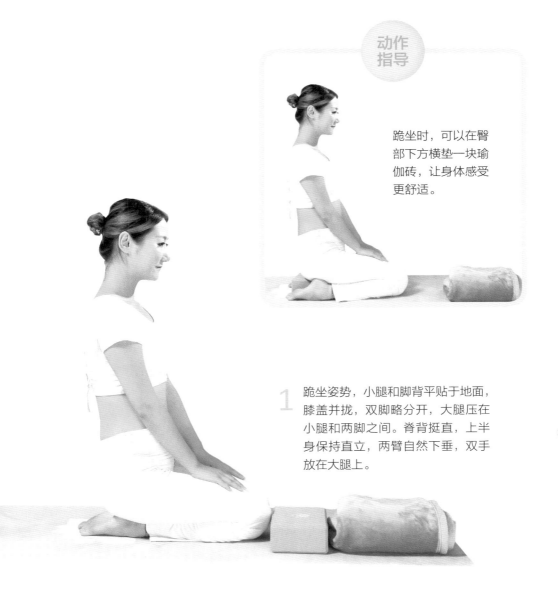

动作指导

跪坐时，可以在臀部下方横垫一块瑜伽砖，让身体感受更舒适。

1 跪坐姿势，小腿和脚背平贴于地面，膝盖并拢，双脚略分开，大腿压在小腿和两脚之间。脊背挺直，上半身保持直立，两臂自然下垂，双手放在大腿上。

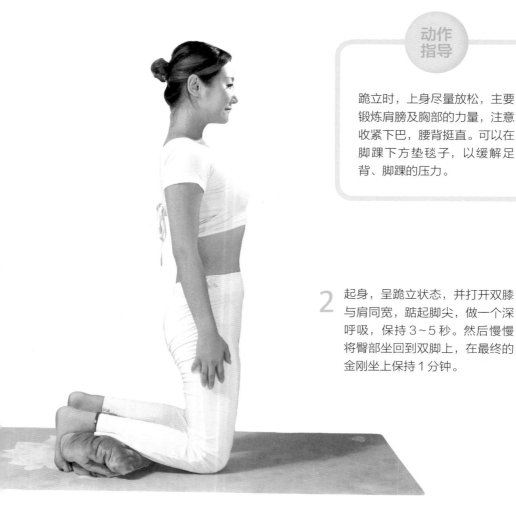

跪立时，上身尽量放松，主要锻炼肩膀及胸部的力量，注意收紧下巴，腰背挺直。可以在脚踝下方垫毯子，以缓解足背、脚踝的压力。

2 起身，呈跪立状态，并打开双膝与肩同宽，踮起脚尖，做一个深呼吸，保持3~5秒。然后慢慢将臀部坐回到双脚上，在最终的金刚坐上保持1分钟。

❧ 马大夫告诉你 ❧

改善心情的其他方法

孕妈妈可在平时多做一些自己喜欢的事，一来可以放松心情，二来也可以通过注意力转移调节不良情绪。

孕妈妈也可以通过饮食来改善心情，适当多吃一些深海鱼、鸡肉、菠菜、土豆、香蕉、樱桃、牛奶等，同时又可补充营养。

摇摆摇篮：帮助孕妈放松身心、安胎

　　一旦怀孕，如何安胎就成了孕妈妈最关心的问题。这期间，孕妈妈不仅要注意生活有规律，饮食有营养，还要保持心情愉快。身心双调更利于养胎安胎。

1　取坐姿，最好是坐在软垫或是毯子上，两脚脚心相对，上身挺直，双手交握，握住脚尖。将毯子卷起，绕过臀部垫在大腿根下，帮助固定根基不晃动。

动作
指导

做此套动作时，双手也可以一只放在胸部，一只放在腹部。

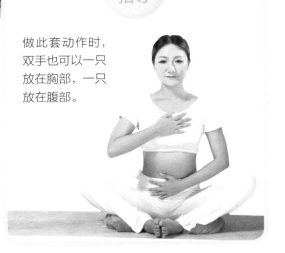

2 双手、双臂保持不动，使整个上半身向右摆动，然后依次按照后、左、前的顺序自然摆动一圈，停下来休息1~2秒，重复上述动作。期间两腿可随身体而动。

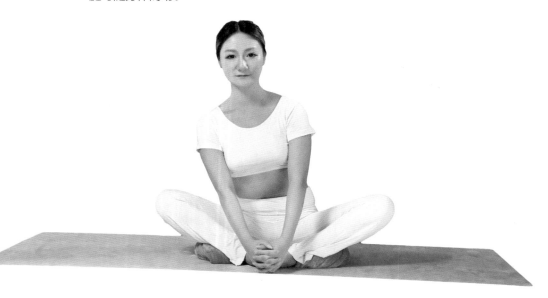

动作指导

如果觉得转圈会晕，也可以不用身体转圈，改成以臀部为基点，由左到右、由前向后摆动的方式运动。

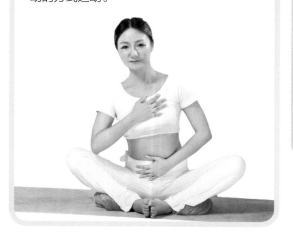

马大夫告诉你

小动作，开启一天好心情

可以早上起床的时候做这个运动，帮助舒缓身体，也是在叫胎宝宝起床。如果是上班族，早上做完这套小运动，感觉一天的心情都会好起来，带着宝宝开开心心去上班。

腿部画圈：加强腿部肌肉的弹性

腿部运动有助于增强会阴部、髋部、膝关节周围肌肉的弹性，为孕妈妈顺利生产做准备，同时有助于产后恢复，使腿形更美。

○ 第1组

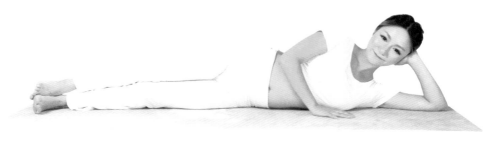

1 左侧卧姿势，双腿伸直，左手支撑头部，右手摊开平放，掌心朝下，自然支撑在胸前。

动作指导

做这组动作时，如果感觉手臂支撑头部太累，也可以将头部直接枕在枕头上来做。

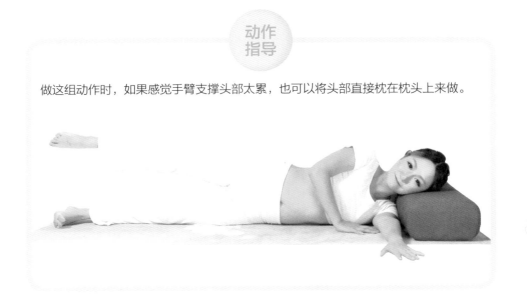

2 抬起右腿略比髋高，注意腿和脚一定要伸直。然后右脚以顺时针方向慢慢画一个圈，然后悬停在开始的位置，保持2~3秒；再逆时针画一个圈，保持2~3秒。然后换右侧卧，重复上述动作。进行5~8组。

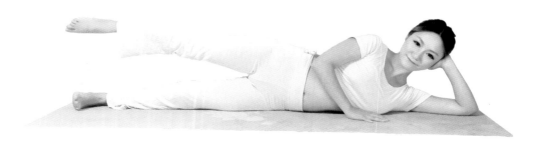

○ 第2组

孕妈妈平躺在床上，双膝屈起、并拢，然后由双膝带动大小腿，缓慢而有节奏地画圈。画圈时双肩和脚掌要紧贴床面。

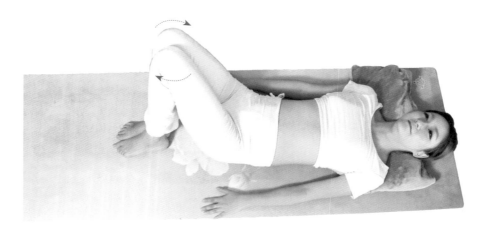

妊娠期用药须知

各个阶段用药对胎儿的影响

受精后 1~2 周	受精后 3~8 周 （即停经 5~10 周）	孕中晚期	分娩前
药物对胚胎的影响是"全或无"，即要么没有影响，要么有影响导致流产，一般不会导致胎儿畸形。因此在当你在不知道是否已经怀孕时服用药物，要么不影响整个妊娠，要么可能会出现早期流产	称为致畸敏感期，是胚胎各器官分化形成时期，极易受药物等外界因素影响而导致胎儿畸形。此时期不必用药时果断不用，包括一般保健品、滋补药；如必须用药，一定要在医生指导下谨慎安全用药。如有服药史，可在孕期做好各项产前排畸筛查，进一步了解胎儿生长发育情况及排除胎儿畸形	这一时期胎儿的器官基本分化完成，并继续生长。这段时间药物致畸的可能性大大下降，但是有些药物仍可能影响胎儿的正常发育	最后 1 周用药应格外小心，因为新生儿体内的代谢系统不完善，还不能迅速而有效地代谢药物，导致药物在婴儿体内蓄积并产生药物过量的表现

孕期用药应遵循的原则

1 生病时及时就诊，将病情及怀孕的情况告知医生。

2 根据医生的处方到取药处取药时要仔细核对，不要拿错，还应仔细阅读说明书，并向医生咨询具体用法用量，以及服药期间需要忌食哪些食物。

3 根据药盒上的存放要求妥善存放药物。遵医嘱按时吃药，不可自行改变药物用法用量甚至停药。

4 药未吃完之前，原有的包装盒及说明书需尽量保存，如医生处方上对用法用量有特殊标注的，也需保存。服药期间出现任何不适，应及时再次就医。

孕中期
胎宝宝生长加速期，中期营养支持这样做

抓住胎儿发育营养主体，助力成长

○ 选择优质蛋白质，促进胎宝宝生长

孕妈妈随着孕期身体的变化、血容量的增加、胎宝宝的生长等，需要从食物中摄取大量蛋白质。如果缺乏蛋白质，孕妈妈就无法适应子宫、胎盘、乳房等身体组织的变化，可能造成胎宝宝生长发育迟缓、出生体重过轻等，严重的还会影响胎儿的智力发育。

蛋白质的质量取决于所含的氨基酸种类是否全面，以及是否容易消化吸收。蛋白质的氨基酸模式接近人体需求，容易消化吸收的，就是优质蛋白质。肉蛋奶、鱼、大豆及其制品是优质蛋白质的主要来源，日常饮食中可以侧重选择。

孕妈妈选择豆制品时，要首选豆腐、豆浆、豆腐皮等，不宜选择豆泡、炸豆腐等，因为这类豆制品在加工制作过程中可能添加了过多化学成分，且含有较多脂肪和盐分，不利健康。

○ 碳水化合物是孕妈妈主要的能量来源

孕妈妈的膳食中一旦缺乏碳水化合物，无法供给足够的能量，身体就要动用体内的蛋白质和脂肪来供能量。而这个过程容易产生酮体，导致酮症酸中毒，对孕妈妈的健康和胎儿的发育都不利。

全麦及全麦制品、大米、面粉、豆类、薯类、蔬菜、水果等可以作为孕妈妈膳食碳水化合物的主要来源。

○ 供给好脂肪，促进胎宝宝器官发育

脂肪是促进人体生长发育和维持身体功能的重要物质。胎宝宝大脑和身体其他部位的生长发育都需要脂肪酸。尤其是胎宝宝的大脑，50%～60% 由各种必需脂肪酸构成。

在摄入脂肪时，应以植物性脂肪为主，多吃豆类、坚果等；适当食用动物性脂肪，如瘦肉、动物内脏、奶类等，避免食用肥肉、鸡皮、鸭皮等。

○ 增加维生素 A 或 β - 胡萝卜素的摄入，促进胎儿视力发育

维生素 A 对胎宝宝的视力发育、皮肤发育、抵抗力提升等关系密切。孕中期每天摄入量为 770 微克。动物性食物如动物肝脏、动物血、肉类等不但维生素 A 含量丰富，而且能直接被人体吸收，是维生素 A 的良好来源。

β - 胡萝卜素在体内可以转化为维生素 A，在红色、橙色、深绿色植物中广泛存在，因此西蓝花、胡萝卜、菠菜、南瓜、芒果等蔬果也是维生素 A 的一个重要来源。

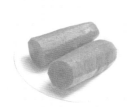

1 根胡萝卜（约 100 克）
含有 4107 微克胡萝卜素

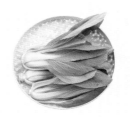

一把油菜（约 100 克）
含有 2920 微克胡萝卜素

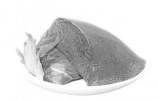

1/10 个猪肝（约 100 克）
含有 4972 微克维生素 A

○ 摄入维生素 C，防止妊娠斑、促进胎儿结缔组织发育

很多孕妈妈会出现妊娠斑，要防止妊娠斑的出现，除了注意休息和睡眠外，还要多喝水、多吃蔬果，尤其是番茄，含有抗氧化剂番茄红素成分，有很好的抗氧化功效。西蓝花、黄瓜、草莓等富含维生素 C 的蔬果也可以增强皮肤弹性。

3 科学养胎，吃对吃好巧运动

◌ 注意摄入钙和维生素 D，促进胎儿骨骼发育

到了孕中期，胎儿的骨骼和牙齿等发育都需要钙的支持，孕妈妈对钙的需求量也增加为每天 1000 毫克。此时每天除了喝 300 克鲜奶或酸奶补钙外，还可以适量摄入豆制品、坚果等。

另外，在孕中期，如果孕妈妈已经补充了复合营养素片，没有出现任何不适症状，就不需要单独补钙。但是，如果出现了小腿抽筋、牙齿松动、妊娠高血压综合征、关节疼痛、骨盆疼痛等症状，就需要有针对性地补钙了。

❧ 马大夫告诉你 ❧

孕期补钙可以通过食补 + 钙片的方式

从孕中期开始，胎宝宝进入了快速发育的时期，必须补充足够的钙质来保证胎儿四肢、脊椎和牙齿等部位的骨化。喝牛奶是孕妈妈补钙的聪明选择。孕妈妈如果在孕中期不能保证每天摄入 500 毫升牛奶（或含有等量钙质的奶制品），就需要补充一定量的钙剂。

市场上一些钙剂中含有对孕妈妈身体有害的元素，如镉、铋、铅等，长期服用可能导致重金属中毒，因此建议孕妈妈买质量有保障的钙剂。维生素 D 能够促进钙质的吸收，还可预防小儿佝偻病，补钙同时补维生素 D，更有助于钙吸收，强化补钙效果。

◌ 适量吃些海产品补碘，促进胎宝宝甲状腺发育

在怀孕第 14 周左右，胎宝宝的甲状腺开始发育，而甲状腺需要碘才能发挥正常功能。孕妈妈如果摄入碘不足的话，可能会导致胎宝宝出生后甲状腺功能低下，影响中枢神经系统，特别是大脑的发育。

孕妈妈每天宜摄入 230 微克碘。鱼类、贝类和海藻类等海产品是含碘比较丰富的食物，孕妈妈适宜多食。一般孕妈妈只要坚持食用加碘盐，同时每周吃 1~2 次海带或紫菜、虾等海产品，就能保证足够的碘摄入了。缺碘、碘补过了都不好，一般来说，如果孕妈妈不缺碘，就不用特意补。

胎儿大脑发育加快，每天应吃一掌心的坚果

花生、腰果、核桃、葵花子、开心果、杏仁等坚果类食品，孕妈妈每天可选择其中一种食用。坚果类富含多不饱和脂肪酸、维生素 E 和锌，可促进食欲，帮助排便，对孕期食欲缺乏、便秘都有好处。但是坚果类油性比较大，而孕妇的消化功能较弱，过量食用很容易引起消化不良，每天一掌心的量就足够了。

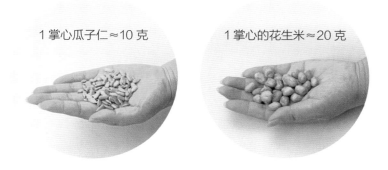

1 掌心瓜子仁≈10 克   1 掌心的花生米≈20 克

这样吃，远离水肿、贫血、肥胖、妊娠糖尿病

○ 少吃盐，避免中晚期水肿

正常人每天的食盐建议摄入量是 6 克内，孕妈妈可以在此基础上降低到 5 克内，而对于孕前就有高血压的孕妈妈来说，更要减少食盐用量。减少吃盐不仅要控制饮食中的烹调用盐，还应留意一些食物中的隐形盐。

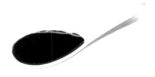

10 毫升酱油
含有 1.6~1.7 克的盐，约占全天吃盐总量的 28%

一块 20 克的腐乳
含有 1.5 克的盐，约占全天吃盐总量的 25%

10 克豆瓣酱
含有 1.5 克的盐，约占全天吃盐总量的 25%

○ 适当吃利尿食物，缓解轻微水肿

为了满足胎宝宝生长发育的需要，孕妈妈体内的血浆和组织液增多，从而会造成水肿。孕妈妈有轻微的水肿是正常现象，可以每天多进食具有利尿作用的食物，如冬瓜、黄瓜、红豆等，以缓解水肿症状。

○ 少吃甜食，避免肥胖和妊娠糖尿病

这个时期大多数孕妈妈的胃口好了，经常感到饿，所以可能会买一些零食，如蛋糕、巧克力、甜饮料等。这些食物含有反式脂肪酸和食品添加剂，且含糖量很高，吃多了不仅容易造成肥胖，还易升高血糖，增加妊娠糖尿病的发病率。

○ 适当吃猪肝等高铁食物，避免孕期贫血

孕中期开始，血容量迅速增加，一直到33周时达到高峰，因此孕妈妈对铁的需求量大增，此时每日铁的摄入量应达到24毫克，不然很容易发生贫血，影响母胎健康。猪肝补铁效果好，为使猪肝中的铁更好地被吸收，建议孕妈妈食用猪肝坚持少量多次的原则，每周吃1～2次，每次吃30～50克。动物血补铁效果也很好，但一定要购买来源可靠的动物血，烹调时一定要彻底熟透再吃。此外，瘦肉、蛋类以及绿叶蔬菜、木耳、海带、豆制品等也是铁的好来源。

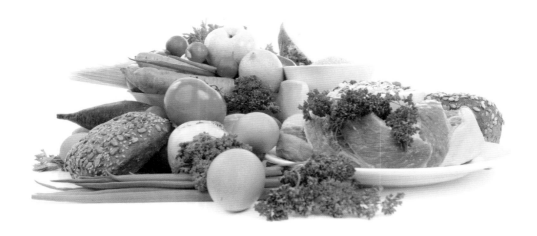

孕中期一日营养餐谱推荐

一日营养餐谱推荐	
早餐	豆沙包（面粉40克，红豆沙15克） 蒸红薯（红薯60克） 煮蛋（鸡蛋1个） 牛奶（250克）
加餐	橘子（100克）
午餐	二米饭（大米50克，小米50克） 青椒爆猪肝（猪肝30克，青椒100克，植物油5克） 芹菜百合（鲜百合10克，芹菜100克） 鲫鱼豆腐紫菜汤（鲫鱼50克，豆腐100克，紫菜2克，植物油5克）
加餐	核桃仁（10克）
晚餐	牛肉面（面粉80克，牛肉20克，大白菜100克） 滑藕片（莲藕100克，植物油5克） 烧鸡块（鸡块50克，植物油5克） 香菇炒油菜（油菜200克，水发香菇80克，植物油5克）
夜宵	酸奶（250克）

○ 营养师评估营养

　　这份食谱的总能量是 2116.5 千卡。蛋白质 93.4 克，脂肪 59.1 克，碳水化合物 299.2 克。能量和三大营养物质可满足一位身高 160～165 厘米，孕中期体重 55～65 千克的孕妈妈的营养需求。

营养支持：增加蛋白质摄入量，每天达到 70 克

　　基本上熬过前 3 个月，食欲和精神状态会突然爆好，前几个月被折磨得没怎么好好吃的孕妈妈们可能会想着要把早期欠宝宝的营养疯狂补回来，千万别这么想！"一人吃两人补"的观点是错误的，一定得控制好食量。过度进补会给身体带来很大的负担，保持营养均衡很重要。

　　中国营养学会推荐蛋白质应占到总能量的 10%～15%，孕妇应适当增加。孕中期蛋白质每日需要量要达到 70 克。当然，由于身高体重的差异，每位孕妈妈的蛋白质需求量并不完全相同。

优质蛋白质的动物性食物来源

- 动物性食物中的肉、禽、鱼、蛋、奶及奶制品都是蛋白质的良好来源，能提供人体必需氨基酸。
- 肉类建议多吃瘦肉，不要吃肥肉，还可选择去皮禽肉、鱼等。一周要吃 1～2 次深海鱼，比如三文鱼、秋刀鱼等富含 DHA 的鱼类，有利于胎宝宝大脑的发育。
- 乳制品应选择牛奶、酸奶，还可以适当选用孕妇奶粉。

优质蛋白质的植物性食物来源

- 植物性食物中的豆类、坚果、谷类等也含有蛋白质，其中大豆及其制品中的蛋白质可提供人体必需氨基酸。
- 其他植物性蛋白质不能提供全部的必需氨基酸，但不同类别的食物混合食用，可以实现氨基酸互补。

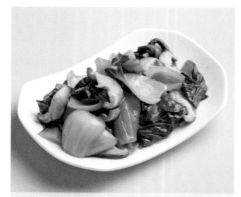

功效　可帮助孕妈妈调节机体免疫功能，宽肠通便、解毒消肿、美容养颜。

香菇炒油菜

材料　油菜 200 克，水发香菇 80 克。

调料　葱末、姜末、料酒各 5 克，盐 3 克。

做法

1 油菜去根，洗净切段；香菇洗净，去蒂，切块。

2 锅内倒油烧热，爆香葱末、姜末，加香菇块翻炒，倒料酒炒香，放入油菜段炒熟，加盐调味即可。

香椿苗拌核桃仁

材料 香椿苗 250 克，核桃仁 100 克。

调料 盐 2 克，白糖、醋各 5 克，香
油适量。

做法

1 香椿苗去根、洗净，用淡盐水浸一
下；核桃仁用淡盐水浸一下。

2 从盐水中取出香椿苗和核桃仁，加
盐、白糖、醋、香油拌匀即可。

功效 核桃仁含有不饱和脂肪酸，
可以促进脑神经的发育，有利于促
进胎宝宝大脑的发育。

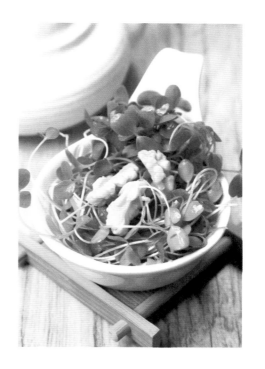

麻酱花卷

材料 面 粉 400 克，芝 麻 酱 50 克，
酵母粉 5 克。

调料 红糖适量。

做法

1 酵母粉加温水化开，加入面粉中，倒
入适量水，揉成面团，盖上湿布醒发
2 小时；芝麻酱倒入小碗中，加植物
油和红糖搅匀。

2 将面团揉匀，擀成长方形面片，把
调好的芝麻酱倒在面片上抹匀，将
面片卷起，切条，反向拧成花卷生
坯，上锅蒸熟即可。

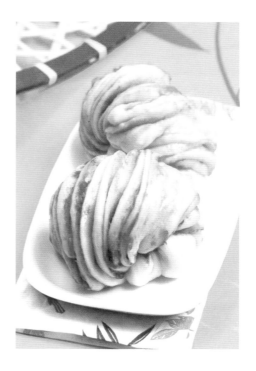

孕中期适当增加运动量，积蓄分娩孕力

合理运动可以减少脂肪堆积，助力健康孕育

孕中期是妊娠第二阶段，医学鉴定为 13～28 周，而孕中期运动则建议从孕 16 周开始。这一时期孕妈妈的身体和心理精神状态逐渐稳定，激素分泌水平也趋于平稳，身心相对舒适，胎宝宝发育良好且进入快速生长期。这个时期是整个孕期锻炼的关键阶段，此时流产概率降低，胎宝宝不是很大，孕妈妈身体尚未笨重，早孕反应已经得到改善或消失，所以该阶段运动以"强"为主，可适度增加运动量。这个阶段的运动练习可以提高孕妈妈精神状态，改善睡眠质量，强化肌肉和增加肌肉耐力，预防妊娠纹，帮助腺体分泌，促进血液循环，预防静脉曲张和水肿，促进胎儿大脑发育，控制孕妇和胎儿体重，还可以很好地预防及改善孕晚期各种不适症。

○ 运动指南

1. 在身体许可的情况下加大运动量，增强体能，同时也要学会适当放松，劳逸结合。

2. 每周锻炼 3～4 次，循序渐进，除了正常的散步外，可以根据自身的体能和习惯进行有规律的练习，像慢跑、跳舞、游泳、韵律操、瑜伽、普拉提等都是很好的锻炼方式。瑜伽中的力量体式练习和普拉提的器械练习都可以很好地增强心肺功能。

3. 虽然此时的运动强度较大，但安全仍然是第一准则，热身、运动过程监测心率、观察体温以及运动结束时的放松都是必不可少的。孕妈妈自己做运动时一定要掌握好度和量，不要勉强自己，有条件的建议在专业老师指导下练习。

4. 即便在孕中期，也并非所有的孕妇都适合运动。如果孕妈妈有心脏病或泌尿系统疾病、妊娠高血压等明确的禁忌证，不适于开展运动练习。

五点提臀：端正子宫

怀孕期间，由于日常活动及胎宝宝发育的缘故，孕妈妈的子宫会有一个不断适应的过程，孕妈妈可以通过运动给胎宝宝一个更舒适的环境。

该运动可以锻炼腰部、腹部和骨盆的力量，扩展胸部，增加肺活量。

1 身体仰卧屈膝，双腿分开，与髋部同宽，双手自然平放在身体两侧。从臀尾开始慢慢用力抬起臀部，高度呈逐渐提升状态。

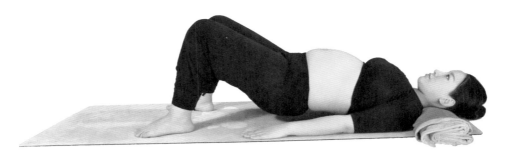

2 将臀部抬起到最高位置，直至身体只剩双脚、双肩、头颈、双臂着地支撑，保持2~3秒，自然呼吸。然后慢慢回落至原位。

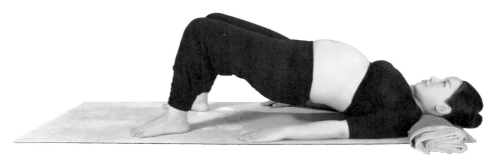

3 重复此套动作5~8次。每天可视情况做2~3次。

○ 端正子宫的其他运动方式

孕妈妈躺着休息时，可以在腰下和臀部多放几个靠垫，并保持膝盖弯曲状态，坚持5~10分钟即可。

孕妈妈也可以取一个舒适的坐姿，双手分别支撑在身后（或是直接用瑜伽球做支撑），然后做身体后仰动作。

伸腿侧弯腰运动：缓解背部强直感，稳固核心力量

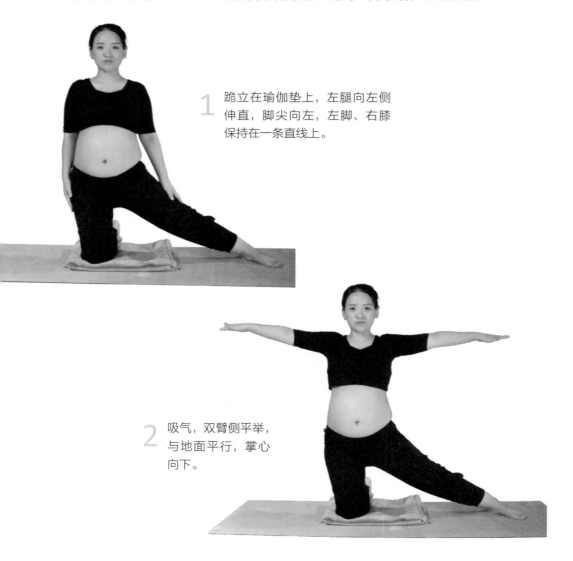

1 跪立在瑜伽垫上，左腿向左侧伸直，脚尖向左，左脚、右膝保持在一条直线上。

2 吸气，双臂侧平举，与地面平行，掌心向下。

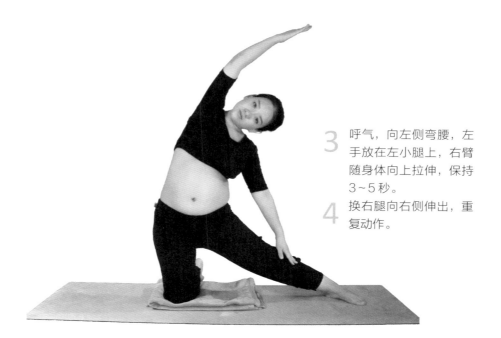

3 呼气，向左侧弯腰，左手放在左小腿上，右臂随身体向上拉伸，保持3~5秒。

4 换右腿向右侧伸出，重复动作。

可以双手高举过头顶，掌心相对，做左右侧弯的动作。

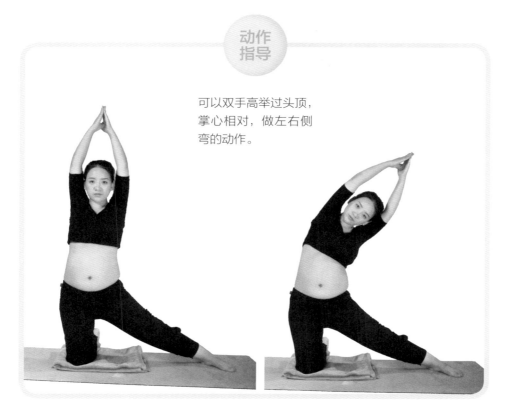

手臂上抬伸展：强健肩部肌肉，舒展脊椎

妊娠时因为孕激素的影响，关节韧带松弛，子宫增大，压迫盆腔组织与神经，同时由于腹部增大，身体的重心向后移。孕妈妈为了适应身体的平衡，腰向前突，久而久之容易出现颈椎、肩胛处疼痛或僵硬等不适。这组动作有助于拉伸颈部，舒展脊椎，还可以促进手臂血液循环，改善手臂水肿，纤细手臂。

○ 第1组

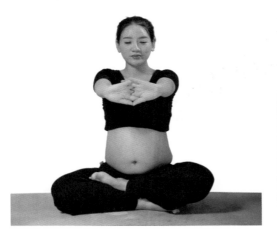

动作指导

手臂向前伸展时肩部下沉，体会肩膀远离耳朵。手臂向头顶伸展时，手臂向耳后靠拢，尽量保持手臂伸直。

1 取坐姿，双手在体前十指交叉，手掌外翻，手臂向前伸展与肩同高。注意感受胸腔扩展、上提，肩胛骨向下沉。

2 吸气，手臂向头顶伸展，掌心朝向屋顶，拉伸躯干，保持3个呼吸，然后呼气，放松还原。

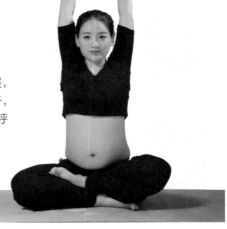

○ 第2组

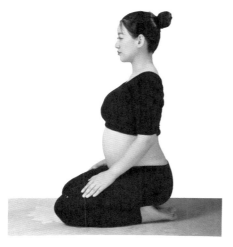

动作
指导

孕妈妈做这组动作时，也可屈臂向后上举，双手分别扶住左右肘部做这套动作。

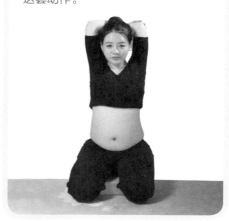

1 孕妈妈取跪坐姿，挺直上身，两腿略分开，双腿中间夹一个瑜伽枕（或枕头），感觉更舒适，并可减轻小腿的压力。

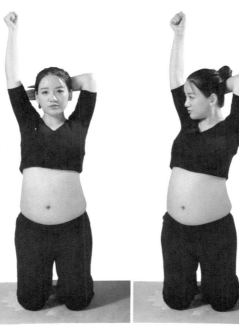

2 直立起身，向上伸直右臂，左臂从头后伸过去，用左手握住右臂，同时头用力后仰以增加手臂压力。

3 上半身和头部向右转，保持2~3秒，回到原位，再向左转，回到原位。休息3~5秒后，重复上述动作5~8次。

体会神奇胎动的幸福

胎动可反映胎宝宝的健康状况

　　如果胎宝宝的胎动有节奏、有规律，且变化不大，就说明胎儿的发育是正常的。胎动正常，表明胎盘的功能良好，输送给胎儿的氧气充足，胎儿在子宫内发育健全。如果胎宝宝胎动频率减少或者胎动停止，可能是在子宫内有慢性窘迫的情况，比如缺氧，应让医生做紧急处理。在以下情形下更要小心处理：12 小时无胎动，或者一天胎动少于 10 次，或与前一天相比胎动减少一半以上。胎动次数是变化着的，孕妈妈的运动、姿势、情绪以及强声、强光和触摸腹部等，都会影响胎动。

不同孕期的胎动变化

月份	胎动情况	孕妈妈的感觉	位置	胎动描述
孕 5 月	小，动作不激烈	细微动作，不明显	肚脐下方	像鱼在游泳，或是咕噜咕噜吐泡泡
孕 6 月	大，动作激烈	非常明显	靠近脐部，向两侧扩大	此时胎宝宝能在羊水中自由活动，感觉像在伸拳、踢腿、翻滚
孕 7 月	大，动作激烈	很明显，还可以看出胎动	靠近胃部，向两侧扩大	子宫空间大，胎宝宝活动强度大，动的时候可以看到肚皮一鼓一鼓的
孕 8 月	大，动作激烈	疼痛	靠近胸部	这是胎动最敏感、最强烈的时期，有时会让孕妈妈有微微痛感
孕 9 月	大，动作激烈	明显	遍布整个腹部	手脚的活动增多，有时手或脚运动会使孕妈妈肚皮突然凸出来
孕 10 月	小，动作不太激烈	明显	遍布整个腹部	胎宝宝几乎撑满整个子宫，宫内活动空间变小，胎动减少

孕晚期
胎宝宝出生前的营养储存，晚期营养支持这样做

熟记饮食三部曲，长胎不长肉

　　孕晚期是胎宝宝生长的最后冲刺阶段，在保证胎宝宝生长发育的同时又不能让胎宝宝长得太胖，以免胎儿太大影响分娩的顺利进行。孕妈妈还要储备胎宝宝出生所需的营养以及自身分娩要消耗的能量，因此这个阶段的饮食，平衡最重要。孕妈妈可以少食多餐，增加每天进餐的次数，增加副食的种类，这样既能保证各种营养素均衡摄入，又能满足能量的需要。

○ 选营养密度高的食物

　　营养密度是指单位能量的食物所含某种营养素的浓度，也就是说一口咬下去，能获得更多有益成分的，就是营养密度高的食物；相反，一口咬下去，吃到的是较高的能量、较多的油脂，就是营养密度低的。

- 高糖、高添加剂食物：方便面、起酥面包、蛋黄派、油条等。
- 高盐食物：咸菜、榨菜、腐乳等。
- 高脂肪食物：肥肉、猪皮、猪油、奶油、棕榈油、鱼子等，以及炸鸡翅、炸薯条、油条等油炸食物。
- 饮料：碳酸饮料、高糖饮料。

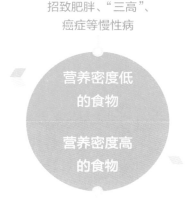

招致肥胖、"三高"、癌症等慢性病

营养密度低的食物

营养密度高的食物

增强人抵御疾病的能力

- 新鲜蔬菜
- 新鲜水果
- 粗粮
- 鱼虾类
- 瘦肉、去皮禽肉
- 奶及奶制品
- 大豆及豆制品

○ 把分量变小点，让种类变多些

孕妈妈的饮食要多样化，就是在总能量不变的情况下，食物的种类越多越好，这样不会导致能量超标，又能从多种食物中摄取全面营养，有利于胎宝宝的生长发育。

○ 巧搭配、常换样

不同的食物营养各有特点，吃得多种多样才能得到全面的营养，这也是平衡膳食的基本要求。也就是说，食材要巧搭配、常换样。一天下来，要尽量达到荤素搭配、多种颜色搭配、粗细搭配。

再好的食物也不能总吃一种。比如，去皮鸡肉虽富含优质蛋白质、脂肪含量低、能量低，但是铁元素含量相对其他肉类不高，所以要和牛羊肉、猪瘦肉等交替来吃。再比如，菠菜属于高膳食纤维、高叶绿素食物，也不能天天都吃，要搭配其他蔬菜，如芹菜、白菜、白萝卜、油菜、芦笋等。

微量营养素，为胎儿健康夯实基础

○ 越临近分娩就越要多补铁

整个孕期都需要注意铁的补充，临近生产的时候更不能忽视，宝宝的发育需要铁，而分娩时会流失血液，同样需要补铁。

含铁食物以富含血红素铁的猪瘦肉、牛瘦肉、猪肝、猪血等为好；此外，植物性食物中的木耳、芹菜、菠菜等也富含非血红素铁，搭配富含维生素 C 的食物一同摄入，可以提高铁的吸收率。

○ 补充富含维生素 K 的食物，有助于减少生产时出血

维生素 K 是脂溶性维生素，其主要作用是参与凝血因子的形成，有凝血和防止出血的作用，还参与胎宝宝骨骼和肾脏组织的形成。孕妈妈如果体内缺乏维生素 K，会导致血液中凝血酶减少，容易引起凝血障碍，发生出血症，因此孕晚期要重点补充维生素 K，以避免生产时大出血。含维生素 K 丰富的食物有菜花、菠菜、莴笋、动物肝脏等。

○ 储存充足的维生素 B₁

从孕 8 月开始，孕妈妈可适当多吃些富含维生素 B₁ 的食物。如果体内维生素 B₁ 不足，容易引起孕妈妈呕吐、倦怠、体乏，还可能会影响分娩时子宫的收缩，使产程延长，导致分娩困难。

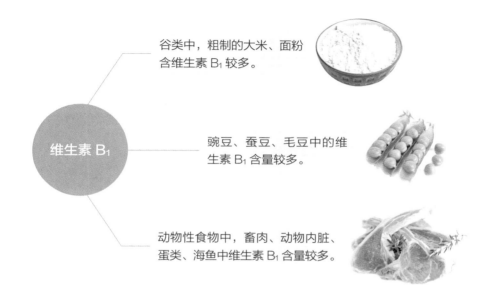

谷类中，粗制的大米、面粉含维生素 B₁ 较多。

维生素 B₁

豌豆、蚕豆、毛豆中的维生素 B₁ 含量较多。

动物性食物中，畜肉、动物内脏、蛋类、海鱼中维生素 B₁ 含量较多。

○ 增加多不饱和脂肪酸，尤其是 DHA 的摄入

孕晚期是胎宝宝大脑发育的高峰，脑细胞增殖分化迅速，需要更多的营养，视网膜也开始发育，因此摄入不饱和脂肪酸尤其是 DHA 非常重要。

鱼、虾、坚果等中的 DHA 含量较丰富，一般每周进食 2~3 种水产品，同时烹调用油可适当选用亚麻子油、核桃油等 α - 亚麻酸丰富的植物油。

○ 补充铜，为胎儿神经发育最后冲刺助力

铜元素是无法在人体内储存的，所以必须每天摄取。如果摄入不足，就会影响胎宝宝的正常发育。孕晚期如果缺铜，则会使胎膜的弹性降低，容易造成胎膜早破而早产。补充铜元素的最好办法是食补，含铜丰富的食物有口蘑、海米、榛子、松子、花生、芝麻酱、核桃、猪肝、大豆及豆制品等，孕妈妈可选择食用。

○ 补充维生素 C 和锌，降低分娩危险

维生素 C 有助于羊膜功能的稳定，在怀孕前和怀孕期间未能摄入足够维生素 C 的孕妈妈容易发生羊膜早破。因此，孕妈妈在妊娠期间补充充足的维生素 C 可以降低分娩风险，如猕猴桃、橙子、西蓝花、油菜等富含维生素 C 的食物可以适当多吃。

锌元素能增强子宫有关酶的活性，促进子宫收缩，使胎宝宝顺利娩出。孕晚期，孕妈妈需要多吃富含锌的食物，如牡蛎、牛瘦肉、猪肾、海鱼、蛤蜊、核桃、花生、黑芝麻等。

孕晚期一日营养餐谱推荐

一日营养餐谱推荐	
早餐	蛋羹（鸡蛋 1 个） 蔬菜汤面（小白菜 50 克，面粉 50 克） 燕麦粥（燕麦片 50 克，鸡蛋 1 个）
加餐	饼干（25 克），苹果（200 克）
午餐	菠菜紫菜蛋（菠菜 20 克，紫菜 5 克，鸡蛋 10 克） 二米饭（小米 35 克，大米 75 克） 红烧鱼（鲤鱼 100 克，花生油 5 克） 白菜虾仁炒粉丝（白菜 200 克，粉丝 50 克，虾仁 30 克，花生油 3 克）
加餐	核桃 2 个（25 克）
晚餐	鸡丁黄瓜口蘑（口蘑 25 克，鸡胸肉 100 克，橄榄油 5 克，黄瓜 50 克） 番茄茄丝（番茄 100 克，茄子 50 克，花生油 5 克） 杂粮饭（大米 75 克，高粱米 37 克） 金针菇炒牛肉（牛肉 100 克，金针菇 150 克，菜籽油 5 克）
夜宵	酸奶（200 克）

○ 营养师评估营养

这份食谱的总能量是 2195.4 千卡。蛋白质 103.4 克，脂肪 67.5 克，碳水化合物 299.7 克。能量和三大营养物质满足一位身高 160~165 厘米，孕晚期体重 55~65 千克的孕妈妈的营养需求。

营养支持：孕晚期如何应对各种不适

到了最后三个月，胎儿生长发育会非常迅速，肚子一天比一天大，体重也开始疯长，这时候就不能再放开吃了，否则胎儿体重和孕妈妈体重不受控制，容易造成巨大儿。从第 8 个月到生，每周的体重应增加大约 500 克，最好不要超过500 克。

到了孕晚期，巨大的子宫不断挤压消化道，各种不舒服接踵而至，消化能力下降，吃点儿就饱，又容易泛酸、便秘、失眠。这时期多吃易消化、促排便、助眠的食物对解决这些困扰会大有帮助。

❧ 马大夫告诉你 ❧

增加膳食纤维的摄入，预防便秘

孕晚期，胎儿体重增加快，子宫扩充也快，会给孕妈妈带来负担，引发便秘，便秘又可能引发痔疮，因此要增加膳食纤维的摄入，以促进肠胃蠕动。全谷物、蔬菜和水果中膳食纤维的含量较高，要适当摄入。

白菜虾仁炒粉丝

材料 白菜 200 克，粉丝 50 克，虾仁 30 克。

调料 生抽、盐、白糖少许、葱末、姜末、蒜末各 5 克。

做法

1 粉丝放入温水中浸泡至软，从中间剪一刀；白菜洗净后切丝；虾仁浸泡至软，捞出。

2 锅中油微热时，放入葱末、姜末、蒜末，中小火煸出香气后，放入泡好的虾仁炒 1 分钟，放入白菜丝炒软，放入粉丝，倒入生抽、盐、白糖炒匀即可。

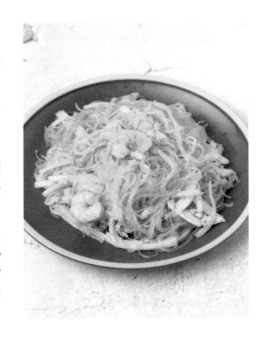

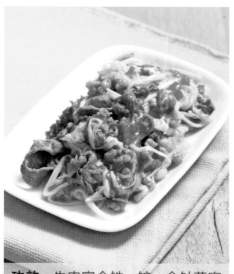

功效 牛肉富含铁、锌，金针菇富含膳食纤维和 B 族维生素，搭配食用有助于补血、促便。

金针菇炒牛肉

材料 牛肉 400 克，金针菇 150 克，红尖椒碎 15 克。

调料 高汤 50 克，水淀粉 20 克，淀粉 8 克，盐 5 克。

做法

1 牛肉洗净，切薄片，用淀粉、盐拌匀；金针菇去根，洗净。

2 锅内倒油烧热，爆香红尖椒碎，加入高汤、牛肉片和金针菇，炒至将熟，调入盐，再用水淀粉勾芡即可。

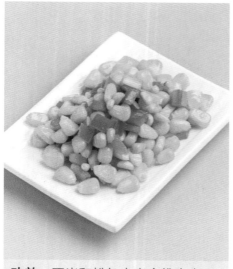

功效 玉米和松仁中富含维生素 E、B 族维生素、蛋白质，孕妈妈常食有助于消除疲劳、恢复体能和脑力。

松仁玉米

材料 嫩玉米粒 200 克，黄瓜 50 克，去皮松仁 30 克。

调料 盐 2 克，白糖 5 克，水淀粉 10 克。

做法

1 玉米粒洗净，焯水，捞出；松仁炸香，捞出；黄瓜洗净，切丁。

2 油锅烧热，放玉米、黄瓜丁炒熟，加盐、白糖，用水淀粉勾芡，加松仁即可。

孕晚期动一动，
增体力、促顺产

缓慢的运动有助于之后的分娩

孕晚期是妊娠第三阶段，医学鉴定是从 29~40 周。这一阶段尤其是临近预产期的孕妈妈，身体重心逐渐前移，行动愈加不便，不断增大的子宫使腹直肌分离、核心力量减弱而造成腰背部肌肉紧张、压力增大、骨盆前倾明显。这一时期的运动突出一个"缓"字，以较缓的散步为主，频率过快或时间过长都不好，以孕妈妈是否感觉疲劳为判断标准。临近预产期，胎宝宝胎动频繁，孕妈妈要随时做好宝宝与自己见面的准备。为了迎接宝宝的到来，孕妈妈的身体要健康，情绪更要平稳，通过练习呼吸和冥想，可以帮助孕妈妈由内而外都充满信心和力量。

○ 运动指南

1. 避免以仰卧姿势为主的练习，不宜从事过重的劳动和下蹲活动，应选择一些舒缓的运动。孕晚期孕妈妈子宫增大，如长时间采取仰卧位，增大的子宫会压迫下腔静脉致血液回流受阻，回心血量减少，从而引起血压下降、心搏出量随之减少，可能会出现休克等情形。

2. 这一阶段是为顺产蓄积体力的关键阶段，但要根据身体状况适当减少运动量，运动时一定要注意安全，不能过于疲劳，以免活动不当引发早产。

3. 选择轻缓的伸展练习，能有效缓解腰背酸痛，增强肌肉张力，灵活髋关节，为顺产做好准备。

4. 这段时间也是孕妈妈最疲惫的阶段，每周 2~3 次、每次 15~20 分钟的运动就很理想了。如果孕妈妈在孕中期就有很好的运动规律，此时频率缓慢下降，以感觉不吃力为活动原则，可选择比较简单的类型，如瑜伽呼吸、分娩球的练习。

分娩前的热身操，有助于顺产

很多孕妈妈对分娩既充满期待又有很多顾虑，期待看到宝宝，又害怕分娩过程中的疼痛。提前来学习一下分娩操，缓解一下紧张的身心，有助于顺利分娩。

○ 分娩前热身

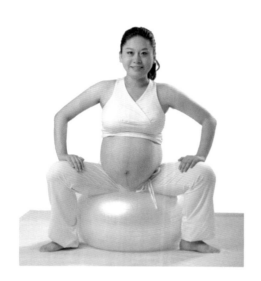

转球蹲功

1　坐在球上，小腿垂直地面，大腿与地面平行；将骨盆内侧打开，尾骨内收，轻轻浮坐在球上。

2　深吸气，吐气时以顺时针方向转动骨盆，自然呼吸，转动 5～10 次后换逆时针旋转。做 5 组。

推球大步走

1　吸气，弓步，双手举球，向上伸展。

2　呼气，挺胸，双手放球下落在大腿上。连续做 5 次，一共做 3 组。有助于打开骨盆，减少盆底肌下坠感。

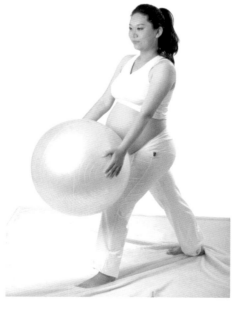

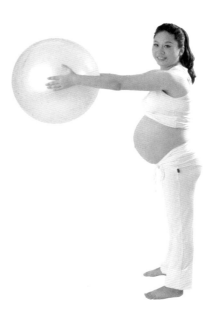

宫颈口开 0～3 厘米时

1 两脚分开，比肩略宽，舌尖轻卷深吸气，手托球带动胸腔下段至锁骨上段上升。

2 用鼻子长呼气，配合抱球下落速度。

3 做 5 组，吸气 5 秒，呼气 5 秒。

宫颈口开 3～8 厘米时

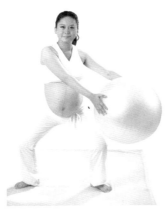
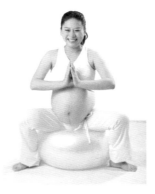
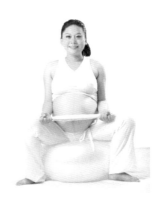

"0～5 秒" 呼吸节奏

1 微蹲，经常练习的孕妈妈可以下蹲多些。

2 吸气，向上举起球，张开嘴哈气，同时，向一侧伸展，向下划弧形，延长哈气 5 秒，继续向下。

3 用鼻子深吸气 5 秒，身体在对侧抱球举起向上伸展，顺时针做 5 圈后再逆时针做 5 圈。

"0～4 秒" 呼吸节奏

1 浮坐在球上。吸气 4 秒，双手合十在胸前，哈气 4 秒，手掌推开。

2 哈气时气量增大，在 4 秒内将气吐完，做 5 次。

"0～3 秒" 呼吸节奏

1 沉坐在球上，臀部收紧。

2 准备一根带子，手握带子，屈肘向后。吸气 3 秒，向上伸展带子。

3 用嘴哈气 3 秒，稍微用力拉回带子，做 5 次。

准爸孕妈一起动缓解孕妈妈产前焦虑

准爸爸和孕妈妈一起运动，能让孕妈妈感受到重视与疼爱，孕妈妈心情好，更有利于顺产。同时，胎宝宝也能感受到愉快的心情，有助于培养胎宝宝的快乐性格。

○ 双臂共舞

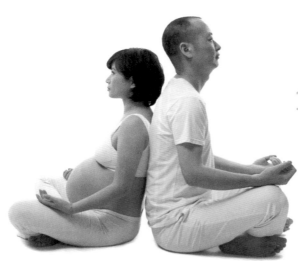

1 准爸爸和孕妈妈背靠背盘腿坐，双手放在膝盖上，做深呼吸。

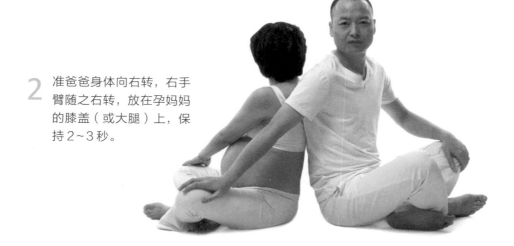

2 准爸爸身体向右转，右手臂随之右转，放在孕妈妈的膝盖（或大腿）上，保持2~3秒。

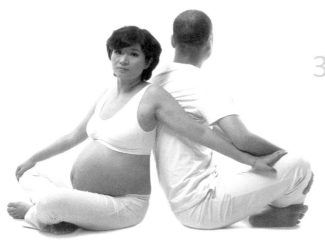

3 然后恢复坐姿，转向
另一侧，孕妈妈重复
准爸爸的动作。两个
方向交替重复5~10
次即可。

4 两人伸展双臂成一条直线，
一侧随掌心朝下向地面压去，
另一侧上举，保持2~3秒。
然后换方向做，交替重复
5~10次即可。

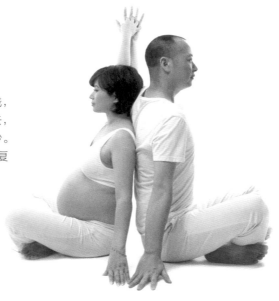

🍃 马大夫告诉你 🍃

帮孕妈妈助眠的小窍门

孕妈妈到孕晚期容易出现睡眠不好的情况，运动就是很好的助眠方法。另外，可以选择一些助眠的食物，比如睡前喝杯热牛奶，或者吃点南瓜子、腰果等含有色氨酸的食物，能稳定神经。同时注意放松心情，睡前听音乐、温水泡脚都有助眠的作用。如果失眠已严重影响生活，一定要及时就医。

○ **幸福拉手操**

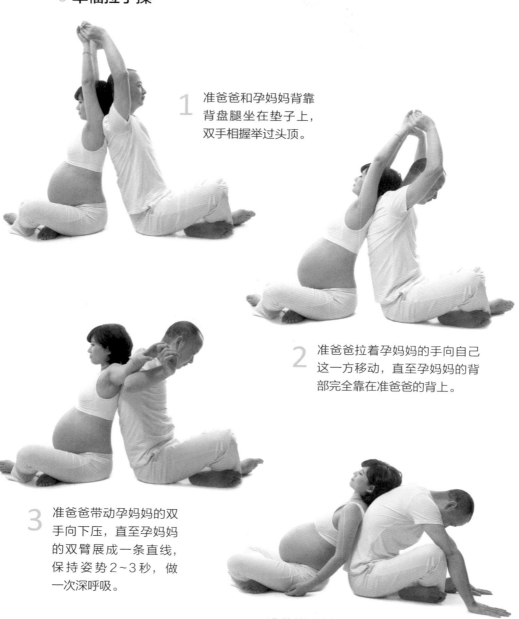

1 准爸爸和孕妈妈背靠背盘腿坐在垫子上，双手相握举过头顶。

2 准爸爸拉着孕妈妈的手向自己这一方移动，直至孕妈妈的背部完全靠在准爸爸的背上。

3 准爸爸带动孕妈妈的双手向下压，直至孕妈妈的双臂展成一条直线，保持姿势2~3秒，做一次深呼吸。

4 准爸爸继续慢慢向下压，直至双手放在垫子上，这时孕妈妈完全放松地靠在准爸爸的背上。重复动作5~10次即可。

宝宝将到，3 种体位加速产程、减轻分娩之痛

分娩体位与产程

胎儿要从妈妈体内娩出，必须在子宫收缩作用下一点一点地通过骨产道和软产道，所以分娩过程需要一定的时间，这也是一个自然的生理过程，大多数胎儿都会顺利娩出。

骨产道是一个 10 厘米左右、近似阔口漏斗状的管道，存在三个形状不一样的平面，因此，胎儿必须通过一系列的转动来适应产妈产道的形态。而胎儿完成这些转动，完全是由产妈的宫缩力和产道阻力共同作用下帮助其完成的。因此待产时，产妈可以通过变换体位帮助胎儿旋转来加速产程，还能减轻产痛。

加速产程的体位

○ 站姿：趴在床上

站姿可以利用地心引力使胎儿的头部下降到盆腔内，还能促进孕妈妈体内分泌更多的内啡肽物质，能减轻疼痛，促进宫缩，缩短产程。

待产期间多走动： 有些孕妈妈宫缩时可能会觉得走走更轻松，家人可以扶着孕妈妈的手，给她依靠。当宫缩开始时，孕妈妈可以面对陪产者，用双手抱住陪产者的脖子，将头放在陪产者的肩膀上，支撑起身体，然后摆动臀部。也可以背靠在陪产者身上，让他用双手抱住自己的腹部，同时也可以摆动臀部。

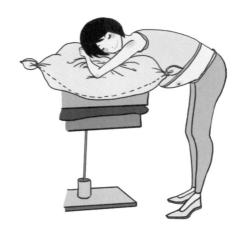

○ 跪姿：趴在分娩球上

跪姿是指孕妈妈将手放在床上、椅子上或分娩球上，两腿分开，能促进胎头的下降和转动。

跪姿上下左右摇摆骨盆： 孕妈妈可以用双手和双膝支撑身体，让头和躯干保持在同一水平线上，保持 5 秒后，轻轻上下左右摇摆臀部，放松腹部和背部，身体后移，坐在足跟部休息。

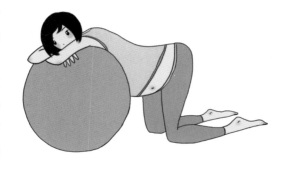

这个动作能加强腰部肌肉，还能减轻顺产时背部疼痛。孕妈妈也可以坐在分娩球上，前后左右旋转臀部，或者上下颠球，既能促使胎头下降，还能减轻阵痛带来的不适。

在做分娩跪姿运动的同时，要注意姿势的转换，合理调整呼吸，科学用力，配合并接受助产士的帮助，注意安全。

○ 坐姿：坐在椅子上或分娩球上

坐姿是指孕妈妈坐在椅子上或分娩球上，利用重力作用促进胎头进入盆腔。如果坐在分娩球上，可以借助球的弹性上下颠球，这种运动可加速产程。

盘腿坐： 孕妈妈坐在椅子上，腰背部挺直，两脚掌合上，尽量向会阴部拉近，保持足跟靠近臀部，缓慢放低两膝或用双手向下按压膝盖，可以拉伸骨盆和大腿的肌肉，改善分娩的体位，增强骨盆的柔韧性。

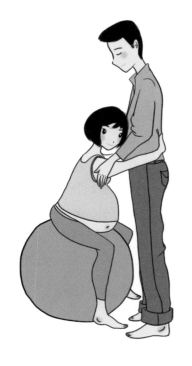

如果孕妈妈感觉这个动作较难，可以靠着墙支撑后背，尽量保持后背挺直。

提前准备
分娩所需用品

入院时需要携带的物品

①门诊卡（有的医院是需要的，如果有就带上）。②围产卡或病历、历次产检报告单（有的医院要求存放在医院统一保管）。③夫妻身份证复印件。④现金500元，以备急用。⑤银联卡一张，里面要存8000～10000元，住院需要押金。⑥纸、笔、带秒表的手表，用来记录宫缩时间、强度。

住院时宝宝需要的物品

①和尚衣1～2件。②包被1条。③柔湿巾1包。④喂奶巾3条。⑤一次性纸尿布（片）2包。⑥宝宝的盆、毛巾。

可以提前打听医院是否统一购买宝宝的物品，如需统一购买，则不用准备。

住院时新妈妈需要的物品

准备时，最好能向在同一家医院分娩的新妈妈打听，列出清单，方便整理。

用的：①产妇专用卫生巾，大、中码各1包。②抽取式面巾纸2包，抽取式湿纸巾1包。③毛巾、软毛牙刷、按摩梳子、自己的盆。④带后帮的拖鞋1双。⑤纱布手帕5～10条。⑥杯子、吸奶器、吸管。⑦一次性马桶垫若干，防止产褥期抵抗力过低引起感染。⑧护肤品。⑨收腹带、乳头保护罩，一次性防溢乳垫1～2包。

吃的：①巧克力。②果汁。③红牛饮料。

穿的：①哺乳衣、哺乳文胸各2件。②前面开口的棉质衣服2套。③产褥裤2条。④棉袜2双。

生命
初期
10〇〇天

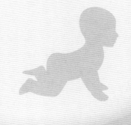

婴儿期

365 天积淀，稳固编译成长密码

一看就懂的婴儿健康生长发育

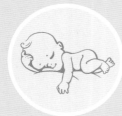

天使降生

"哇"的一声，宝宝终于降生了，宝宝出生后即为一个独立的个体，面临一个不同于胎内的生活环境，新生儿各生理器官要适应新的生活环境。

第1个月

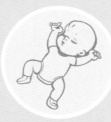

表情逐渐丰富

这个阶段宝宝表情逐渐丰富，体重比一个月之前明显增加了，个子也长高了不少。总想自己活动手脚，直立抱着宝宝，能抬头了。

第2个月

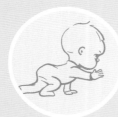

开始爬行

宝宝的模仿能力有所加强，能明白大人的一些话。能准确地用手抓住物体，会寻找自己手里掉下的物品。自己能坐着了，会用四肢爬行。

第8个月

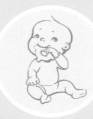

更黏妈妈了

这个时期的宝宝，身体发育开始趋于平缓。体重增长受营养、护理方式、疾病等因素的影响。这时宝宝更喜欢和妈妈黏在一起，不愿意分开。

第7个月

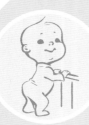

会扶站了

会模仿大人咳嗽，对重复的事感觉厌烦，会用食指指方向和东西，能用大拇指和食指捡起小东西，能在胸前拍手或两手各拿着物品相互击打，会扶着物品站立了。

第9个月

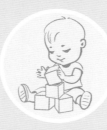

模仿能力迅速发展

这个阶段的宝宝喜欢到处爬，摸索新的东西，能较长时间摆弄一件玩具，并自己观察。四肢爬行灵活，能攀扶东西站起来，一只手可以同时拿两件东西。

第10个月

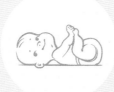

会自己翻身

本月是宝宝体格发育最快的时期，能看清周围物品较细小的部位，觉醒的时间比以前多了。对自己感兴趣的东西可以伸手去抓，最重要的是，宝宝可以翻身了。

第3个月

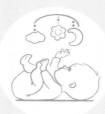

用不同的声音表达自己

宝宝喜欢玩自己的小手，时不时会伸出双手让妈妈抱，看见妈妈的乳房或奶瓶会格外高兴，会用不同的声音表达自己的情绪，能看清4~7米内的东西。

第4个月

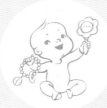

会坐了

宝宝这个月可以模仿大人的动作，手腕会转动，会用手拿玩具，可以自己坐一会儿，能用双臂支撑起上半身，做出要爬的姿势。

第6个月

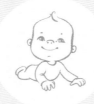

开始怕生

宝宝喜欢依赖爸爸和妈妈，对陌生的环境会表现出害怕和生气，能区分生气与友善的声音。宝宝能将两次翻身连起来，完成180度翻身。

第5个月

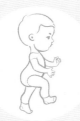
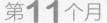

开始站立和扶走

会弯腰和爬楼梯，能连续性地使用双手。可以独自站立，站立时可以转体90度，能由蹲姿转成站姿。

第11个月

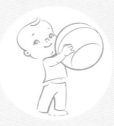

平衡能力增强

这个时期的宝宝喜欢拍打发出声音的玩具，平衡能力增强，扭过身去抓背后的东西身体不摇晃，少数宝宝已经学会走路了。

第12个月

婴儿喂养关系一生健康，不容忽视

给宝宝喂奶，不用担心乳房下垂，乳房在此期间会变大，但配合适量运动（如健胸操等）和恰当的按摩，胸形会恢复如初；而宝宝的吸吮会促使妈妈体内产生大量激素，增强子宫收缩，促进恶露排出，有利于子宫恢复，降低乳腺癌和卵巢癌的发病率。

觉得喂奶这事儿怪怪的，因为怕疼、担心乳房变形，就不想给宝宝喂母乳。于是，宝宝第一口吃的是奶粉。

婴儿米粉作为宝宝的第一口辅食更适合。相比肝泥或强化铁营养米粉，蛋黄里的铁含量较少，吸收率低，并不是补铁佳品。而且有些宝宝对鸡蛋过敏，容易引起腹泻等情况。因此，应先加强化铁营养米粉，随后加蔬菜泥、水果泥、肝泥、蛋黄等。

将鸡蛋黄加点温水调成糊状喂给孩子。结果孩子吃完就腹泻了，医生说是过敏了。

动物肝脏是补铁的好食材，只要选择经过市场检疫的肝类食品，就是安全的。如果随意放弃食物补铁，是得不偿失的。孩子从日常饮食中补充铁、钙等，比单纯靠补充剂补充更好。

听说市场上售卖的猪肝、鸡肝有毒，宝宝吃了不好，就一直没有给做含有猪肝、鸡肝的辅食。可能是因为很少补充这类食物，宝宝有点轻度贫血。

重视母乳喂养，
适时添加辅食

母乳可在婴儿肠道
形成一生的微生物印记

最新研究表明，母乳中含有数以百万计的微生物（包括细菌、真菌），这些微生物保护婴儿免受疾病和成长过程中的急性感染，包括哮喘、I型糖尿病、肥胖、耳部感染、脑膜炎、尿路感染，因此婴儿的肠道需要合适的菌群定植来帮助建立免疫系统。

微生物由母体转移给婴儿，形成母爱保护伞

在分娩前，细菌已经开始从母亲转移到子宫内的胎儿；出生后，每天有数百万的微生物通过母乳转移到婴儿肠道。这个转移很重要，因为这些细菌在婴儿的肠道中发挥着重要作用：

减少感染的发生率和严重程度 通过增加黏液分泌改善肠道屏障功能 训练免疫系统，区分好菌和坏菌

消耗能量，决定婴儿脂肪存储量，并分解糖和蛋白质 产生抗炎物质来保持肠道活力

肠道微生物对婴儿健康的意义

由下图可以看出，遗传、产前环境、分娩方式塑造了新生儿出生时的菌群特征，出生后抗生素治疗、饮食和环境曝露等进一步影响菌群发展。而母乳中的微生物在婴儿肠道菌群发展中扮演重要角色。在婴儿出生后，母乳既支持孩子肠道微生物定植，又能促进免疫系统的成熟。母乳喂养和配方奶喂养的新生儿微生物群之间呈现明显差异。传统上认为，人乳是无菌的，但越来越多的证据表明，母

乳中存在多种菌。有研究表明，婴儿肠道中27.7%的细菌来自母乳，10.3%来自乳晕皮肤，可见母乳喂养对婴儿肠道微生物群的潜在影响，以及母婴垂直传播与婴儿的健康结果的关联。

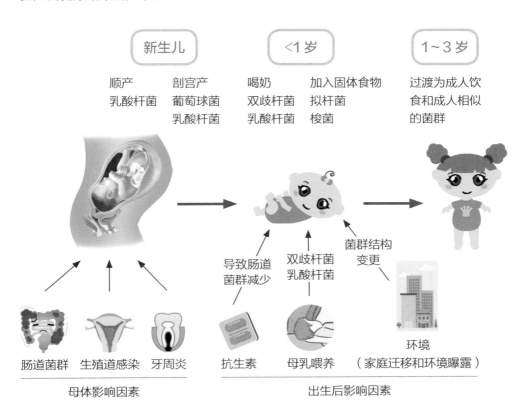

"三岁看老，七岁看大"的科学依据

当菌群通过母乳占领宝宝肠道以后，会有少量兼性厌氧菌如大肠杆菌进入，它们会迅速消耗氧气，使肠道成为厌氧环境。这时候，各类厌氧菌开始进入肠道定植，细菌种类越来越丰富。断奶后，随着固体食物的增加，肠道细菌种类更加丰富，并且基本稳定下来，免疫系统会对这些细菌产生耐受，将其作为身体的一部分接受下来，形成了每个人特有的肠道菌群结构。到大约3岁时，菌群成熟，免疫系统也成熟，人体与菌群进入长期相持平衡的状态，共同维护人体的健康。

母乳中的微生物组成，像指纹一样存在个体特异性

不同的国家饮食习惯不同，如西班牙人食用橄榄油，而芬兰人食用菜籽油，南非人食用向日葵油。饮食上的差异致使母体微生物群不同。而且，母体菌群不仅仅因饮食差异引起，还有以下因素：（1）幸福感（社会压力）；（2）生育年龄；（3）怀孕、产后和哺乳环境；（4）抗生素和益生菌使用情况。

健康干预：帮助孩子营造健康肠道菌群

○ 尽量选择顺产

产妇的产道里会分泌大量糖原，刺激乳酸杆菌的生长。当新生儿从产道经过时，全身会接触有益菌，口腔里自然会带有益菌。因此，坚持顺产可以第一时间帮助孩子得到有益菌。

○ 母乳妈妈饮食要均衡

长期进食高脂肪、高蛋白会导致双歧杆菌、乳酸杆菌等有益菌下降，而肠球菌和肠杆菌等有害菌增加，从而出现肠道菌群紊乱；膳食纤维是肠道益生菌的食物来源，缺乏膳食纤维，宝宝也容易出现肠道菌群失调。

○ 外在环境因素需把控好

如作息、情绪变化、气候温度、区域变化等都会短暂影响母乳内益生菌数量的变化，尤其对于肠胃系统发育不完善的宝宝来说，外界因素对肠道菌群的影响更加明显。如旅行途中的"水土不服"，可以根据孩子的身体反应及实际情况，酌情补充益生菌进行调节。

○ 严格控制抗生素的使用

抗生素会抑制肠道正常菌群生长，导致肠道菌群紊乱，有可能加重病情，正处于生长期的宝宝更要谨慎使用。

《中国居民膳食指南（2016）》：坚持6个月内纯母乳喂养

6月龄内婴儿母乳喂养指南

　　6月龄内婴儿处于1000天机遇窗口期的第二个阶段，营养作为最主要的环境因素对其生长发育和后续的健康产生至关重要的影响。科学的母乳喂养既能提供婴儿充足的能量和营养，又能避免过度喂养，使婴儿获得最佳的、健康的生长速率，为一生的健康奠定基础。因此，在《中国居民膳食指南（2016）》中指出：对6月龄内的婴儿应给予纯母乳喂养。

产后尽早开奶，坚持新生儿第一口食物是母乳。

顺应喂养，建立良好的生活规律。

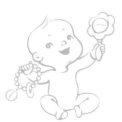

坚持6月龄内纯母乳喂养。

生后数日开始补充维生素D，不用补钙。

监测体格指标，保持健康生长。

婴儿配方奶是不能纯母乳喂养时的无奈选择。

产后尽早开奶，别浪费第一口"液体黄金"

　　初乳富含营养和免疫活性物质，有助于肠道功能发育成熟，并提供免疫保护。母亲分娩后，应尽早开奶，让婴儿开始吸吮乳头，获得初乳并进一步刺激泌乳。婴儿出生后第一口食物应是母乳，有助于预防婴儿过敏，并减轻新生儿黄疸、体重下降和低血糖的发生。此外，让婴儿尽早反复吸吮乳头，是确保纯母乳喂养成功的关键。婴儿出生时，体内具有一定的能量储备，可满足至少3天的代谢需求，开奶过程中不用担心新生儿被饿着，可密切关注婴儿体重。开始的几天，新生儿会出现生理性体重下降，体重下降只要不超过出生体重的 7% 就应坚持纯母乳喂养。愉悦的心情、良好的睡眠、优质的饮食、精神鼓励、乳房按摩等均有助于顺利成功开奶。

○ 新生儿头几天食量很小，别担心会饿着

新生儿出生天数	奶量（毫升）	备注
第 1 天	5 ~ 7	相当于豌豆大小
第 2 天	10 ~ 13	相当于葡萄大小
第 3 天	22 ~ 27	相当于红枣大小
第 4 天	36 ~ 46	相当于乒乓球大小
第 5 天	43 ~ 57	相当于鸡蛋大小

⤳ 马大夫告诉你 ⤶

宝宝自带 3 天干粮，没奶也不用急着喂糖水、奶粉

新生儿是伴着水、脂肪和葡萄糖存储而诞生的，最初几天，少量的初乳完全能满足需求，并不需要额外添加任何饮料和代乳品。如添加，只会给母乳喂养造成不良影响。

喂奶前，如给宝宝喂水、喂糖水或其他代乳品等，宝宝有了满足感，就会减少对母乳的需求，也就不能有力地吸吮乳头，从而减少对乳房的吸吮刺激，使妈妈泌乳减少，导致乳量不足，不利于母乳喂养和宝宝的健康发育。

○ 正确开奶，两侧乳房轮换着喂

开奶时间越早越好，正常新生儿第一次哺乳应在产房开始。当新生儿娩出断脐和擦干羊水后，即可将其放在母亲身边，与母亲皮肤接触，并开始让婴儿分别吸吮双侧乳头各 3 ~ 5 分钟。

勤吸吮（每侧乳头每隔 2 ~ 3 小时吸吮一次），必要时（如婴儿吸吮次数有限、吸吮无力），可以通过吸奶器辅助，增加吸奶次数。

此外，建议母婴同室，使妈妈及早建立泌乳、排乳的反射，这种反射建立越早越有利于下奶，还能加强亲子依恋关系、增加母子感情，也能够提升母亲母乳喂养的信心。

健康干预：舒适喂养姿势，可促进乳汁分泌

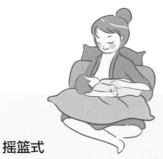

摇篮式

- 优点：是比较舒服且最常用的姿势。
- 适用：适合于大部分的宝宝。
- 姿势：妈妈手臂的肘关节内侧支撑住宝宝的头，使他的腹部紧贴妈妈的身体，再用另一只托着乳房。

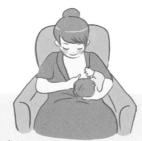

橄榄球式

- 优点：这种喂奶方法可以让妈妈更好地控制婴儿头部的朝向。
- 适用：适合早产儿，或者吮吸能力弱、含乳头有困难的小宝宝。
- 姿势：宝宝放在体侧的胳膊下方，面朝妈妈，鼻子到妈妈的乳头高度，妈妈用手托起宝宝的肩、颈和头部。

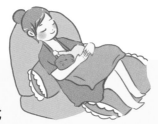

半躺式

- 优点：利于宝宝吸吮，避免妈妈过于劳累。
- 适用：如果妈妈胸部比较大，或乳头内陷、扁平，不利于宝宝吸吮，这种喂奶姿势就再合适不过了。
- 姿势：把宝宝横倚在妈妈的腹部，脸朝向乳房，妈妈和宝宝背后各垫一个枕头；妈妈用手臂托起宝宝的背部，手靠在宝宝后面的枕头上，以便宝宝的嘴巴可以衔住乳头。

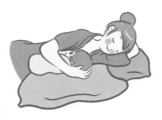

侧卧式

- 优点：侧卧是最舒适的姿势，可以让妈妈在孩子吃奶时得以休息。
- 适用：适合大部分宝宝。对于剖宫产妈妈，这种喂奶方式也可以避免压迫伤口，减少疼痛。
- 姿势：妈妈躺着，宝宝的腹部贴着妈妈的腹部进行喂哺。

小 贴 士

如果奶量很多，妈妈可以在喂奶时用食指和中指按压乳房，减缓乳汁流速，避免宝宝呛咳。

PART 1 重视母乳喂养，适时添加辅食

开奶神器——宝宝的小嘴，吸一吸

宝宝的吸吮刺激使妈妈的脑垂体后叶释放大量催产素，催产素随血液到达乳房，刺激乳汁喷射。每次婴儿吸吮乳头时，信号经大脑转达到脑垂体。婴儿开始吸吮 30~90 秒后，乳腺管压力增高，使得乳汁溢出。

判断宝宝有效吸吮和无效吸吮的方法

宝宝开始吃奶后，如果进行有效吸吮，就能吃饱；如果是无效吸吮，就吃不饱，不利于身体发育，还会导致妈妈出现涨奶。

有效吸吮：①嘴张大，口唇外翻，含住乳头和大部分乳晕；②吸吮慢而深，有停顿；③吸吮时能听到吞咽声；④吃饱后嘴松开乳房，有满足感；⑤妈妈有泌乳反射指征。

无效吸吮：①吸吮快而浅；②吸吮时面颊内陷，基本无吞咽声；③易把宝宝和乳房分开；④妈妈无泌乳反射指征。

判断泌乳量是否充足的方法

1 婴儿每天能够得到 8~12 次较为满足的母乳喂养。

2 哺喂时，婴儿有节律地吸吮，并可听见明显的吞咽声。

3 婴儿出生后最初 2 天，每天排尿 1~2 次。从出生后第 3 天开始，每 24 小时排尿应达到 6~8 次。

4 如果有粉红色尿酸盐结晶的尿，应在生后第 3 天消失。

5 出生后每 24 小时排便 3~4 次，每次大便应多于一大汤匙。出生第 3 天后，每天可排软黄便 4~10 次。

健康干预：促进泌乳、消除乳房硬结按摩法

○ 按摩乳房

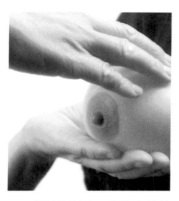

1　螺旋形按摩：从乳房的基底部开始向乳头方向，以螺旋状按摩整个乳房。

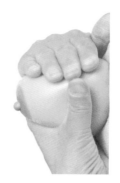

2　环形按摩：用双手的手掌托住乳房的上下方，由基底部向乳头方向做环形按摩。

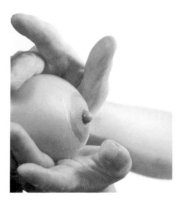

3　掌压式按摩：双手张开置于乳房两侧，手掌掌根、鱼际用力，由乳房向乳头方向挤压。

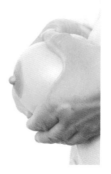

4　挤压按摩：双手拇指放在乳房上，四指在乳房两侧，然后由基底部向乳头方向挤压。

○ 按摩乳头

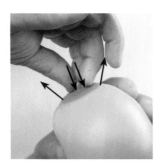

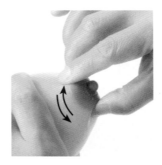

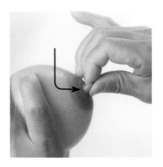

1 纵向按摩乳头：用拇指、食指、中指的指腹顺乳腺管走向来回按摩，可通畅乳腺管。

2 旋转按摩乳头：用手指垂直夹起乳头，一边压迫着尽量让手指收紧，一边变化位置。需要注意，乳晕部的乳窦比较硬，按摩的时间要稍微长一点，才能使乳晕、乳窦变得柔软。

3 牵拉按摩乳头：用拇指、食指、中指从乳晕部分向乳头方向挤压，挤压时可把按摩的三指想象成宝宝的小嘴巴，能刺激并加强泌乳反射。

○ 按摩乳腺

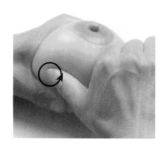

环形按揉乳腺管，仔细地把乳腺管内的乳汁全部排出来。

🌿 马大夫告诉你 🌿

按摩要注意这4点

1. 催乳按摩时，为了防止损伤皮肤，最好先用香油或润肤乳润滑手和乳房。

2. 用双手全掌由乳房四周沿乳腺管轻轻向乳头方向推抚，促进血液循环，起到疏通乳腺管的作用。

3. 若乳房有硬块，最好从没有硬块的部位推向硬块部位，直至整个乳房逐渐变软。

4. 最后用大拇指和食指在乳晕四周挤压一番，能更有效地达到催乳的效果。

前奶补充水分和蛋白质，后奶提供能量，都要吃

前奶和后奶都有营养

"前奶"和"后奶"理解起来非常简单。喂奶时，先吸出来的乳汁叫"前奶"，比较稀薄，主要成分是水分、蛋白质、免疫球蛋白；后面出来的奶叫"后奶"，外观颜色较白，相对稠厚，富含脂肪、乳糖，能提供更多能量，让宝宝有饱腹感。

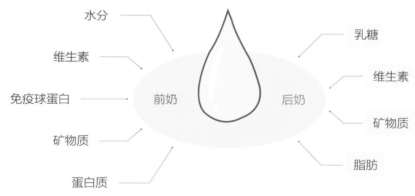

水分
维生素
免疫球蛋白
矿物质
蛋白质

前奶

后奶

乳糖
维生素
矿物质
脂肪

一般情况下，宝宝吸吮 10 分钟以上，就能同时吃到前奶和后奶。因而哺乳时不要匆忙，也不要将前奶挤掉，要让宝宝既吃到前奶又吃到后奶，营养全面，更耐饿。

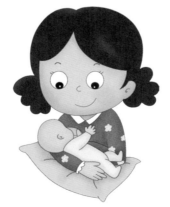

○ 不要挤掉前奶

有些妈妈认为前奶稀薄没营养，会把前奶挤掉一部分再喂给宝宝。这是不正确的。前奶可以给宝宝补充足够的水分，因此母乳喂养的宝宝一般不需要额外喝水。而且前奶中还含有大量的免疫球蛋白，可以提高宝宝的免疫力。如果把前奶挤掉，可能会有以下几种后果：

1 奶量不够，可能还需要补充奶粉。

2 摄入过多后奶，造成脂肪摄入过量，容易造成肥胖或腹泻。

3 容易缺水。

○ 鼓励宝宝吃完后奶

有的宝宝吃一会儿就睡觉，这样宝宝很容易只吃到前奶，而吃不到高脂肪的后奶。新妈妈要鼓励宝宝多吃一会，至少要吃 10 分钟。如果宝宝吃几口就出现睡意，吮吸变得缓慢时，可以尝试把乳头从宝宝的口里拔出，或者拍拍宝宝、动动他的小脚，宝宝一般都会继续吮吸。

有时新妈妈可能需要尝试多种方法才能唤起宝宝吃奶的积极性。但是这种尝试是值得的，因为宝宝需要得到高脂肪的后奶，而且长时间的吮吸也能刺激泌乳反射，有利于乳汁的分泌。

健康干预：轮换喂奶，把一边乳房吃空再换另一边

轮换喂奶并不是吃几分钟后就换到另一边，而是先把一边的乳房吃空，再换到另一边。等到下一次吃奶时，先吃上次最后吃的那边，等吃完后再换另一边。这样既能保证乳房的排空、防止大小乳，又能保证宝宝吃到充足的前奶和后奶，还能建立有效的泌乳反射。

为了宝宝的口粮品质，
妈妈营养要跟上

乳母每天分泌 600～800 毫升的乳汁来喂养孩子，当营养供应不足时，即会动用本身的营养储备来满足婴儿对乳汁的需要，所以为了保护母亲和分泌乳汁的需要，必须供给乳母充足的营养。

母乳营养成分分析及膳食补充重点

乳母在妊娠期所增长的体重中约有 4 千克为脂肪，这些孕期贮存的脂肪可在哺乳期被消耗以提供能量。哺乳期按 6 个月计算，则每日由贮存的脂肪提供的能量为 200 千卡。中国膳食指南推荐，乳母每日应增加能量 500 千卡，故每日还需从膳食中补充 500 千卡。

800 毫升的乳汁约含蛋白质 10 克，母体膳食蛋白质转变为乳汁蛋白质的有效率为 70%，因此，建议乳母膳食蛋白质每日应比孕前增加 25 克，即 80 克。

人乳的钙含量比较稳定，乳母每日通过乳汁分泌的钙近 300 毫克。当膳食摄入钙不足时，为了维持乳汁中钙含量的恒定，就要动员母体骨骼中的钙，所以乳母应增加钙的摄入量。我国乳母钙推荐摄入量为每日 1000 毫克。钙的最佳来源为牛奶，乳母每日若能饮用牛奶500 毫升，则可从中得到约 570 毫克钙。

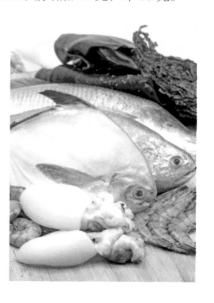

此外，乳母应多吃些动物性食物和大豆制品以供给优质蛋白质，同时应多吃些海产品。海鱼富含 DHA，牡蛎富含锌，海带、紫菜富含碘，乳母多吃些海产品对婴儿的生长发育有益。

哺乳妈妈的营养饮食原则

数量要精

产后不当大补会让妈妈更加肥胖，对产后恢复也没益处，如果妈妈产后需要哺乳，可以适当增加食量。

烹煮要软

烹煮食物以细软为主，米饭也可以软烂一些，少吃油腻的食物。一部分妈妈产后体力透支，会有牙齿松动的情况，应避免食用过硬的或带壳的食物。

种类要杂

吃多种多样的食物，荤素搭配着吃，这样营养才能更均衡，无论荤素，食物的种类越多越好。

原则 **1**

原则 **2**

原则 **3**

原则 **4**

原则 **5**

原则 **6**

少食多餐

新妈妈肠胃虚弱，每次不宜吃太多，但又容易饿，因此除了正常的一日三餐外，应在两餐之间适当加餐，以促进肠胃功能的恢复。

多补水

大多数妈妈产后要母乳喂养，会分泌大量乳汁，所以一定要在食物中增加水分的摄入，流质食物是很好的选择，如汤、粥等。

补充蛋白质

新妈妈饮食中应补充能提高乳汁质量的蛋白质，每日应摄入 80 克。日常可多食瘦肉、鱼虾、鸡蛋、牛奶、大豆等。

催奶不长肉的饮食推荐

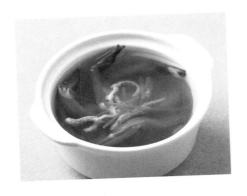

通草黄花菜肉丝汤
（通乳、丰胸）

所用原料：通草 5 克，干黄花菜 20 克，猪瘦肉 50 克，生姜 3 片，盐少许。

鲜虾莴笋汤
（促进乳汁分泌）

所用原料：莴笋 200 克，虾 100 克，盐 2 克，葱花 5 克。

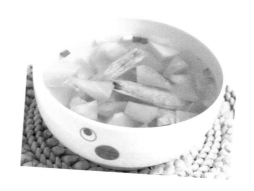

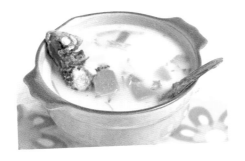

木瓜鲫鱼汤
（补虚、下乳）

所用原料：木瓜 200 克，鲫鱼 1 条，盐 2 克，料酒 10 克，葱段、姜片各 5 克。

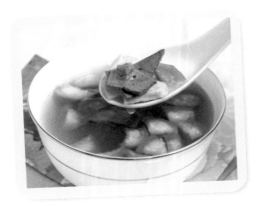

丝瓜猪肝瘦肉汤

补血益气、催乳

所用原料：猪肝、猪瘦肉各100克，丝瓜200克，姜片、盐各少许。

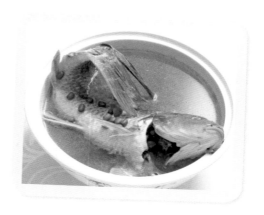

红豆鲤鱼汤

利水、催乳

所用原料：鲤鱼1条，红豆50克，姜片5克，盐2克。

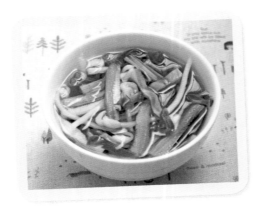

原味蔬菜汤

催乳、通便

所用原料：黄豆芽、紫甘蓝各100克，丝瓜、西芹各50克，盐少许。

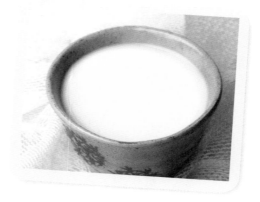

花生牛奶

催乳、补气

所用原料：花生米35克，牛奶250克。

健康干预：哺乳妈妈吃点盐，对宝宝健康有益

产后妈妈肯定听老人说过："在月子里吃的菜和汤里不能放盐，不然对宝宝不好。"这个说法是没有根据的，产后妈妈可以吃盐，但饮食不宜过咸。

○ 不吃盐，对哺乳妈妈不好

盐中含有钠，如果哺乳妈妈体内缺钠，就会出现低血压、头昏眼花、恶心、呕吐、乏力等症状，因此，哺乳妈妈应保持一定的钠平衡。

如果饮食中不放盐，妈妈在月子里吃着淡而无味的饮食，弄得自己没有胃口，食欲缺乏，营养不良，反而影响了泌乳和宝宝的成长发育。

○ 哺乳妈妈吃盐需适度

哺乳妈妈可以吃盐，但不能太多。由于哺乳期分泌奶水本来就需要很多的水分，如果吃太咸的食物，会使妈妈自身水分缺失，更不要说再额外分泌足量奶水给宝宝了。而盐的摄入量过高，也会加重肾脏负担。

成人每天盐的推荐量为 6 克内，哺乳妈妈吃盐不要超过 6 克。

○ 便于掌握用盐量的计算法

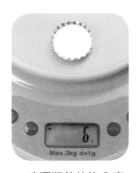

一啤酒瓶盖盐约 6 克

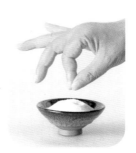

用食指和拇指捏起
一撮盐约 0.3 克

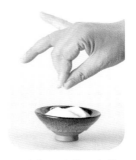

用食指、中指和拇指
捏起一撮盐约 0.5 克

正确区分溢奶、吐奶和呛奶，宝宝少遭罪

大部分妈妈爱说宝宝吐奶，其实宝宝不是只有吐奶，还有溢奶、呛奶之说。三种状态有不同的表现，反映了不同的问题，所以妈妈们要会区分才能更好地应对。

正确对待溢奶、吐奶和呛奶

宝宝的胃部不像我们成年人，他们的胃是横着的水平位，这种形状不利于留存食物，宝宝吃完奶后如果平躺，奶液就很容易到达贲门（处于食管和胃的交界，相当于食管下方的括约肌），而宝宝的贲门发育还不完善，所以就容易将奶液放行流回食管，从而发生溢奶、吐奶等现象。随着宝宝的生长发育，这种现象会减少。

○ 溢奶和吐奶

溢奶，一般是从宝宝嘴角慢慢流出来，量不大，就像流口水一样。宝宝看起来很正常，不痛苦。原因多是在喂完宝宝后，给宝宝变换了体位。例如喂完奶立刻让宝宝平躺，这时奶液就会从嘴里溢出来。

正确对待 ▶

- 宝宝如果出现了溢奶，妈妈不用惊慌，如果宝宝平躺着有奶液从嘴里溢出来，不要着急把宝宝抱起来，有些妈妈会怕宝宝溢出太多，就想着竖抱起来让奶液往回流，这样做其实有危险。奶液确实会回流，但是万一宝妈猛一抱，宝宝来不及反应，奶液容易呛入呼吸道，会让宝宝更痛苦。
- 正确做法是将宝宝转向右侧卧的姿势，这样就能抑制宝宝继续溢奶，然后轻拍宝宝的背，让宝宝打嗝就好，不打也没关系。擦干净宝宝嘴角的奶液，维持右侧卧片刻后再给宝宝翻至平躺，或将宝宝竖抱几分钟。

严重的溢奶就是吐奶，通常量比较大，奶液从嘴里喷涌而出，有时会伴随着呕吐时的痛苦表情，有可能是打嗝的时候带出来许多奶。这多数是宝宝吃奶时吃进过多空气造成的。

如果宝宝吐奶时吐出绿色液体，就可能是伴随胆汁；如果宝宝经常大量且频繁地吐奶，而且体重不见长，这就不是正常现象了，需带宝宝去医院诊治。

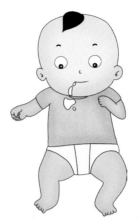

正确对待

- 如果宝宝是平躺着吐奶的，那么跟溢奶一样，不要立刻抱起，转至右侧卧位给宝宝拍嗝。
- 如果反复呕吐，为黄绿色胆汁样物、粪便样物或带血，以及呕吐时伴有腹胀、大便少或无大便，呕吐呈喷射状且频繁，这常常是疾病的表现，则应引起警惕，及时去医院检查。

❀❁ 马大夫告诉你 ❀❁

反复吐奶的婴儿，警惕胃食管反流

胃食管反流常见症状：经常吐奶，甚至从鼻子里喷出来；进食过程中或进食后哭闹；竖直抱着、趴着睡，哭闹会减少；打嗝时吐出来的奶闻起来很酸，吞咽时喉咙有噪声。

随着食管括约肌发育，大部分患有胃食管反流的宝宝在 1 岁左右会自愈。平时可采取一些预防措施缓解宝宝的不适：

1. 尽量母乳喂养，因为母乳更容易消化。

2. 选择小分子蛋白的配方奶粉，在胃中的消化速度比普通大分子牛奶蛋白更快。

3. 少食多餐，避免宝宝因吃得太多导致腹压增高而增加呕吐的可能。

4. 哺乳后竖抱宝宝，保持宝宝身体直立。宝宝平躺时，可将宝宝上半身略微垫高。

○ 呛奶

边咳边吐，跟我们喝水呛到一样，比较痛苦。多因为奶液不慎进入气管引发刺激性咳嗽，同时伴随大量的奶液从嘴里喷出，有时还会从鼻子里流出。严重的话，奶液可能伴随一些奶结一起呛入气管，如果阻塞呼吸道，将会造成宝宝缺氧甚至窒息。

宝宝呛奶的原因有很多，可能是妈妈喂奶姿势不正确，也可能是宝宝感冒了鼻子不通气，还有可能是妈妈乳汁流速过快，在奶阵来临时导致宝宝呛奶。无论是哪种原因导致的呛奶，确保宝宝呼吸道通畅很重要：

正确对待

1. 体位引流：宝宝已经呛奶了，就不要竖抱了，而是应该避免奶液再回流进入气管，应该将宝宝的上半身向前倾斜 45~60 度，然后让宝宝趴在大人腿上，让气管中的奶液流出来。
2. 清除口腔残乳：若宝宝口内有残留乳汁，可以用纱布缠住自己的食指，然后伸入宝宝的咽喉部，用纱布自身的吸水性吸出多余奶水，防止奶水再次呛入宝宝气管内。
3. 刺激宝宝哭、咳嗽：用力拍打宝宝背部或弹脚底板，使其疼痛而哭叫、咳嗽，利于将气管内奶液咳出。宝宝会哭表示能呼吸，氧气能进入肺部，以免缺氧。
4. 辅助呼吸：抢救者双手拢在宝宝上腹部，冲击性向上挤压，使其腹压增高，借助膈肌抬高和胸廓缩小的冲击力使气道内奶液喷出。待手放松时，宝宝可回吸部分氧气，反复进行可缓解窒息。

健康干预：观姿势、勤拍嗝、控奶速，预防吃奶不适

宝宝出现溢奶、呛奶的常见原因有：宝宝胃部结构发育不成熟，喂奶姿势不正确导致吃奶时吃入过多空气。查明原因，就能从一定程度上防止宝宝发生溢奶、呛奶。

1 喂奶姿势要正确，母乳喂养要始终保持宝宝上半身高于下半身的倾斜状态。

2 喂奶时、喂奶后勤拍嗝，可以喂 15 分钟拍一次嗝。

3 母乳喂养的妈妈出现奶阵的时候，用食指和中指夹住乳头，防止奶水流速过快，宝宝来不及吞咽发生呛奶。

4 喂完奶后给宝宝拍嗝，并让宝宝在肩膀上趴会儿，再将宝宝放置右侧卧位，记住上半身要垫高。观察宝宝片刻后，再将宝宝转至平躺。

不同月龄宝宝拍嗝方法

　　宝宝吐奶是很多新妈妈遇到的头疼事儿，其实防止吐奶的方法很简单，就是宝宝每次吃完奶后及时给他拍嗝，帮助他把吸入的空气吐出来。下面介绍 2 种常见的拍嗝方法。

○ 俯肩拍嗝，适合新生宝宝

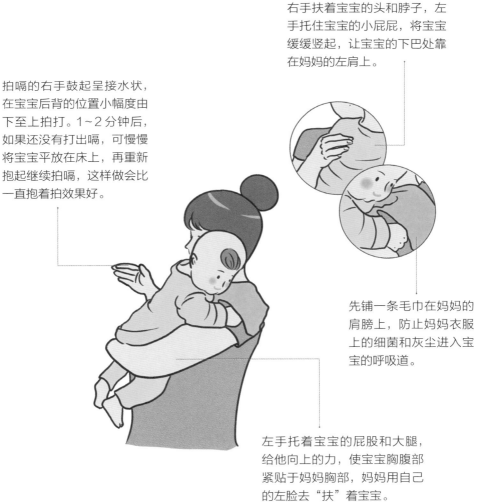

右手扶着宝宝的头和脖子，左手托住宝宝的小屁屁，将宝宝缓缓竖起，让宝宝的下巴处靠在妈妈的左肩上。

拍嗝的右手鼓起呈接水状，在宝宝后背的位置小幅度由下至上拍打。1~2 分钟后，如果还没有打出嗝，可慢慢将宝宝平放在床上，再重新抱起继续拍嗝，这样做会比一直抱着拍效果好。

先铺一条毛巾在妈妈的肩膀上，防止妈妈衣服上的细菌和灰尘进入宝宝的呼吸道。

左手托着宝宝的屁股和大腿，给他向上的力，使宝宝胸腹部紧贴于妈妈胸部，妈妈用自己的左脸去"扶"着宝宝。

○ 搭臂拍嗝，适合 3 个月以上宝宝

宝宝的重心前倾，妈妈将右手臂搭好毛巾，同时从宝宝的腋下穿过，环抱住宝宝的肩膀，支撑宝宝的体重，并让宝宝的手臂搭在妈妈的右手上。

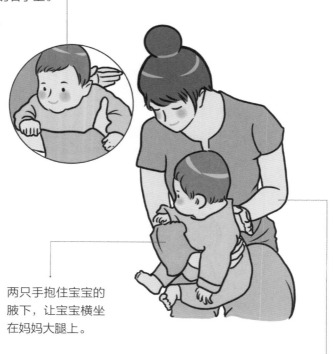

两只手抱住宝宝的腋下，让宝宝横坐在妈妈大腿上。

让宝宝的面部朝外，用左手开始拍嗝。

喂奶 15 分钟管饱 3 小时，奶阵来帮忙

奶阵，又名喷乳反射，民间也叫"奶惊"，其实就是乳房忽然快速大量泌乳，并且主动往外喷。喂奶的时候，总会有那么几次，宝宝会连续大口吞咽一两分钟，这就是奶阵来了。奶阵时间是管饱的时间，其他时间则是吸几下才咽一下，是给宝宝过嘴瘾的时间。

为了让宝宝更高效地摄取营养，大自然还给宝宝小嘴配了无形的手——在妈妈的乳房里，那层包裹在腺泡外面的肌上皮细胞，它具有挤压的功能。宝宝小嘴吸吮刺激了妈妈体内分泌催产素，催产素能够促使肌上皮细胞收缩，就像有无数双手对每一个腺泡进行挤压一样，把其中的乳汁排出去，乳汁就会流出甚至是喷出，这个过程就叫奶阵。宝宝一旦成功启动奶阵，乳房就主动往外挤压乳汁，宝宝再配合着往外吸，就能在短时间内轻松吃饱。吃奶是宝宝和妈妈共同合作的事，而奶阵是能让宝宝高效吃奶的得力助手。

奶阵来临时妈妈的反应

当哺乳期妈妈的乳房被刺激时，乳汁像喷泉一样喷出或快速流出，这就是奶阵。一次喷乳反射会持续 1~2 分钟，在一次亲喂（直接抱宝宝用乳房喂奶）时间里会有几次喷乳反射。由于喷乳反射时感觉奶是一阵一阵来的，当奶阵来临时，妈妈会有以下感觉：

1 乳头变硬，乳房微胀，乳腺管充盈。

2 可以听见宝宝大口吞咽的声音。

3 宝宝没有吃的那侧乳头也会溢乳或喷乳。

4 用吸奶器吸奶，可以看到乳头喷射出很多条奶线。

5 来奶阵的一侧乳房及乳房周围的皮肤会发紧，有麻麻酥酥的感觉，有的妈妈甚至会下巴抖动。

健康干预：速引奶阵刺激法

亲喂

亲喂是最自然的引奶阵的方法，宝宝只要吸几口，通常就能成功地刺激乳头，形成喷乳反射，奶阵就会出现。

补充汤汤水水

哺乳期妈妈喂奶前先喝一大杯温水或催奶茶，补充足够水分后，深呼吸放轻松，能使喷乳反射更强烈。

用吸奶器吸奶

奶阵来时是两边的乳房一起的，所以建议用电动双边吸奶器。先将吸奶器调到最弱，等到奶阵来临时再将力度调大，以便轻松吸奶。

刺激乳头

将双手洗净，用手温柔地左右旋转乳头或是轻刮乳头，不时用手指触碰乳头最前端，使乳头坚挺变硬，以舒服为主，乳头摸到湿湿的就代表奶阵来了。刺激乳头的同时想象宝宝吃奶的样子，效果更显著。

乳房按摩

以打圈方式由乳根向乳头方向按摩乳房，轻抚数次后，再用指腹在乳晕周边轻轻挤奶，可帮助启动喷乳反射。

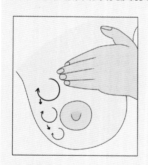

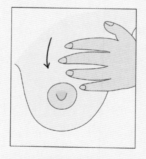

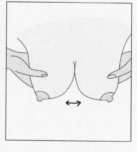

1 螺旋式按摩法：指腹稍微用力，从乳房上方的胸壁开始，以螺旋方式按摩乳房，在每一个点按摩数秒，再移至下一个点，有点像在做乳房检查的动作。

2 垂直式按摩法：手从乳房上方胸壁轻抚至乳头，用轻轻搔痒的力道即可，这个动作也可以帮助妈妈放松。

3 地心引力法：身体微向前倾，借助地心引力让乳房下垂，然后用手轻轻晃动乳房。

自然断奶，
宝宝舒服，妈妈轻松

不要急于给孩子断奶

建议妈妈坚持给孩子喂母乳至少 6 个月，添加辅食之后应继续母乳喂养，最好能一直坚持到 2 岁。即使到了 1 岁，也不要急于放弃母乳，吃母乳是孩子的权利，也是孩子最幸福的事情。因此，所谓的给孩子断奶并没有明确时间，而应根据孩子的自身情况而定。

别用断奶"绝招"伤害孩子

孩子吸吮乳汁是一个与妈妈交流感情的过程，断奶也要顺其自然。有的妈妈为了给孩子断奶，在乳头上涂抹苦瓜汁、辣椒水、风油精等刺激物。这些方法的确有效，但会让孩子受到伤害或感到被欺骗，令孩子缺乏安全感，甚至产生恐惧心理，会使孩子拒绝吃东西，从而影响身体健康。此外，还可能让孩子养成吸吮手指、咬衣角等不良行为。

让孩子睡小床，为断夜奶打基础

很多妈妈习惯用喂奶哄孩子睡觉，这样做会导致断奶时遇到困难。因为孩子已经习惯了晚上含着妈妈的乳头睡觉，半夜醒来，只要吃几口奶就会很快再次入睡，一旦断奶，孩子夜间醒来就会哭闹。所以，如果妈妈有给孩子断奶的打算，可以尝试分床睡，在孩子夜里醒来时不喂母乳，而是拍拍孩子，这样会为成功断奶打下基础。

❀ 马大夫告诉你 ❀

断奶是指断母乳，并非断绝一切乳制品

为了能让孩子获得生长发育所必需的充足营养，断母乳后，每天仍应该给孩子喝300～400 毫升的配方奶。对于消化功能较弱、对辅食适应较慢的孩子，可适当增加奶量，弥补辅食摄入的不足。

科学而温柔地给孩子断奶

建议妈妈科学地给孩子断奶，让孩子平稳地过渡到新的生长阶段。

○ 准备断奶

在孩子吃辅食情况较好的时候考虑断奶；不要选在孩子生病、精神状态不佳的时候；最好在春秋两季。

○ 开始断奶

1.断奶前两天，每天用1次配方奶代替1次母乳。第三天起（根据孩子接受情况，可以延迟一两天），2次配方奶代替2次母乳。

2.断奶过程中，如果孩子生病或长牙，可以暂缓断奶进度。

3.断奶过程中，妈妈乳房如果不是特别胀痛，最好别挤奶。涨奶比较厉害时，可稍微挤一些缓解即可。

4.孩子如果夜里醒来哭闹，象征性地吃几口奶后很快入睡，说明他不是饿醒的，而是对夜奶有依赖。此时，妈妈可以准备断夜奶了。

5.断奶前，如果孩子没有喝过配方奶，妈妈最好让其先熟悉、接受奶瓶。

6.第一次使用奶瓶，千万不能强求孩子接受，可以装上母乳、温水或果汁，如果孩子不喜欢，就立刻拿走，第二天继续尝试。注意不要让孩子产生强烈的反感情绪时再拿走，否则接受起来会更加困难。

○ 断奶期间，有些事情让爸爸来做

断奶过程中，家里的长辈可能建议妈妈与孩子分开几天，这种方式没必要。别忘了，爸爸可以代替妈妈做一些事情，分散孩子的注意力。比如，爸爸可以代替妈妈给孩子喂配方奶、辅食，妈妈只需要暂时回避。如果孩子很乐意爸爸喂，在孩子吃饱后，爸爸还可以哄着孩子配合穿脱衣服、洗澡，带他到户外散散步，接触更多的人和事物，还可以跟孩子做一些游戏等。渐渐地，孩子养成了新的兴趣和生活习惯，断奶也就非常自然了。

营养支持：孩子断奶后，应该喝配方奶还是牛奶

断奶是指断母乳，并非断绝一切乳制品。孩子断奶后喝配方奶还是纯牛奶，其实与孩子断奶时的年龄有很大关系。

1 岁前断奶	1 岁后断奶
因为胃肠道发育不成熟，不能消化纯牛奶等奶制品，因此可用配方奶代替母乳	胃肠道功能越发完善，可以消化纯牛奶等食物，但首选配方奶，如不接受配方奶，再逐渐给孩子尝试纯牛奶，如果孩子能够接受纯牛奶，且没有出现过敏反应，就可以用纯牛奶来保证孩子每天应该摄入的奶量了

注：有些孩子对牛奶蛋白过敏，不能直接喝牛奶或普通配方奶，这就需要通过特殊配方奶来过渡了。

转换牛奶需要注意

1 孩子的大部分营养主要靠一日三餐来摄取。孩子1岁以后，辅食应该逐步过渡成正餐，而奶则成了辅食，因此要保证一日三餐均衡，除奶类外，每餐都要有3大营养食物：

畜肉、禽肉、鱼肉、蛋类等动物性食品　　蔬菜、水果　　谷物（米饭、面包、面条）

2 每日奶量不过量，最理想的是一天2份奶制品（如果换算成牛奶的话，满足1~2岁孩子的奶量为400~600毫升）。孩子1岁后，奶已经成为辅食，需要逐渐控制奶量，不喧宾夺主。同时，由于牛奶比配方奶含有更大颗粒的蛋白分子，过量的牛奶摄入会对孩子的肠胃和肾脏造成负担。

1 重视母乳喂养，适时添加辅食

适时添加辅食，
最晚不迟于 8 个月

掌握添加辅食时机，不留遗憾

当婴儿满 4 个月后，就可以尝试着给宝宝添加辅食了。因为 4 个月后，宝宝进入了学习咀嚼及味觉发育的敏感期。一般情况下，婴儿 5~6 个月开始对食物表现出很大的兴趣，此时添加辅食，宝宝乐意接受，也很容易学会咀嚼吞咽。

世界卫生组织等权威机构之所以建议满 6 个月添加辅食是因为：

单一的母乳喂养已经不能完全满足宝宝对能量以及营养素的需求，必须引入其他营养丰富的食物。

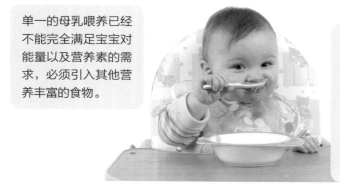

宝宝胃肠道等消化器官的发育，感知觉以及认知行为能力的发展，也需要通过接触、感受和尝试不同食物，逐步体验和适应多样化的食物，从被动接受喂养转变到自主进食。

到底是满 4 个月添加还是满 6 个月添加辅食呢？其实完全不必拘泥于某个月，而要根据宝宝的发育和表现进行判断。如宝宝出现下列信号，则是尝试添加辅食的好时机：

1 能够较为稳定地控制头颈部，在有支撑的情况下可以坐稳，可以通过转头、前倾、后仰等来表示想吃或不想吃。

2 对成人食物有强烈的兴趣，比如大人吃东西时，宝宝会盯着食物甚至咂嘴。

3 具有一定的眼手口协调能力，能够看见食物，想伸手来抓，有时候能够抓准，并且能准确地放入嘴里。

4 挺舌反应消失：当你用勺子喂辅食时，宝宝会张开嘴，而不再用舌头顶出食物。

○ 辅食添加过早或过晚的危害

过早添加	过晚添加
• 过早添加辅食，母乳量会相应减少，在一些极端的情况下会造成宝宝营养不良 • 宝宝挺舌反应还未消失，过早引入其他食物并不会缩短宝宝的挺舌反应，反而延长了宝宝接受固体食物的时间 • 容易造成宝宝食物过敏 • 接触到食物中的病原体可能会增加腹泻和其他疾病的概率	• 不能及时补充宝宝所需的营养，阻碍宝宝的生长发育 • 免疫保护可能会减少 • 营养缺乏，尤其是可能导致缺铁缺锌，因为 6 个月后母乳已经不能够完全满足这些营养素的需求了 • 咀嚼功能的发展可能被延迟，而且宝宝有可能会不愿意接受新的口味和食物

添加辅食要避开三种情况，选择在两次喂奶间

吃母乳或配方奶以外的食物对宝宝来说是一种锻炼，以下三种情况应避免喂辅食。

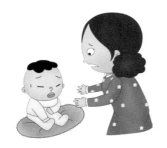
生病时

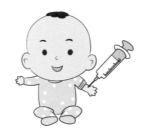
接种疫苗前后

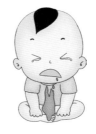
状态不好时

开始喂辅食的第一个月，上午 10 点是喂辅食的最佳时间。这个时间宝宝吃完一次奶过了一段时间，离吃下一次奶还有一段时间，情绪比较稳定，有食欲但又不太饿。

小 贴 士

虽然已经开始添加辅食，但不能减少母乳或配方奶的摄入量，特别是刚添加辅食时，辅食的摄入量非常少，大部分营养还是来自母乳或配方奶。

健康干预：根据宝宝口腔发育特点，科学添加辅食

多数爸爸妈妈在做辅食时都遵循细、碎、软、烂等准则，在他们看来，只有这样才能保证宝宝不被卡到，吸收好。宝宝刚接触辅食时这样做是完全没问题的，但随月龄的增长，辅食的性状也要发生改变。如果总给宝宝吃细软的辅食，不利于促进其咀嚼能力和颌面部的发育。

<table>
<tr>
<td>

6 个月
吞咽型

</td>
<td>

7~8 个月
蠕嚼型

</td>
</tr>
<tr>
<td>

舌头可以前后运动，能够吞咽

</td>
<td>

可以用舌头和上腭将食物磨碎

</td>
</tr>
<tr>
<td>

口腔发育特点：宝宝消化功能发育成熟，在吃到食物后可以紧闭双唇，用舌头将食物夹在舌头与上腭之间做前后运动，然后把食物送到舌头根部，再吞咽下去。

母乳或配方奶摄入量：800 毫升 / 天。

辅食适应软硬度：泥糊状辅食，如米糊。

辅食添加次数：1 次 / 天。

新增辅食食材：婴儿米粉、加工成泥状的蔬菜（胡萝卜、南瓜、红薯等）。

</td>
<td>

口腔发育特点：宝宝的舌头已经可以上下、前后活动了，如果遇到小块状的食物，可以用舌头和上腭将其碾碎，继而吞咽。有些宝宝此时前牙已经萌出，开始慢慢用牙齿咬食物。

母乳或配方奶摄入量：800~1000 毫升 / 天。

辅食适应软硬度：与豆腐软硬相当。

辅食添加次数：1~2 次 / 天。

新增辅食食材：水果泥、肉类（如鱼肉泥、猪肉泥、肝泥等）等。

</td>
</tr>
</table>

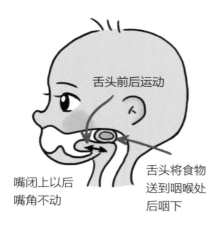

舌头前后运动

嘴闭上以后嘴角不动

舌头将食物送到咽喉处后咽下

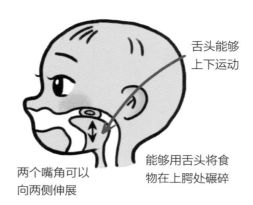

舌头能够上下运动

两个嘴角可以向两侧伸展

能够用舌头将食物在上腭处碾碎

9~10 个月 细嚼型	11~12 个月 咀嚼型
可以用牙龈磨碎食物	可以用牙龈嚼碎食物

口腔发育特点: 宝宝的舌头可以在口腔内自由活动, 即使用舌头无法碾碎的食物, 宝宝也会将食物运到左右两侧, 利用牙龈磨碎。软点的食物可以直接用前牙咬断。

母乳或配方奶摄入量: 600 ~ 800 毫升/天。

辅食适应软硬度: 与香蕉软硬相当。

辅食添加次数: 2 次/天。

新增辅食食材: 很多食物均可尝试, 但要注意软硬度和大小。

口腔发育特点: 宝宝的舌头更加灵活, 且大部分宝宝前牙已经长出 4 颗, 可以轻松咬住食物。在咀嚼食物时, 宝宝会慢慢记住嘴巴的运动方式和用牙齿咀嚼的方式, 从而记住"吃"这个动作。

母乳或配方奶摄入量: 800~1000 毫升/天。

辅食适应软硬度: 与煮老的鸡蛋清软硬相当。

辅食添加次数: 2~3 次/天。

新增辅食食材: 几乎所有食物宝宝都可以吃了, 但要注意软硬度和大小。

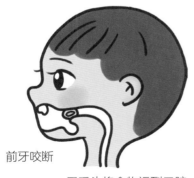

前牙咬断

用舌头将食物运到口腔
深处用牙龈磨碎

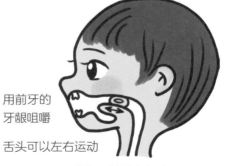

用前牙的
牙龈咀嚼

舌头可以左右运动

嘴角可以更大程度
地向两侧伸展

1 岁前坚持原味辅食，构建宝宝一生好食商

原味辅食才是最好的辅食

生活中，很多妈妈为了让宝宝多吃辅食，会在制作辅食时加点调味料，殊不知，正处于快速发育阶段的宝宝味蕾是非常敏感的，受到这些过重味道的刺激反而会伤害味蕾。

婴幼儿时期是味蕾发育和口味偏爱形成的关键时期。其实，从宝宝出生时就有味觉能力，而6~12个月是宝宝的味觉发育最为灵敏的时期，宝宝也想尝试不同的味道。所以在这个阶段，最好让宝宝尝试各种食物的原味，会对宝宝一生的健康产生良好影响。

○ 多食用天然食物

天然食物包括谷类、蔬果、肉类、豆类及其制品、干果类，摄取均衡，就能满足宝宝生长所需的营养，促进宝宝的健康成长。但这些食物大多味道清淡，只有宝宝细嚼慢咽的时候才能体会其中的美味，可以给宝宝的味蕾带来温和的刺激，帮助宝宝形成"淡口味"，并养成良好的饮食习惯。

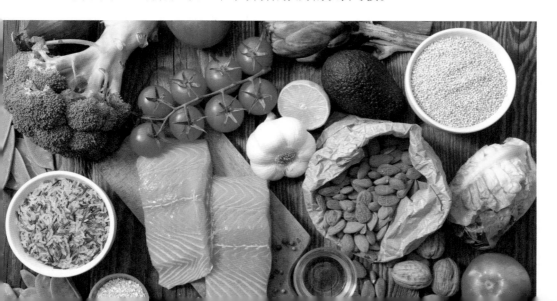

逐步引入天然食物

一般来说，宝宝 6 个月以后开始添加辅食，妈妈可以给宝宝制作米粉、米汤、蔬菜泥、水果泥、鱼泥等辅食，但不要添加任何调味料，原汁原味对宝宝来说也是一种美味。此外，这些食物之间的细微差别，宝宝可以通过敏感的味蕾感知到。

给宝宝食用尽可能多的食物种类

研究显示：在宝宝小时候接触更多的食物种类，可以降低宝宝偏食的可能性。当宝宝对某些食物产生抗拒时，父母可以通过改变食物的形态等方式，尽量让宝宝有机会尝试这些食物，且最终接受。

避免非健康的制作方式

天然的食物，用不健康的制作方式给宝宝吃，结果肯定会伤害宝宝的味蕾，如油炸、烧烤等方式，不但损坏了食物的营养价值，还高脂、高能量，虽然宝宝喜欢吃，却让宝宝的味蕾开始排斥真正天然的食物，进而形成不健康的饮食习惯。

○ 少放调味料

有些妈妈为了让宝宝更喜欢吃辅食，就在制作时加些调味料，结果妨碍了宝宝品尝和享受食物的天然味道，味蕾记住了调味料的味道，时间长了，就会对没有调味料的天然食物不感兴趣。此外，宝宝肾脏功能并未发育完全，对调味料代谢不足，辅食中加太多调味料会给宝宝肾脏造成负担。6～12 个月宝宝的辅食是不需要添加糖、盐等，因为天然食物中含有的糖、盐完全能满足宝宝身体的需要。

加工食品控制量

像香肠、火腿、海苔等加工食品，在制作过程中都会加入大量的盐或味精，如果妈妈在制作辅食将这些食物当成主料，那么其中大量的盐或者味精就会远远超过宝宝的需要量，所以尽量少吃，可将其作为辅料。

利用食材本身的味道

如果担心宝宝食物过淡，可以利用一些食材本身的味道，比如苹果比较甜，可以在给宝宝做蔬菜汁时，加点苹果，这样既增加了味道，还不至于摄入过多的糖分，是一个非常好的方法。

健康干预：学会自己做天然调味料

　　给1岁以内宝宝制作辅食时不放任何调味料，妈妈总觉得少了点鲜味儿，但放了调味料又怕伤害宝宝。将以下食物晾至干硬再磨成粉，加入辅食中当作调味料来调味，不但能使辅食的味道更好，而且能为宝宝补充营养。

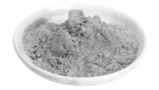

香菇粉

取500克鲜香菇去蒂，冲洗干净（逆着香菇盖子下面褶皱的方向搓动），晾晒至干透，放入搅拌机的干磨杯中磨成粉，放入密封瓶中保存即可。

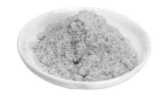

虾粉

虾皮用水浸泡去咸味，捞出后把水挤干，放入炒锅中小火翻炒至虾皮完全失水、颜色微黄，放入搅拌机的干磨杯中磨成粉，放入密封瓶中保存即可。

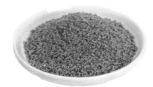

小鱼粉

取鲜小银鱼去掉头和内脏，冲洗干净，沥干水分，放微波炉中进行干燥至干透，放入搅拌机的干磨杯中磨成粉，放入密封瓶中保存即可。

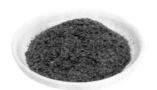

海苔粉

取适量海苔片，用剪刀剪成小块儿，放入搅拌机的干磨杯中磨成粉，放入密封瓶中保存即可。

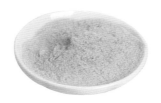

山药粉

取150克山药，去皮，切片，晾干，用烤箱烤一下，然后磨成粉，放入密封瓶中保存即可。

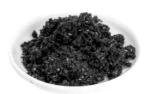

芝麻粉

适量的黑芝麻放入不加油的锅里炒熟，放入搅拌机的干磨杯中磨成粉，放入密封瓶中保存即可。

乙肝妈妈能不能
哺乳自己的宝宝

这些乙肝妈妈不宜母乳喂养

携带乙肝病毒的妈妈，有可能通过母乳喂养把病毒传染给宝宝。一般认为母亲出现以下情况则不适宜母乳喂养：①母乳能检测到乙肝病毒。②血 HBV DNA 水平较高，比如 HBsAg、HBeAg 及 HBcAb 阳性（即所谓"大三阳"）的妈妈，须待宝宝注射乙肝疫苗并产生表面抗体后方可母乳喂养。

如果妈妈血液中乙肝病毒检测阴性，婴儿又注射了乙肝疫苗和乙肝免疫球蛋白，可以母乳喂养。

为了阻断 HBV 的母婴传播，一些 HBV 感染的妊娠女性在妊娠后期使用了抗病毒的药物治疗，这些药物是否会分泌到人的乳汁中，以及宝宝是否会产生不良反应，目前均没有足够的研究资料说明，一般不建议母乳喂养。

❧ 马大夫告诉你 ❧

人工喂养的宝宝也不差，乙肝妈妈不必自责

很多乙肝妈妈如果被医生建议人工喂养，内心会很自责、内疚。其实，摆正心态最重要，人生哪能十全十美，不能母乳喂养，并不是说主观意愿上不爱宝宝。现在，正规的配方奶模拟母乳的营养，吃配方奶的宝宝也会长得非常棒！别给自己太大压力，放轻松才能管好宝宝的吃喝拉撒睡，应对宝宝成长道路上的各种问题。

如何避免传染给宝宝

避免分娩时的传播和产后传播，对于母亲 HBsAg 阳性的新生儿，应在出生后 24 小时内（最好在出生后 12 小时内）尽早注射乙肝免疫球蛋白（HBlg），剂量应 ≥ 100IU，同时在不同部位接种乙肝疫苗。出生 1 个月和 6 个月分别接种第 2 和第 3 针乙肝疫苗。可以阻断 90% 以上的新生儿感染乙肝。

对于宫内感染，无法通过上述措施预防，现有研究证明，携带乙肝病毒的孕妈妈传染给宝宝的概率与孕妈妈血中 HBV DNA 水平相关。当 HBV DNA ≤ 10^6 拷贝 / 毫升时，宫内感染的机会很低，分娩后的阻断措施已经足够；对于 HBV DNA ≥ 10^7 拷贝 / 毫升的孕妈妈，上述措施成功率降低，推荐可从怀孕第 3 个月至生产后 3 个月，应用替比夫定或者替诺福韦抗病毒治疗，降低孕妈妈体内病毒的水平，可以进一步减少宝宝感染的机会。

对于产后的传播预防，保护好婴幼儿柔软的皮肤、黏膜，避免皮肤、黏膜损伤，妈妈的血液、唾液不要直接接触宝宝的伤口。但可正常接触，如亲吻宝宝的脸、头、手脚等。

如何知道宝宝是否被感染了

新生儿出生时外周血检测结果 HBsAg 和 HBV DNA 为阳性，可以作为宫内感染的诊断依据，羊水及脐血检测到 HBV DNA 也有提示意义。

HBsAg 阳性的产妇分娩时，胎儿通过产道，会吞进羊水、血、阴道分泌物而引起感染，这些出生时血清学检测可为阴性，生后 2 ~ 4 个月后有 60% 发展为 HBsAg 和（或）HBV DNA 阳性，符合乙型肝炎的潜伏期，可考虑为产时感染。但此时的结果可能不稳定，故一般在生后 7 个月、1 岁时检测乙肝五项和 HBV DNA 含量，若 HBsAg 和 HBV DNA 阳性，和（或）HBeAg、抗 -HBc 及抗 -HBe 阳性，则认为肯定是被感染了。若生后 7 个月和 1 岁时乙肝五项检测结果是抗 -HBs 阳性，表示疫苗注射成功，已获得对乙肝病毒免疫力。

持续健康监控，
妥善护理少生病

不同阶段宝宝
需做的体检项目

守护健康不可忽视的 9 次体检

体检次数和 体检时间	宝宝体格发育特点	
第 1 次体检 宝宝出生后 42 天进行	视力	能注视较大的物体，双眼很容易追随手电筒光的方向
	肢体	小胳膊、小腿总是喜欢呈屈曲状态，两只小手握着拳
	维生素	宝宝出生后几天就可开始服用维生素 D 制剂
第 2 次体检 宝宝满 3 个月 时进行	动作 发展	能支撑住自己的头部。俯卧时，能把头抬起并和肩胛成 90 度。扶立时，两腿能支撑身体
	视力	双眼可追随运动的笔杆，而且头部亦随之转动
	听力	听到声音时，会表现出注意倾听的表情，人们跟他谈话时会试图转向谈话者
	口腔	宝宝的唾液腺正在发育，经常有口水流出嘴外
	血液	4 个月的宝宝从母体带来的铁已经消耗殆尽，如果日常饮食不注意铁的摄入，就容易出现贫血。要给宝宝多吃含铁丰富的食物，但一般不需要服用铁制剂药物
	维生素	继续补维生素 D

体检次数和 体检时间	宝宝体格发育特点	
第 3 次体检 宝宝满 6 个月 时进行	动作 发展	已经会翻身，会坐，但还坐不太稳。会伸手拿自己想要的东西，并塞入自己口中，可以做一些拨、拉的动作
	视力	身体能随头和眼转动，对鲜艳的目标敏感
	认知	对人有了分辨的能力，开始出现"认生"的现象，并有分离焦虑
	听力	注意并环视寻找新的声音来源，能转向发出声音的地方
	牙齿	6 个月的宝宝有些可能长了 2 颗牙，有些还没长牙，要多给宝宝一些稍硬的固体食物，促进牙齿生长。由于出牙的刺激，唾液分泌增多，流口水现象会持续并加重，有些宝宝会出现咬乳头现象
	血液	6 个月后，由母体得来的造血物质基本用尽。若铁补充不及时，易贫血。对贫血应早发现、早纠正
	骨骼	6 个月以后的宝宝普遍开始长牙，骨骼发育较快，每日需300～400 毫克钙。缺钙会让宝宝夜间睡眠不安、多汗等
第 4 次体检 宝宝满 9 个月 时进行	动作 发展	能够坐得很稳，能由卧位坐起而后再躺下，能够灵活地前后爬，扶着栏杆能站立。双手会灵活地敲积木。拇指和食指能配合着拿起小物件。能够对一些简单用语做出适应性动作，如听到"再见"就摇手等
	视力	能注视画面上单一的线条，视力约为 0.1
	认知	能听懂简单字词，知道自己的名字，从模仿发单音字开始。有了物质永恒的概念，会找出当面隐藏起来的玩具。能认识几天至几十天前的事物
	牙齿	宝宝乳牙大部分在 6~10 个月时萌出，宝宝乳牙颗数的计算公式为：月龄减去 4～6。此时要注意保护牙齿
	骨骼	每天带宝宝进行户外活动，促使皮肤制造维生素 D，同时还应继续服用维生素 D 制剂

2 持续健康监控，妥善护理少生病

续表

体检次数和 体检时间	宝宝体格发育特点	
第 5 次体检 宝宝满 12 个月 时进行	动作 发展	宝宝能自己站起来，能扶着东西行走，能手足并用爬台阶，能用蜡笔在纸上戳出点点或道道
	视力	可拿着父母的手指指鼻、头发或眼睛，大多会抚弄玩具或注视近物，会用棍子够玩具
	认知	初步建立时间、空间等因果关系。如看见奶瓶会等待吃奶，看见妈妈倒水入盆会等待洗澡，喜欢扔东西让大人捡。穿衣时已能简单区分。喜欢探究一些新鲜的东西，如有洞的、能发声的物品
	牙齿	应萌出 4~6 颗牙齿。乳牙萌出时间最晚不应超过 1 周岁。如果宝宝出牙过晚或出牙顺序颠倒，就要寻找原因
第 6 次体检 宝宝满 18 个月 时进行	动作 发展	能够独立行走，会倒退走，但不会突然止步，有时还会摔倒。能扶着栏杆一级一级上台阶，下台阶时，就往后爬或用臀部着地坐下。会搭 2 层积木，能用笔乱涂画，通过引导可以穿起大孔串珠
	大小便	能够控制大便，在白天也能控制小便。如果尿湿了裤子，也会主动示意
	认知	能用手指出想要的东西，能听懂大多数日常用语，会说20~50 个词，不会用代词
	视力	双眼视力可达到 0.5~0.6，此时应注意保护宝宝的视力，尽量不让宝宝看电视，避免斜视
	听力	会听懂简单的话，并按你的要求做
	血液	进行血常规检查，看是否贫血

体检次数和 体检时间	宝宝体格发育特点	
第7次体检 宝宝满2周岁 时进行	动作发展	能走得很稳，还能跑，能够自己单独上下楼梯。能把小珠子穿起来，会用蜡笔在纸上画圆圈和直线
	认知	会对任一目标扔球，能对大人的指示有所反应，能搭5~6块积木，能用语言表示喜好和不快，注意力可集中8~10分钟。会有苦恼和忌妒情绪。白天能够控制大小便
	牙齿	20颗乳牙大多已出齐，此时要注意保护牙齿
	听力	大约掌握了300个词汇，会说简单的句子。如果宝宝到2岁仍不能流利说话，要到医院做听力检查
第8次体检 宝宝满2.5岁 时进行	动作发展	能随意控制身体的平衡，会跑、踢球等。能用勺子自己吃饭，会折纸、捏彩泥
	认知	能准确识别圆、方、三角、半圆等形状，能说出自己的名字，能搭8块积木，会画直线，能自己吃饭且几乎不洒落。注意力可集中10分钟以上
	牙齿	20颗乳牙已出齐，上下各10颗，能进食全固体食物
	语言	能说完整句子，会唱简单的歌
第9次体检 宝宝满3周岁 时进行，多为 入园体检	认知	能看图识物体并说出来，能一页一页地翻书，背诵简单词句，可辨别3种以上颜色、4个以上图形，听懂800~1000个词，能理解故事中的大部分内容。开始与小朋友互动交流。能自己解开纽扣。一部分孩子开始出现逆反心理，认识性别差异
	动作发展	能随意控制身体平衡，完成蹦跳、踢球、越过障碍、走S线等动作，能用剪刀、筷子、勺子，会折纸、捏彩泥。会左右脚交替上楼梯，能蹬三轮车
	视力	宝宝到3岁时，视力达到0.5，已达到与成人近似的精确程度。此时宝宝应进行一次视力检查，预防弱视
	牙齿	医生会检查是否有龋齿，牙龈是否有炎症

注：各地现在已经普遍设立了儿童保健卡，1~3岁的宝宝通常进行9次体检。如果在养育宝宝的过程中有什么疑惑或担心，可以拨打所在区域妇幼保健所的电话，以对宝宝的营养保健获得及时的指导，及早发现疾病，对症治疗

持续健康监控，妥善护理少生病

疫苗接种，按时按需，呵护宝宝健康

一类疫苗、二类疫苗指的是什么

○ 一类疫苗，常指计划内的

是指纳入国家免疫规划，属于免费疫苗，包括乙肝疫苗、卡介苗、脊灰疫苗、百白破疫苗、白破疫苗、麻风疫苗、麻腮风疫苗、甲肝疫苗、A 群流脑疫苗、A+C 群流脑疫苗和乙脑减毒活疫苗等 11 种针对适龄儿童的疫苗。

○ 二类疫苗，常指计划外的

是指公民自费并且自愿接种的其他疫苗。二类疫苗作为一类疫苗的补充，尤其是流感疫苗、水痘疫苗、肺炎疫苗等补充型二类疫苗，能够有效预防宝宝被相关病毒和细菌感染，从而降低发病率。免疫计划外疫苗可根据宝宝实际情况和家庭经济状况选择，在医生的指导下接种。

3 岁前的计划内疫苗

计划免疫包括两个程序：一个是全程足量的基础免疫，即在 1 周岁内完成的初次接种；二是以后的加强免疫，即根据疫苗的免疫持久性及人群的免疫水平和疾病流行情况适时地进行复种。这样才能巩固免疫效果，达到预防疾病的目的。

以北京市为例，0~3 岁的宝宝需要免费接种疫苗的时间顺序见下表：

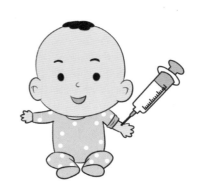

接种时间	疫苗名称	次数	可预防的传染病
出生 24 小时内	乙肝疫苗	第一针	乙型病毒性肝炎
	卡介苗	初种	结核病
出生 1 个月	乙肝疫苗	第二针	乙型病毒性肝炎
出生 2 个月	脊髓灰质炎疫苗	第一针	脊髓灰质炎（小儿麻痹）
出生 3 个月	脊髓灰质炎疫苗	第二针	脊髓灰质炎（小儿麻痹）
	无细胞百白破疫苗	第一针	百日咳、白喉、破伤风
出生 4 个月	脊髓灰质炎疫苗	第三针	脊髓灰质炎（小儿麻痹）
	无细胞百白破疫苗	第二针	百日咳、白喉、破伤风
出生 5 个月	无细胞百白破疫苗	第三针	百日咳、白喉、破伤风
出生 6 个月	乙肝疫苗	第三针	乙型病毒性肝炎
	A 群流脑疫苗	第一针	流行性脑脊髓膜炎
出生 8 个月	麻风疫苗	第一针	麻疹、风疹
出生 9 个月	A 群流脑疫苗	第二针	流行性脑脊髓膜炎
1 周岁	乙脑减毒活疫苗	第一针	流行性乙型脑炎
1.5 岁	甲肝疫苗（灭活）	第一次	甲型病毒性肝炎
	无细胞百白破疫苗	第四次	百日咳、白喉、破伤风
	麻风腮疫苗	第一次	麻疹、风疹、腮腺炎
2 周岁	乙脑减毒疫苗	第二次	流行性乙型脑炎
	甲肝疫苗（灭活）（与前剂间隔 6~12 个月）	第二次	甲型病毒性肝炎
3 周岁	A+C 群流脑疫苗	加强	流行性脑脊髓膜炎

专家强调，宝宝进行疫苗接种的时间不可以提前，但可以适当延后。这是因为每种疫苗都有自己特定的免疫程序，为保证疫苗的免疫效果，不能提前接种。但是，如果宝宝遇特殊情况确实不能按时接种，可略将接种时间推后。

3 岁前的计划外疫苗

计划外疫苗就是二类疫苗，属于自费疫苗，家长可以根据宝宝自身情况及家庭经济状况选择是否接种。如果选择注射计划外疫苗，应在不影响计划内疫苗的情况下进行。要注意接种过活疫苗（麻疹疫苗、乙脑疫苗、脊灰糖丸）要间隔 4 周才能接种死疫苗（百白破、乙肝、流脑及所有二类疫苗）。

同样以北京市为例，0~3 岁宝宝有选择性地自费、自愿接种此类疫苗，以下为二类疫苗的接种时间和顺序：

疫苗名称	预防疾病	使用人群与接种次数
五联疫苗	预防白喉、破伤风、百日咳、脊髓灰质炎、B 型流感嗜血杆菌	2 月龄以上的婴儿，在 2、3、4 月龄，或 3、4、5 月龄分别进行 1 剂基础免疫；在 18 月龄进行 1 剂加强免疫
B 型流感嗜血杆菌结合疫苗	B 型流感嗜血杆菌	一般需要打三针：第一针在孩子 2 月龄的时候接种，间隔 2 个月之后，也就是孩子 4 月龄的时候接种第二针疫苗，然后在孩子 1 岁以后再加强一针
水痘疫苗	水痘	19.5 月龄接种第一针，4 岁 14 天接种第二针
13 价肺炎疫苗	肺炎	共 4 次，2.5 月龄、3.5 月龄、4.5 月龄、12.5 月龄各 1 剂
流感疫苗	流感	用于 6 月龄以上儿童，季节性接种，首剂接种 2 剂，二剂之间间隔 1 个月，之后每年接种 1 剂
轮状病毒疫苗	秋季腹泻	2 个月至 3 岁以内婴幼儿每年口服 1 次，共 4 次

注：表中疫苗全部为自费疫苗，必须在医生指导下自愿进行接种

接种二类疫苗，获得更广泛的保护

第二类疫苗是对第一类疫苗的重要补充，传染病（如流感、水痘、肺炎等）会对孩子产生很大危害，接种流感疫苗是目前最有效的预防方法。

1 B型流感嗜血杆菌结合疫苗（Hib疫苗）：B型流感嗜血杆菌主要是通过空气飞沫传播，一般来说5岁以下尤其是2岁内的宝宝容易感染。可以引起小儿肺炎，还会引起小儿脑膜炎、败血症、脊髓炎、中耳炎、心包炎等严重疾病，是引起宝宝严重细菌感染的主要致病菌。

2 13价肺炎疫苗：肺炎链球菌是世界范围内引起死亡的重要原因之一，且是肺炎、脑膜炎、中耳炎、败血症等症的重要病原体。肺炎链球菌感染，一是来自自身带菌，当抵抗力降低时，病菌向下呼吸道侵犯引起肺炎；二是被带菌者或患者所传染，引起肺炎。

3 流感疫苗：流感病毒具有高度的传染性，主要传播途径是空气飞沫传播，在拥挤密闭的环境中容易传播，经常在幼儿园、小学中爆发。儿童感染流感之后容易引发肺炎、中耳炎和心肌炎等并发症。孩子年龄越小，对流感病毒的抵抗能力也越弱。

4 水痘疫苗：水痘病毒传染性很强，它的主要传播途径是空气飞沫传播，因此在幼儿园、小学中经常爆发。被感染后患儿出现发热及皮肤长水疱、脓疱，还可能造成肺炎、脑膜炎等并发症，或是并发细菌感染。

5 五联疫苗：通过4次接种完成对白喉、破伤风、百日咳、脊髓灰质炎和B型流感嗜血杆菌引起的五种感染性疾病的免疫。

6 轮状病毒疫苗：轮状病毒是3个月～2岁婴幼儿秋天发生腹泻时最常见的病原菌。这个疫苗对婴儿的保护率在60%～70%，虽然不能完全避免孩子得病，但接种之后可以减轻孩子腹泻症状。

孩子生病，90% 都是家长跑偏的爱

养育方式不当，导致孩子成"病秧子"

现在大多数家庭条件都不差，可是宝宝的身体状况并不好，其中很重要的原因是父母不当的育儿方式。父母的这几种养育方式很容易把孩子养成"病秧子"。

晚不睡早不起，作息不规律

科学研究表明，幼儿正常睡眠时间应该保持在 12~14 小时。随着年龄的增长，7~15 岁的儿童睡眠时间逐渐稳定，时间缩短至 9~10 小时。但是不代表晚睡用晚起来弥补，要符合正常的人体生物钟。只有大人早睡早起，少玩手机多陪伴孩子，才能养成孩子良好的作息习惯和健康的生活节奏。睡饱了，免疫力才会好。

担心孩子冷，外出总多穿几件

当代父母不少都需要白天外出工作，不得不把孩子交给家里的老人抚养。可是老一辈的育儿观念很多都是错的。比如每次出门，老人都会给孩子多穿两件裹成"粽子"，其实孩子的新陈代谢很快，穿太厚反而影响孩子的肢体活动，也容易导致活动出汗多，这样就更容易受凉感冒了。所以才说，"有一种冷，叫姥姥觉得我冷"。

生怕孩子营养不够，总让吃大鱼大肉

大鱼大肉有营养是没错，可要看孩子是不是能消化得了。吃太多肥甘厚腻，容易引起消化不良，过剩的营养蓄积在体内，反而容易导致积食、肥胖等。

○ 孩子不吃饭就怕饿着，想着办法往嘴里塞

很多家长对孩子吃饭有执念，孩子不爱吃就使劲哄，变着法子往嘴里塞。其实孩子是知道饥饱的，如果他这顿吃得少了或者不吃，可能是上一顿吃得太丰富还没完全消化，这时候就不要再逼他吃了，以免引起积食，或让孩子产生抵触情绪。

○ 孩子一有风吹草动就往医院跑，又是打针又是输液

频繁用药、打针或者输液，其实是在破坏孩子的免疫力。如果孩子生病了，能吃药不打针，能打针不输液，治病动静越小越好。

此外，要注意抗生素的使用，很多家长认为使用抗生素治疗效果又好又快，其实对孩子造成的危害相当大，会杀灭孩子体内的有益菌，导致有害菌更容易繁殖，降低孩子的防御功能，同时，去医院还容易引起交叉感染。如果孩子精神状态好，有的小病可以在家观察护理。

健康干预：要想小儿安，三分饥与寒

○ 正确解读"三分饥"

"三分饥"并不是不让孩子吃饱，而是不要让孩子吃得过饱，每餐七成饱即可。孩子食量本来就小，如果一味让孩子多吃，很容易过量，看似为孩子好，实则不利于孩子成长，会引发各种健康问题。

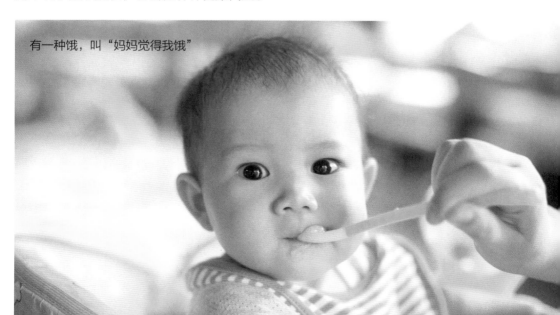

有一种饿，叫"妈妈觉得我饿"

积食	婴幼儿的胃不像成人那样呈垂直位，而是处于横位或半横位，正常喂食之后，为了避免宝宝呕吐，需要把宝宝竖抱着拍拍背，使胃内空气排出来。如吃得太饱，胃内食物过多，空气难以排出，就易出现呕吐。 吃得太饱会加重小儿胃肠道的负担，容易出现腹胀、腹痛、便秘、腹泻等问题。
身材矮小	人在饥饿状态下，会促进脑垂体更多地分泌生长激素，可刺激儿童骨骼生长。因此，每次给宝宝喂奶不要太饱，否则会阻止生长激素分泌，让孩子长不高。
影响智力发育	宝宝吃得过饱，会造成脑缺血，因为此时胃肠里血液供给增多，而脑部相对处于缺血状态，脑部需要的养料和氧气供给相对减少，就会影响脑的发育，从而引起宝宝智力发育障碍。
肥胖	宝宝吃得过饱会导致营养过剩，营养过剩不仅导致肥胖儿，同样还会导致"肥胖脑"。脂肪在脑组织堆积过多，大脑皮层的脑回变浅，脑的皱褶减少，并且神经脉络丛的发育也差，使宝宝智力水平降低。

孩子体力旺，这样保持"三分寒"

"三分寒"指的是让孩子的皮肤、呼吸道等适当接触外界的寒冷环境，以尽快适应外界环境的气候变化及寒冷刺激，逐渐提高御寒能力，进而提高体温调节中枢的调节能力，最终达到提高抵抗力的目的。

孩子基础体温本来就比成人稍高，也就是我们常说的孩子"火力壮"，所以孩子1岁以后穿衣应该比大人少一件。如果给孩子穿衣过多，孩子稍动就会出汗，贴身衣服汗湿后加快体表能量的散失，影响人体调节体温的能力，出现衣服穿得多而四肢冰凉的现象。

另一方面，衣服穿太多也会影响活动，身体本身产生的能量大大减少，对外界冷空气的抵抗能力也随之降低，体质也会越来越差，最终形成恶性循环。

新生儿常见问题的护理及措施

区分生理性黄疸与病理性黄疸

○ 生理性黄疸的特点

1. 在生后2~3天出现黄疸并逐渐加深，在第4~6天为高峰，第2周开始黄疸逐渐减轻。

2. 黄疸程度不高，其颜色不会呈金黄色。黄疸主要分布在面部及躯干部，小腿、前臂、手及足心常无明显的黄疸。若抽血测定胆红素，足月儿在黄疸高峰期胆红素不超过205.2微摩/升（12毫克/分升），早产儿不超过256.5微摩/升（15毫克/分升）。

3. 足月儿的生理性黄疸在第2周末基本消退，早产儿黄疸一般在第3周内消退。

4. 小儿体温正常，食欲好，体重渐增，大便及尿色正常。

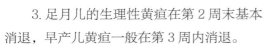 医生建议

如果已经确定是生理性黄疸，不需要治疗，正常喂养就可以了。足月儿在2周内、早产儿最迟4周内会自行恢复正常。

○ 病理性黄疸的特点

1. 黄疸出现过早：足月儿在生后24小时以内，早产儿在48小时以内出现黄疸。

2. 黄疸程度较重：血清胆红素超过同日龄正常儿平均值，或每日上升超过85.5微摩/升（5毫克/分升）。

3. 黄疸进展快，或病情反复。

4. 黄疸持续时间长（足月儿超过2周，早产儿超过3周）或黄疸消退后又出现。

 医生建议

病理性黄疸目前在治疗上多采用照光治疗。通过照光，加速体内的胆红素转换和排出。照光后仍无法改善的宝宝，必须用药物或换血来治疗。如果黄疸是由于胆道闭锁所造成的，就需要手术治疗了。

5. 黄疸伴有其他临床症状，或血清非结合胆红素大于 25.7 微摩／升（1.5 毫克／分升）。

正确辨识马牙与鹅口疮

○ 婴儿马牙通常不用治疗

马牙，是指婴儿出生 1 个月左右，在上腭中段偏向两侧处和牙根处出现的一系列白色或浅黄色的小斑点，其形似牙齿，故称为马牙。马牙的出现有时候会引起宝宝不适，如牙床发痒、发胀，出现烦躁不安、咬奶嘴等现象。一般来说，宝宝吮吸母乳时牙床与乳头的反复摩擦会使马牙受到频繁摩擦而最终消失，通常不用治疗。

 医生建议

在每次喂奶结束后，用洁净的毛巾或餐巾纸把宝宝的嘴角、嘴唇和下颌等部位擦干净，保证皮肤和口腔黏膜的清洁。

不能用毛巾蘸取盐水擦去马牙，或试图用针挑破马牙，这样不但不利于去除马牙，反而会损伤宝宝娇弱的口腔，增加感染风险。

○ 鹅口疮需要及时就医

鹅口疮是婴儿常见的口腔疾病，多在婴儿缺乏营养或身体素质较差时发作，主要是因白色念珠菌感染。新生儿可在母亲产道中被此类病菌感染，或因为妈妈乳头或成人手指带菌而被感染。

鹅口疮的表征是牙龈处有许多白色细小斑膜附着于口腔。

病情初期，婴儿没有明显不适感觉，吃奶、吃饭时可能觉得不舒服。	病情较严重时，宝宝出现疼痛、情绪不安、食欲不振、哭泣不止等情况，甚至会出现低热不退的现象。	如果病灶向咽部发展，就会影响宝宝的吞咽动作，如波及呼吸道会诱发肺炎甚至全身感染。

医生建议

　　鹅口疮在外观上与马牙相似，难以区分。这里有一个简单的判断方法：用棉签擦拭白色斑膜，如果可以擦掉，并且黏膜下方出现了明显的血迹，那就说明宝宝可能患有鹅口疮，需要接受涂片化验来确诊。一旦确诊为鹅口疮，主要治疗手段是抗真菌治疗：

　　1.用2%～5%碳酸氢钠（即小苏达）清洗。用棉签蘸取小苏打水，每日3次帮宝宝擦拭，严重的可增加擦拭次数。

　　2.遵医嘱使用制霉菌素涂口腔，每天2～3次。

生理性体重下降

　　新生儿出生后的最初几天，睡眠时间长，吸吮力弱，吃奶时间和次数少，肺和皮肤蒸发大量水分，大小便排泄量相对多，再加上妈妈开始时乳汁分泌量少，所以新生儿在出生的头几天体重不增反降，这是正常的生理现象，俗称"塌水膘"，新妈妈不必着急。在随后的日子里，新生儿体重会迅速增长。

　　正常情况下，出生3～4天时宝宝的体重达到最低点，之后逐渐回升。在出生后第7～10天，宝宝体重会明显增加，每天大约增加30克，到满月时体重将比出生时增加600～800克。

　　需要指出的是，若出生后体重减轻超过出生时体重的7%，则应高度警惕，并采取相应措施干预。

 医生建议

　　体重低的宝宝在体温调节方面会有一定困难，因此在家庭护理中，室内温度要保持在24～28℃，室内相对湿度55%～65%。如果室内温度达不到，可以考虑用暖水袋给宝宝保温，但一定要注意安全。

　　在哺喂时，有些宝宝吸吮反射较好，可以直接哺乳；若宝宝无法吸吮，则需要用滴管或者胃管哺喂。

乳痂可千万别乱抠

很多新生宝宝头上都有一层"垢"，很像头皮屑，这就是常说的乳痂。有的是厚厚的、油油的、呈黄或棕色，有的是鳞片状或碎壳渣样。

有的妈妈一看宝宝长了乳痂，就想赶紧把它弄掉。但和又痒又难受的湿疹不同，乳痂通常出现在宝宝刚出生的几个月里，一般不会引起任何不适，到 6～12 月时就会自行消失，几乎不影响宝宝的生活。所以不必强迫症般除去乳痂。

 医生建议

去除宝宝的乳痂，可以把婴儿油涂在乳痂上，滋润 5～10 分钟，然后用婴儿洗发露清洗，不要想着能一次性去除干净，每天坚持，会慢慢减少。

切忌强行去乳痂。曾经就有家长忍不住用梳子给宝宝刮乳痂，最后导致孩子头皮破损感染发炎。

掏耳屎，当心伤到娃耳道

很多妈妈喜欢给宝宝挖耳屎。但是家长们自以为很舒坦的"掏耳朵"，很有可能会伤害孩子的耳道。

婴幼儿的耳道较成人来说更窄更短，皮肤免疫力也更弱，频繁掏耳屎很容易引起外耳道炎。掏耳时如果掌握不好"尺度"，还会伤到耳膜。

 医生建议

其实正常的耳屎是不会影响耳朵健康的，相反它还能保护宝宝的耳朵，阻隔微生物、小虫子甚至水。大部分耳屎是可以自行排出的，可能不经意间，宝宝的耳屎就会自己从耳朵里掉出来。

如果宝宝耳屎太多，出现明显的不舒服，建议家长带其去医院找医生处理。

婴儿常见问题的护理及措施

红臀了，让小屁屁远离湿热

红臀，即尿布疹。主要是由于宝宝娇嫩的皮肤受尿液的刺激而发生的，严重时可能会导致宝宝臀部皮肤破溃。因此，尿布应选择易清洁、柔软、吸水力强的材质，而且不要在宝宝尿布下垫塑料布等不透气的材质。洗尿布时应将尿布彻底洗净，用开水烫洗后在阳光下晒干，以备再用。穿纸尿裤的宝宝，纸尿裤选择要考虑透气性好（不会捂出红屁股），柔软舒适度高（不会摩擦宝宝肌肤），吸水性强（不会出现侧漏、反渗），弹力腰围好（不会太勒，可防止漏尿）等基本条件。

 医生建议

如果宝宝出现了红臀，要注意为宝宝勤换尿布或纸尿裤。每次换尿布或纸尿裤后用温水将宝宝臀部洗净并用软纸蘸干。

宝宝臀部干爽后，可涂一些护臀霜，也可以涂经过消毒的植物油。若皮肤已出现破溃，最好去医院就诊，遵医嘱用药。

小儿夜啼，这样正确护理

夜啼是一种婴儿睡眠障碍，常见于半岁内的宝宝。它不仅会影响宝宝的生长发育，还会扰乱父母正常休息。

 医生建议

1. 让婴儿养成良好的作息规律，到点就睡。睡前安抚宝宝情绪，不逗弄宝宝。
2. 如果婴儿夜间惊醒，可以用温柔地语气安慰宝宝，可以抱抱他。但最好不要开灯，光线的突然变化也会影响宝宝入睡。
3. 不要在宝宝临睡前喂得过饱，过多的食物摄入会在胃中滞留引起宝宝肠胃不适。
4. 睡前让婴儿进行排泄，以免被小便、大便憋醒。临睡前换新的尿布或纸尿裤，以免脏尿布或纸尿裤引起宝宝不适而啼哭。
5. 白天让宝宝进行适量活动，增加户外时间以消耗多余精力，有利于宝宝晚上安睡。另外，不要让宝宝在白天长时间睡觉。

PART 2 持续健康监控，妥善护理少生病

肠绞痛，其实会自愈

肠绞痛常发生在6个月内的宝宝身上，4~6个月会自行缓解。主要表现为持续性哭闹，这种哭闹多出现在傍晚，且每天发生在某一固定时段。

宝宝哭闹多是突发性尖叫，有时会呈现声嘶力竭的大哭。摸其腹部，通常胀胀的。有时伴有头部摇晃、全身拱直、呼吸略显急促的现象。

上述这些表现可以持续数十分钟至数小时之久，无论如何摇、抱、哄，往往都不太有用，直到宝宝精疲力竭方才罢休。有时在排便或放屁后会稍有改善。

 医生建议

1. 按摩：在手上涂一层婴儿润肤霜或者婴儿油，顺时针按摩腹部，有助于排出肠道内的气体。
2. 飞机抱：让宝宝的身体趴在妈妈前手臂上面，确保宝宝头部枕在妈妈的肘弯里。前臂收拢，让宝宝身体侧面靠在妈妈身上，防止宝宝翻出去。适当的俯卧有助于缓解肠绞痛。
3. 注意睡姿：可以利用侧睡枕将孩子保持在侧卧位。这样的姿势对孩子的腹部有一定压迫，可以在一定程度上缓解腹部疼痛。
4. 打襁褓：用小被子将宝宝轻轻包裹起来，让宝宝在襁褓里寻找最熟悉的记忆。襁褓的作用相当于妈妈的子宫，让宝宝释放压力，以缓解肠绞痛。
5. 吸吮法：可以吸吮妈妈的奶头或安慰奶嘴，帮助缓解疼痛。

合理判断攒肚与便秘

○ 攒肚的宝宝情绪稳定，不哭闹

攒肚是宝宝的肠道功能进一步发育完善的结果，对食物的吸收率高了，因此需要排出体外的废物就少了，就会形成"攒肚"的现象。一般2~3个月的宝宝更容易出现攒肚。可表现为3~15天不排便，但放屁正常，精神头儿也正常，不影响食欲，排便时不费力，单纯表现为排便时间延长。如果爸爸妈妈实在担心，可以每天给宝宝按摩一下小肚子，增加肠道蠕动，帮助其消化。

 医生建议

攒肚一般不用特别处理，如果担心宝宝消化不完全，除了按摩腹部帮助宝宝肠道运动外，还可以让宝宝自己运动，也能起到同样的效果。让宝宝多趴一趴、多翻身，如果宝宝还不会这些，可以扶着宝宝的脚，帮宝宝蹬蹬腿。

○ 排便费劲，90% 是便秘

宝宝在任何时期都有可能会出现便秘的情况。宝宝在便秘时肚子摸着会硬硬的，而且尝试排便时小脸也可能会变得红红的，还有可能出现哭闹不止的情况，便秘期间宝宝放的屁也非常臭。

 医生建议

　　每天坚持给孩子做按摩，按摩的部位就是腹部，家长可以用自己的手掌轻轻在宝宝腹部进行按揉，以肚脐为中心，顺时针按摩 3~5 分钟，每天 3 次。也可以给宝宝做仰卧屈伸运动，用手抓住宝宝的双腿，让他做屈伸运动或骑自行车的蹬踏运动，每次 3~5 分钟。这两种方法对促进婴儿肠胃蠕动非常有效。

　　平时多补充水分，添加辅食的宝宝应增加饮食中膳食纤维的摄取量，以扩充粪便体积，促进肠蠕动，减少便秘的发生。必要时可补充益生菌制剂，但应遵医嘱。有些便秘是疾病导致的，若饮食疗法不能纠正，应及时到医院就诊，以免耽误治疗。

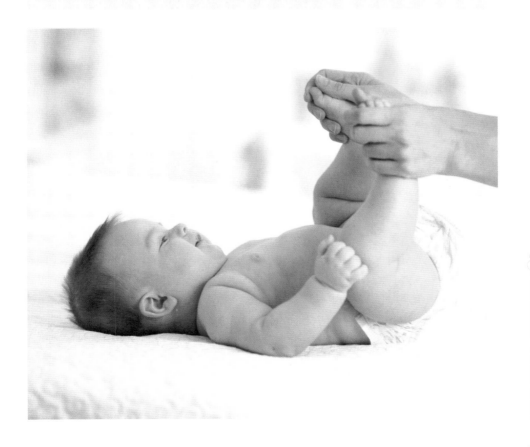

Part 2 持续健康监控，妥善护理少生病

湿疹，瘙痒难耐的皮肤炎症

湿疹是一种常见的、由多因素引起的过敏性皮肤炎症。瘙痒，可以说是这一病症带给孩子最大的痛苦，让孩子变得烦躁不安，会不断地搓擦搔抓患处致使皮肤破损，进而易继发细菌感染，导致脓疱、脓痂。湿疹会随着孩子年龄的增长而逐渐减轻，除少数湿疹严重的孩子会迁延至儿童期甚至成人期，绝大多数可以痊愈。

○ 食物过敏

比如对牛奶蛋白过敏，一喝普通配方奶就起疹子；对鸡蛋过敏，刚添加蛋黄湿疹就出现了。

○ 环境过敏

吸入式过敏原比如尘螨、刺激性气体，接触性过敏原比如真菌、化妆品、化纤用品，以及环境湿热、干燥等。

多数孩子出生后 1~2 个月开始出现湿疹，因为体质和生活环境的不同，有的孩子可能会晚一点。刚开始皮肤微红，随后会出现很小的斑点状红疹，严重的会形成水疱。通常干燥会加重或诱发湿疹。

 医生建议

1. 如果宝宝只是头部出现湿疹，可以不去处理，如护理得当，通常 4~6 周会自行消退。
2. 症状很轻时，注意保持宝宝皮肤清洁、滋润，每天可在患处涂婴儿专用润肤霜，有助于缓解湿疹。也可用炉甘石洗剂，用时摇匀，取适量涂于患处，每天 2~3 次，或在洗澡时使用。症状反复或较为严重时，在医生指导下进行治疗，通常会给予激素类药膏，遵医嘱使用。
3. 渐退的痂皮不可强行剥脱，待其自然痊愈，或者可用棉签浸熟香油涂抹，待香油浸透痂皮，用棉签轻轻擦拭。
4. 患儿皮损部位每次在外涂药膏前先用生理盐水清洁，不可用热水或者碱性肥皂液清洗，以减少局部刺激。

宝宝厌奶，请辨清真伪

宝宝厌奶的现象普遍发生在 4~6 个月，甚至有的宝宝 3 个月便有厌奶的现象。厌奶期会持续多久因人而异，有的一两周，有的可能会持续半年。婴儿厌奶通常分为病理性厌奶和生理性厌奶。

⚬ 生理性厌奶

生理性厌奶宝宝的特征是发育正常，活力很好，只是吃奶量暂时减少，一段时间后能自行恢复食欲。

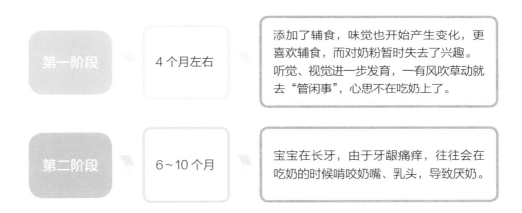

第一阶段	4 个月左右	添加了辅食，味觉也开始产生变化，更喜欢辅食，而对奶粉暂时失去了兴趣。听觉、视觉进一步发育，一有风吹草动就去"管闲事"，心思不在吃奶上了。
第二阶段	6~10 个月	宝宝在长牙，由于牙龈痛痒，往往会在吃奶的时候啃咬奶嘴、乳头，导致厌奶。

⚬ 病理性厌奶

如果宝宝健康出了问题，如慢性疾病、急性感染等，就会表现出吃得少、睡不好、活力差。这属于病理性厌奶期，需要就医，请医生诊断，治疗。

⚬ 按月龄，算一算吃奶量

宝宝进入厌奶期之后，最明显的症状就是吃奶量变少了，因此可以计算宝宝每天所喝的奶量，如果低于所需奶量，没有生病，很有可能进入了厌奶期。

一般而言，4 个月内的宝宝，奶量的计算公式是以宝宝的体重和每天的餐次来计算。

［体重 ×（120~150）毫升］÷ 每日餐次 = 一餐的奶量

例如：4 个月大的宝宝，体重大约 5.5 千克，一天大约喝 6 餐奶，则每餐为 120～138 毫升。

[5.5 千克 ×（120～150）毫升] ÷6＝110～138 毫升

○ 看一看生长曲线图

每次带宝宝看门诊时，医护人员都会测量并记录宝宝的重要生长指标，如头围、身高、体重等，不妨将这些数据对应儿童健康手册上的生长曲线，观察一下是否在正常范围内，若数值都正常，家长就可以放心。

假设宝宝的生长曲线一直都在 50% 左右，到了厌奶期，刚开始并不会有太大变化。但如果宝宝吃得很少，又没有额外添加辅食，生长曲线就会下降，可能从 50% 掉到 20%，这就表示厌奶已经对宝宝的生长发育造成严重影响了，需要干预。

 医生建议

第一招　尝试变换喂奶方式，如由亲喂变成奶瓶喂，由奶瓶喂变成杯喂或勺喂。

第二招　尝试更换奶粉，即新牌子奶粉与老牌子奶粉先交替吃，然后逐渐减少老牌子奶粉的量，不能一下子就换品牌。

第三招　保持轻松愉快的心情，如果妈妈紧张、焦虑，宝宝会有所感应，也会感到紧张，从而影响食欲。与宝宝保持平静温和的眼神交流，宝宝会更专注于吃奶。

第四招　营造理想的进食环境，在一个安静、不干扰的场所喂奶。

第五招　拉长两顿饮食之间的时间，可以根据月龄的不同安排吃奶和吃辅食的时间，喂养不要过于频繁，吃奶前至少 1 小时不要给宝宝吃东西，水也不要喝太多。

第六招　加大宝宝的运动量，经常带宝宝出门活动，可增加其食欲。

宝宝常见病护理及处理

细菌性感冒与病毒性感冒要区别对待

感冒类别	细菌性感冒	病毒性感冒
病因	与人体抵抗力下降有关，由细菌感染所致	包括普通感冒、流行性感冒以及病毒性咽炎
传染性	很少出现爆发	容易传染，通过咳嗽、打喷嚏、唾液等途径都可以传染，且传染性强、不容易控制、传播速度快、范围广等。即便是普通感冒也具有传染性
发病部位	引起上呼吸道感染，扁桃体、咽喉部位红肿、疼痛严重	一般引起呼吸道的感染，表现为流鼻涕比较严重，咽、扁桃体等部位反而不容易红肿
全身性症状	全身性的身体不适，如乏力、酸痛、没精神、嗜睡等，如果治疗不及时，还可能并发支气管炎、胃炎等。开始可能低热，2~3天后可能加重	发病比较急，发热时间长、体温较高，但全身性不适感比较轻。若为流感，全身症状较重
血液检查结果	可能引起白细胞计数增高，也就是我们常说的血象高	可能会引起白细胞计数偏低或正常

医生建议

孩子感冒初期可通过加强家庭护理缓解症状，使宝宝舒服一些。如咳嗽，多给宝宝拍背，有助于排痰，1岁内的宝宝可尝试将头部方向的床垫抬高成一个倾斜；流鼻涕，用橄榄油等薄薄地涂抹在清洁后的鼻腔黏膜，可以减少分泌物分泌；鼻塞，用棉签蘸少量的清水或生理盐水将鼻涕轻轻除去。

若发热超过48小时，或者出现咳嗽、呕吐、精神不振等症状，需要去医院验血以确认是细菌感染还是病毒感染，根据验血结果对症用药。还要依据医生听诊肺部或拍胸片，看看有没有肺炎。

体温超过38.5℃，根据孩子的实际情况判断是否用退烧药。38℃以下属于低热，可采取物理降温，如喝水等。注意清淡饮食，不要吃油腻性食物。

○ 小儿感冒食疗方

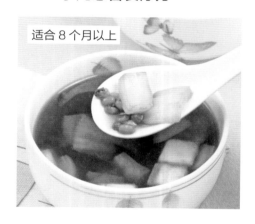

适合8个月以上

风热方 白菜绿豆饮

材料 白菜帮2片，绿豆30克。

做法

1 绿豆洗净，放入锅中加水，用中火煮至半熟；将白菜帮洗净，切成片。

2 白菜帮片加入绿豆汤中，同煮至绿豆开花、菜帮烂熟即可。

功效 清热解毒，适合风热感冒。

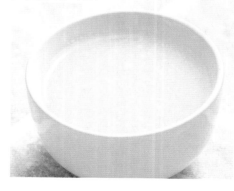

适合1岁以上

风寒方 生姜萝卜汁

材料 白萝卜50克，生姜5克。

调料 蜂蜜5克。

做法

1 将白萝卜切碎，压出汁；将生姜捣碎，榨出少量姜汁，加入萝卜汁中。

2 在生姜萝卜汁冲入温水，用蜂蜜调匀即可。

功效 祛寒疏风，适合风寒感冒。

巧用推拿，宝宝少感冒

小儿推拿，是以中医理论为指导，应用手法于穴位作用于孩子的机体，以调节脏腑、经络、气血功能，从而达到防治疾病的目的。孩子患了感冒，其实也可以运用小儿推拿来缓解不适。

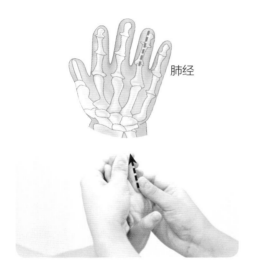

肺经

清热宣肺治感冒

精准取穴 无名指掌面指尖到指根成一直线。

推拿手法 用拇指指腹从无名指指根向指尖方向直推为清，称清肺经，推 100～300 次。

取穴原理 清热宣肺。主治孩子感冒、发热、胸闷、咳喘、盗汗等症。

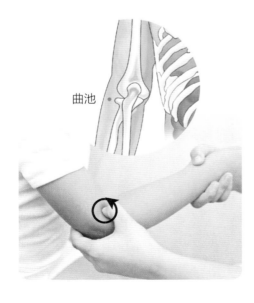

曲池

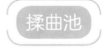

解表退热效果好

精准取穴 屈肘，在肘窝桡侧横纹头至肱骨外上髁中点。

推拿手法 用拇指指端按揉肘部曲池穴 100 次。

取穴原理 疏通经络、解表退热、利咽。主治孩子风热感冒、咽喉肿痛、咳喘、肩肘关节疼痛等症。

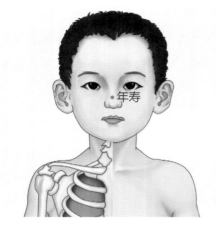

掐推年寿 感冒鼻塞
一按见效

精准取穴 鼻上高骨处，准头上。

推拿手法 一手扶孩子头部，另一手拇
指指甲掐年寿穴称为掐年寿，
掐 3~5 次；以两手拇指自年
寿穴向两鼻翼分推，称为分推
年寿，分推 30~50 次。

取穴原理 用于孩子鼻干、感冒鼻塞、
慢惊风等。

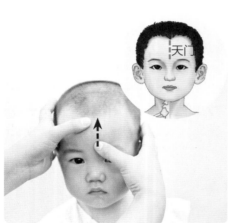

开天门 散热通窍
效果好

精准取穴 两眉中间（印堂）至前发际
正中的一条直线。

推拿手法 拇指自下而上交替直推天门
30~50 次，叫开天门。

取穴原理 提神醒脑、安神镇惊、祛风
散邪、通鼻窍。主治孩子外
感发热、头痛、惊风、精神
不振、呕吐等。

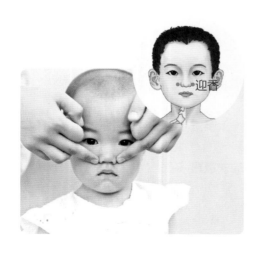

揉迎香 缓解鼻塞、
流鼻涕

精准取穴 鼻翼外缘，鼻唇沟凹陷中。

推拿手法 用两手食指分按两侧迎香
穴，揉 20~30 次。

取穴原理 揉迎香，可宣通鼻窍。用于
感冒引起的鼻塞流涕、呼吸
不畅等症。

热时，滥用退热药等于重创宝宝免疫力

当孩子生病发热时，家长都会心急如焚，担心烧得太厉害会"烧坏脑子"，立刻就给孩子吃退热药。这样做其实是错的，发热38.5℃以下不会烧坏脑子，并不是烧退下来就没事了。

○ 正确选择退热药

如孩子出现发热（38.5℃），可根据具体情况选择下表列出的退热药。需要注意的是，退热药要谨慎使用，并且一定要遵医嘱。

药物类别	代表	疗效	不良反应
对乙酰氨基酚	泰诺林	吸收快速而完全，口服30分钟内产生退热作用，但控制体温的时间较短，2~4小时	常规剂量下不良反应少，偶尔可引起恶心、呕吐、出汗、腹痛、皮肤苍白等，但长期大量使用会导致肝肾功能异常，也可增加婴儿哮喘的发病率。6个月以下高热患儿优选
布洛芬	美林	散热效果维持时间长，平均保持退热时间为5小时，退热平稳持久，且毒性低。对于39℃以上的高热，布洛芬退热效果比对乙酰氨基酚要好	可引起轻度的胃肠道不适，偶有皮疹、耳鸣、头痛，还会影响凝血功能及转氨酶升高等，也有引起胃肠道出血和加重溃疡的报道。一般用于6个月以上的高热患儿

 医生建议

美国儿科学会关于退热的最新指南里反复强调一点：除非是超高热，发热不会对孩子造成伤害，相反是有好处的。体温升高可以减少孩子体内微生物的复制和繁殖，有利于致病微生物的清除，发热对于孩子的病情恢复是有利的。

1. 退热药一般4~6小时服用1次，每日不超过4次。
2. 尽量选用一种退热药，中成感冒药常含对乙酰氨基酚成分，应避免重复用药。
3. 不宜空腹给药，尽量饭后服用，以避免药物对胃肠道的刺激。
4. 疗程不宜超过3天，热退即停服，服药3天后仍发热，应咨询医生。
5. 服退热药后应多饮水，及时补充电解质，以利于排汗降温，防止发生虚脱。
6. 如果是体弱、脱水的患儿，不宜服用解热发汗的药物，以免加重病情。
7. 当体温在39.1~41℃时，易发生惊厥，需密切关注体温变化。

○ 小儿发热食疗方

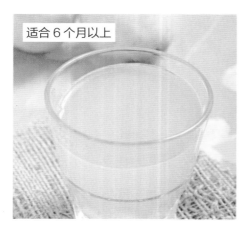

适合 6 个月以上

鲜梨汁

材料 雪梨 1 个。

做法

1 将雪梨洗净，去皮、去核，切成小块。

2 将雪梨块放入榨汁机榨成汁即可。

功效 具有清热、润肺、止咳的作用，适用于发热伴有咳嗽的宝宝。

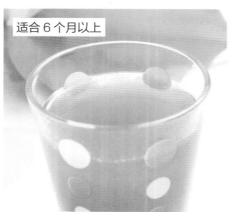

适合 6 个月以上

鲜苹果汁

材料 苹果 50 克。

做法

1 苹果洗净，去皮、去核，切小块。

2 将苹果块放入榨汁机中，加入适量饮用水，搅打均匀即可。

功效 含有维生素 C，可以补充营养。苹果汁宜现切现榨，这样能更多地保留苹果中的营养。

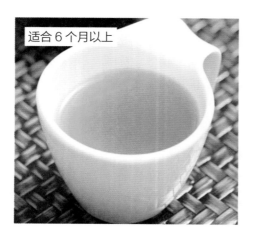

适合 6 个月以上

葱白豆豉汤

材料 葱白 30 克，淡豆豉（药店可以购买）3 克。

做法

1 葱白（最好带着葱须）洗净，切成小片，放入锅里。

2 淡豆豉放入锅里，加入 200 毫升水，盖上锅盖，大火煮开，小火煮 5 分钟。滤掉葱白，放凉给孩子喝即可。

巧用推拿，缓解发热

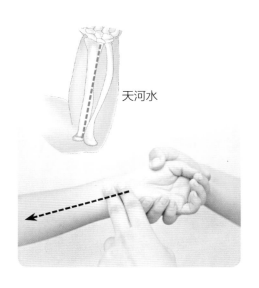

天河水

清天河水 **清热解表、泻火除烦**

精准取穴 前臂正中，自腕至肘成一
直线。

推拿手法 用食、中二指指腹自腕向肘
直推天河水 100～300 次。

取穴原理 清热解表、泻火除烦。主治
孩子外感发热、内热、支气
管哮喘等病症。

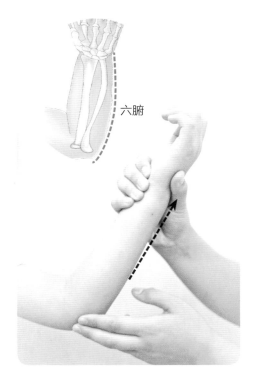

六腑

推六腑 **清热、凉血、
解毒**

精准取穴 前臂尺侧，腕横纹至肘横纹
成一直线。

推拿手法 用拇指指端或食、中二指指
端沿着孩子的前臂尺侧，从
肘横纹处推向腕横纹处，操
作 300 次。

取穴原理 清热、凉血、解毒，对感冒
引起的发热、支气管哮喘有
调理作用。

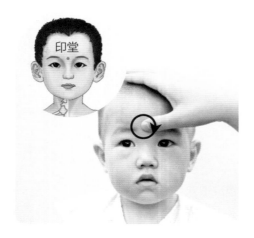

 掐揉印堂 　外感发热
的克星

精准取穴 前正中线上，两眉头连线的中点处。

推拿手法 用拇指指甲掐印堂3~5次，叫掐印堂；用指端按揉印堂10次，叫揉印堂。

取穴原理 安神定惊、明目通窍。主治孩子感冒、头痛、惊风、抽搐、近视、斜视、鼻塞等。

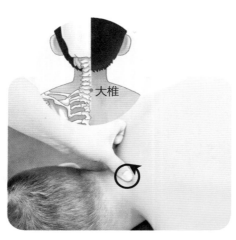

揉大椎 　清热解表
的良穴

精准取穴 后背正中线上，位于第7颈椎与第1胸椎棘突之间。

推拿手法 每天用拇指揉大椎穴30~50遍。

取穴原理 清热解表。主要用于调治孩子外感发热。

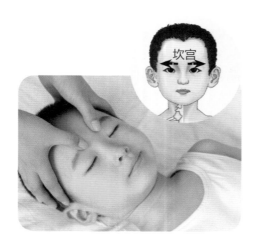

 推坎宫 　缓解外感
发热头痛

精准取穴 从眉心沿眉毛两侧至眉梢的一条横线。

推拿手法 用两拇指指腹自眉头向眉梢分推坎宫24次，叫推坎宫，也叫分阴阳。

取穴原理 发汗解表、开窍醒目，能缓解孩子头痛、感冒、发热、头晕等症。

治咳有方，先找到原因再止咳

咳嗽种类	表现症状	医生建议
上呼吸道感染引发的咳嗽	多表现为一声声刺激性咳嗽，好似咽喉瘙痒，无痰；不分白天黑夜，不伴随气喘或急促的呼吸。宝宝嗜睡，流鼻涕，有时可伴随发热，体温不超过 38℃；精神差，食欲不振，出汗退热后症状持续 3~5 日后消失	上呼吸道感染时小儿的鼻腔黏膜已发炎，如再吸入干燥空气，将会使鼻腔更为不适，还会加重咳嗽。因此，要保持房间空气湿润，可以使用加湿器、挂湿毛巾、用水拖地板或在房间里放一盆清水等方法增加空气湿度。同时保持呼吸道通畅，宝宝睡觉时可将上半身垫高。如果咳嗽和鼻塞症状持续 1 周仍未见好转，应该尽快就医
支气管炎引发的咳嗽	支气管炎通常继发于上呼吸道感染，多由细菌感染导致。咳嗽有痰，有时剧烈咳嗽，一般在夜间咳嗽次数较多并发出咳喘声。咳嗽最厉害的时间段是孩子入睡后的 2 小时，或早晨 6 点左右	应去医院治疗，遵医嘱服用相关药物。孩子不能吃太甜或太咸的食物，否则会加剧咳嗽
咽喉炎引起的咳嗽	咳嗽时发出"空、空"的声音，声音嘶哑，有脓痰，咳痰少，多数被咽下。较大的宝宝会诉咽喉疼痛，不会表述的宝宝常表现为烦躁、拒哺	及时就医，请医生明确诊断后对症治疗
过敏性咳嗽	持续或反复发作性的剧烈咳嗽，多呈阵发性发作，晨起较为明显，活动或哭闹时咳嗽加重。孩子遇到冷空气时爱打喷嚏、咳嗽，但痰很少，以花粉季节较多	注意平时尽量不要让孩子感冒了。对有哮喘家族史及其他过敏性病史的宝宝，应及早就医诊治，避免咳嗽发展成哮喘

○ 小儿咳嗽食疗方

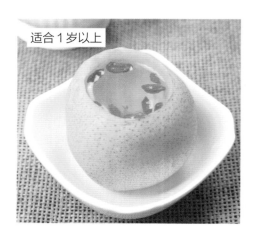

适合1岁以上

风热方 蜂蜜蒸梨

材料 鸭梨1个，蜂蜜、枸杞子各5克。

做法

1 将鸭梨洗净，用刀削掉顶部，再用小勺将内部的核掏出来。

2 将梨肉挖出一些，放清水、枸杞子、蜂蜜。

3 梨放小碗内，上锅蒸20分钟即可。

功效 生津润燥，清热化痰。

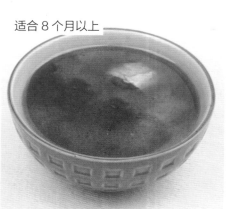

适合8个月以上

寒咳方 姜枣红糖汤

材料 红糖20克，生姜15克，红枣30克。

做法

1 将生姜和红枣洗净。

2 锅中加入生姜、红枣和红糖，放入3碗水熬煮至只剩一半的量。

功效 祛风散寒、缓解咳嗽。

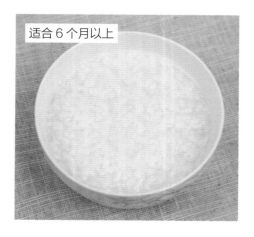

适合6个月以上

热咳方 贝母粥

材料 贝母粉10克，大米50克，冰糖适量。

做法

1 大米洗净，加冰糖煮粥。

2 待米开花汤未稠时调入贝母粉，改小火煮2分钟左右即可。

功效 清热止咳、补脾和胃。

巧用推拿，宝宝不咳嗽

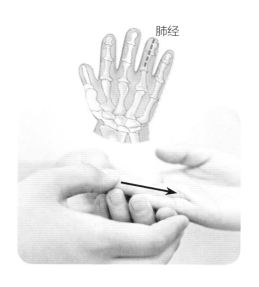

肺经

补肺经 补肺止咳

精准取穴 无名指掌面指尖到指根成一直线。

推拿手法 用拇指指腹从孩子无名指指尖向指根方向直推 100 次。

取穴原理 补肺经可补益肺气、化痰止咳。主治感冒、发热、咳嗽、气喘等。

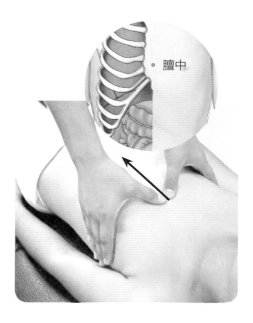

膻中

 推膻中 理气宽胸止呕

精准取穴 前正中线上，两乳头连线的中点处。

推拿手法 用拇指桡侧缘或食、中二指指腹自孩子天突（在颈部，当前正中线上，胸骨上窝中央）向下直推至膻中 100 次。

取穴原理 理气宽胸、止咳化痰、止呕。推膻中能有效改善孩子咳嗽、气喘、呕吐、打嗝等症状。

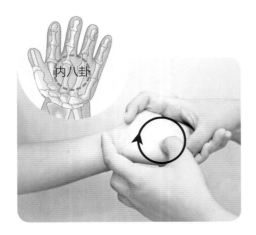

运内八卦　理气止咳消食

精准取穴 手掌面，以掌心（内劳宫穴）为圆心，以圆心至中指根横纹内 2/3 和外 1/3 交界点为半径画一圆，内八卦即在此圆上。

推拿手法 用拇指指端顺时针方向运内八卦 100～200 次。

取穴原理 运内八卦能宽胸理气、止咳化痰、消食化积。主治咳嗽、痰多等。

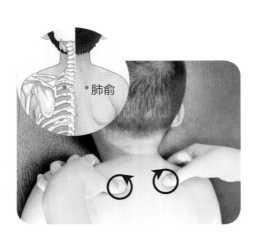

按揉肺俞　补肺益气

精准取穴 第 3 胸椎棘突下，旁开 1.5 寸，左右各一穴。

推拿手法 用拇指指腹按揉肺俞穴 100 次。

取穴原理 按揉肺俞穴有补肺益气、止咳化痰的作用。主治咳嗽、气喘、鼻塞等。

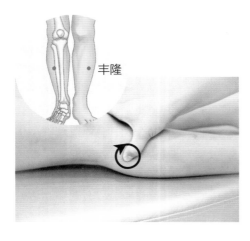

按揉丰隆　和胃消胀、化痰除湿

精准取穴 外踝上 8 寸，胫骨前嵴外 1 寸，左右各一穴。

推拿手法 用拇指指腹按揉孩子丰隆 50 次。

取穴原理 按揉丰隆穴能缓解咳嗽、痰多、气喘、腹胀等。

腹泻需找准原因，对症下药

小儿腹泻不要以为就是简单地吃坏了肚子或者着凉了，也不要擅自给宝宝吃止泻药。引起宝宝腹泻的原因多种多样，妈妈要找出原因，对症下药。

腹泻种类	原因	判断	医生建议
生理性腹泻	肠胃功能没有发育完全、母乳和奶粉的不同喂养方式，都会导致宝宝排便次数有差异	大便稀黄，有黏液，水分多，精神佳，正常吃奶，体重正常增长	妈妈要少吃虾蟹类食物及各种生冷食物。勤换尿布，清洗臀部，保护局部皮肤干爽
喂养不当	喝的奶过浓、有糖分、温度低，过早加辅食，积食，最后导致腹泻	大便有泡沫，有酸臭味，或有食物颗粒；有时宝宝会出现呕吐症状	暂时停止辅食添加，腹泻好转后再逐渐添加。按宝宝食量哺喂，不可一次性喂太多食物，尤其是肉食
食物过敏或不耐受	有些宝宝对奶粉中的蛋白质过敏，或对奶中的乳糖不耐受	大便黏稠、带有血丝，腹泻时间超过2周；同时可能伴有皮肤过敏等现象	立刻就医，遵医嘱喂养
秋季腹泻	一般为轮状病毒引起，每年10月份到次年2月份是轮状病毒腹泻发病高峰	大便发黄、量多，稀水蛋花状，可能伴有呕吐和脱水症状	保证液体的摄入，如果宝宝没有呕吐，要耐心地频喂大米汤加少许盐，也可服用口服补液盐。注意预防脱水，观察宝宝病情发展
细菌性痢疾	感染痢疾杆菌	腹痛的同时伴有发热呕吐等，大便次数增多，伴有脓血	注意多喝水和口服补液盐，严重脱水要进行输液治疗
腹部受凉引起的腹泻	腹部露在外面受凉，使肠管平滑肌受刺激，收缩加强，肠道蠕动随之加快	排便次数增多，且大便常呈稀烂状	注意腹部保暖，可多穿一件衣服，或用热水袋隔着衣服压在腹部

家庭预防脱水的方法

宝宝出现轻微腹泻并伴有呕吐，就要及时给宝宝服用口服补液盐，以免出现脱水。中重度腹泻应带着便样（1小时以内）速到医院就诊，在医生指导下用药，千万不可自行用药。

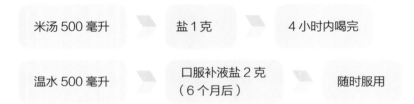

宝宝腹泻，不能"试着吃"抗生素

秋季腹泻多是由轮状病毒引起的，没有必要用抗生素。抗生素只针对细菌或一些特殊微生物感染，对病毒是没有作用的。所以不要盲目给宝宝用抗生素治腹泻。婴儿肠道中的有益菌群相对成人少很多，服用抗生素容易杀死有益菌，造成宝宝肠道菌群紊乱，无法消化吸收食物而产生腹泻。所以，用药应遵医嘱，不是细菌性肠炎不要滥服抗生素。

宝宝腹泻，要及时补锌

世界卫生组织针对宝宝腹泻提出了新的护理原则：腹泻要补锌。研究发现，80%的宝宝急性腹泻都存在不同程度的锌缺乏症，且腹泻时间越长缺锌越严重，主要是因为腹泻会妨碍锌的吸收。

对于0~3岁的宝宝来说，葡萄糖酸锌比较好吸收，直接给宝宝喝即可。建议腹泻的宝宝口服补锌10~14天，能预防腹泻再次发生。也不要一见到腹泻停止了就不再给宝宝补锌，要遵医嘱坚持疗程。

◌ 小儿腹泻食疗方

秋季腹泻方 蒸苹果

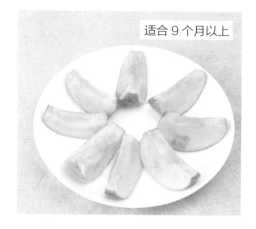

适合 9 个月以上

材料 苹果 1 个。

做法

1 苹果洗净，将苹果对半切开，去核。
2 将苹果切成均匀的小块后放入盘中，上锅大火蒸 5 分钟即可。

功效 止泻，补充体力。

止泻方 炒米粥

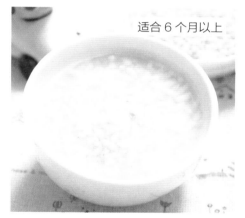

适合 6 个月以上

材料 大米 30 克。

做法

1 大米洗净，放锅里用小火干炒至米粒稍微焦黄。
2 锅置火上，加适量水烧开，放入炒米，煮至粥烂即可。

功效 止泻，促进消化。

寒泻方 石榴皮红糖水

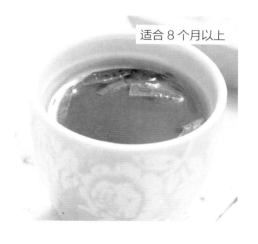

适合 8 个月以上

材料 石榴皮、红糖各 3 克。

做法

1 将石榴皮洗净和红糖一起放入锅中，加少许水。
2 用小火煮开 3 分钟，稍凉后给孩子喝。

功效 温脾暖胃，止寒泻。

巧用推拿，缓解腹泻

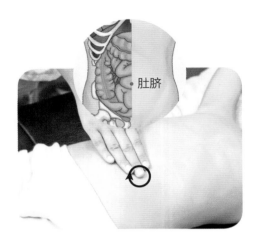

肚脐

揉脐　温阳散寒、暖腹

精准取穴 脐中心。

推拿手法 除拇指外，其余四指并拢放
在孩子脐部，顺时针按揉脐
部 1~3 分钟。

取穴原理 揉脐可温阳散寒、补益气
血、健脾和胃、消食导滞。
主治孩子腹泻。

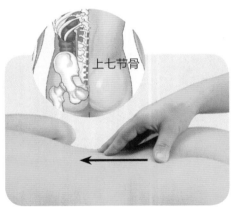

上七节骨

推上七节骨　温阳止泻

精准取穴 第 4 腰椎至尾骨端（长强）
成一直线。

推拿手法 用拇指桡侧面或食、中二指
自下而上直推七节骨 50~
100 次。

取穴原理 推上七节骨可温补阳气，止
腹泻。

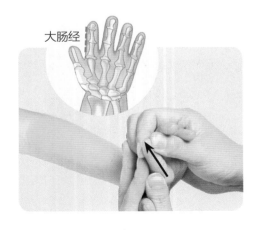

大肠经

清大肠经　清利肠腑

精准取穴 食指桡侧缘，自食指尖至虎
口成一直线。

推拿手法 用拇指从孩子的虎口部位直
推向食指尖 100 ~ 300 次。

取穴原理 清大肠经能清利肠腑，可辅
助治疗孩子腹泻。

宝宝高热惊厥，掌握这些有备无患

热性惊厥，又叫热性抽搐，是宝宝对体温突然上升而产生的反应，典型表现为肌肉抽动，并伴随意识丧失，是婴幼儿时期比较常见的中枢神经系统功能异常的紧急症状，易发生于 6 个月至 5 岁的宝宝。过了 5 岁，宝宝的脑神经发育日益成熟，热性惊厥的发生就会减少。

小儿高热惊厥，如何急救

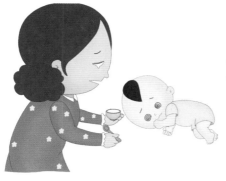

1 使患儿侧卧或头偏向一侧。家长宜将患儿侧身俯卧，头部稍微后仰，使其下颌略向前突，或去枕平卧，并把患儿头部偏向一侧。另外，患儿惊厥发作时切忌给其喂水、喂药，以免宝宝发生窒息。

2 保持呼吸道通畅。解开患儿衣领，用软布或手帕包裹压舌板或筷子放在牙齿之间，防止他咬伤舌头，并用手绢或纱布清除患儿口、鼻中的分泌物。

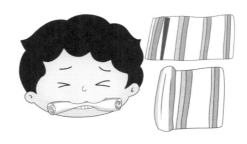

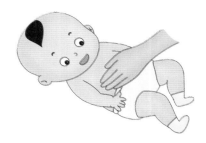

3 降温。除了及时用退热药外，使孩子平卧，尽快解开衣扣、衣领、裤带，物理降温。

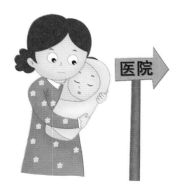

4 症状缓解后及时送医。一般情况下，小儿高热惊厥3～5分钟即能缓解，建议家长等宝宝恢复意识后再送往医院，进一步查明惊厥的原因。但如果患儿持续抽搐10分钟以上还不能缓解，或短时间内惊厥反复发作，就应立即拨打120送医。

如何预防高热惊厥的复发

提高免疫力

加强营养、经常性户外活动以增强体质、提高抵抗力。

预防感冒

适时添减衣服；流感高发季，尽量少去公共场所，以免传染病菌引发感冒；如家中大人感冒，需戴口罩，尽可能与宝宝少接触；每天开窗通风，保持家中空气流通。

积极退热

曾经有高热惊厥病史的患儿在感冒时，家长应密切观察其体温变化，一旦体温过高时，应积极退热。退热方法有两种，一是物理退热，二是药物退热。药物退热很重要，孩子手脚冰凉有可能是体温继续升高的前兆，要及时用退热药。请注意，不要不做任何退热处理就抱着孩子去医院，很容易在去医院路上发生抽搐。

Part

3

顺应发育规律，
见证茁壮成长

乳牙萌出，按时护理，恒牙才会更结实

每个孩子出牙早晚不同，有的 5~6 个月的时候开始出牙，大多数孩子在 6~9 个月开始出牙，还有个别孩子到 9~12 个月才开始出牙，这都是正常的。对大部分孩子来说，最先萌出的是门牙，出牙顺序也因人而异。

平均出牙数量 = 出生后月龄 - 6

乳牙萌出的顺序

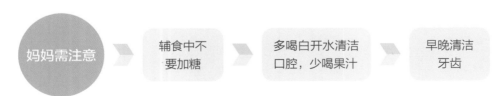

乳牙出齐是 20 颗，第一颗乳牙多在 6~9 个月萌出，2~3 岁乳牙就会出齐。

预防龋齿从长第一颗牙开始

在每次哺乳或喂辅食后，给孩子喂点儿温水冲洗口腔。孩子开始出牙后，就要每天早晚给孩子刷牙了。妈妈可以用套在手指上的软毛牙刷帮孩子清洁口腔，清洁时不必用牙膏，但要注意让孩子饭后漱口。

妈妈需注意 ▶ 辅食中不要加糖 ▶ 多喝白开水清洁口腔，少喝果汁 ▶ 早晚清洁牙齿

巴氏刷牙法，让牙齿更健康

巴氏刷牙法又称水平颤动法，能有效清洁孩子牙龈沟的菌斑及食物残渣，减轻牙龈炎症，缓解牙龈出血现象。

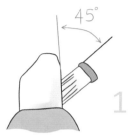

1 刷毛与牙齿呈45度角。

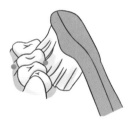

2 将刷毛贴近牙龈，略施压使刷毛一部分进入牙龈沟，一部分进入牙间隙。

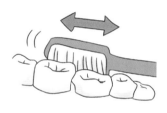

3 水平颤动牙刷，在1~2颗牙齿的范围左右震颤8~10次。

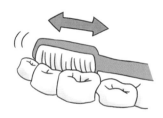

4 刷完一组，将牙刷挪到下一组邻牙（2~3颗牙的位置）重新放置。最好有1~2颗牙的位置有重叠。

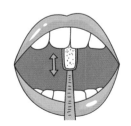

5 将牙刷竖放，使刷毛垂直，接触龈缘或进入龈沟，做上下提拉颤动。

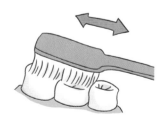

6 将刷毛指向咬合面，稍用力做前后来回刷。

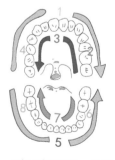

7 刷牙有顺序，每处都刷到。

大动作发展——随着神经肌肉的成熟水到渠成

抬头

宝宝的动作发展是自上而下的，头部是最先发展的部位。抬头这一动作，是宝宝早期大动作发展的关键指标。抬头是指，宝宝在被竖抱的时候不需要他人的支撑，头也不会左右摇晃；或在俯卧的时候，头可以抬起 30~40 度，并能随着事物左右转动头部。如果宝宝出现了这些动作，那么表示宝宝已经学会了抬头。宝宝通常在 3~4 个月的时候学会抬头，但有些宝宝会晚一些，这也是正常的，只要宝宝一直在努力尝试这个动作，妈妈就不用担心。最重要的是，妈妈要关注宝宝的这一发展过程并给予宝宝一定的帮助。

父母可以这样做

帮助宝宝学会抬头重要的是训练宝宝的眼神追视，妈妈可以把宝宝放在床上，然后逗引宝宝用眼睛追随妈妈的视线或者宝宝感兴趣的事物；又或者在满月后就可以将宝宝竖着抱起（但是一定要注意用手托着宝宝的颈部，并且时间不宜过长），用物体逗引宝宝追视。

翻滚

当宝宝经常有把双脚抬起，身体自然侧倒后，下半身有扭动的动作，那么这表明宝宝已经开始在学习翻身了。这个动作通常发生在 4~8 个月，发育较早的宝宝会在 4 个月时从仰卧位完成侧翻 90 度，甚至偶尔翻身 180 度；5 个月左右会随着肌肉力量的不断增强，可以以腹部为支点，连续翻身打滚。而有些宝宝 8 个月才学会翻身，这些都是正常的。

父母可以这样做

帮助宝宝学会翻身重要的是训练宝宝肌肉的力量，可以悬挂颜色鲜艳或者有悦耳声音的小玩具引逗宝宝伸手踢腿，以此锻炼宝宝四肢和全身肌肉的力量；也可以把宝宝放在膝盖上并托住宝宝的腰部，前后左右缓慢地晃动以锻炼宝宝腰部的肌肉力量；或者在距宝宝一定距离的地方用宝宝最喜爱的玩具逗引他，让他扭动身体才能触碰到玩具，这样可以帮助宝宝来回转动。

坐稳

宝宝能坐起来就表示其肌肉和神经已经有了良好发育，是运动功能发育正常的重要指标。最初的时候宝宝要依靠双手的支撑才能坐上几秒，随着背部、腰部的肌肉变得更加有力，他就可以不需要支撑就能稳稳地坐着了，双手也可以去抓拿其他东西了。宝宝通常在5~8个月可以学会独自坐稳，6~7个月是大多数宝宝学会坐的时间。

父母可以这样做

可以跟宝宝玩拉引游戏，妈妈先让宝宝平躺，用手拉着宝宝慢慢坐起，几秒后再恢复宝宝的平躺姿势，这样可以增强宝宝的腰部力量；随着宝宝的长大，可以让宝宝倚着垫子或者妈妈的身体坐稳。

爬行

爬行对于宝宝的发育是极其重要的。因为爬行过程中宝宝的视觉、听觉、触觉会全面调动起来，也有助于刺激宝宝大脑发育。大多数妈妈更看重的是宝宝能否站立起来，但是越来越多的育儿专家认为，让宝宝多趴、多爬行，才是锻炼宝宝运动能力的重要手段。通常6~7月龄的宝宝开始匍匐移动，7~8月龄的宝宝开始膝手爬行，9~10月龄的宝宝开始手足爬行，10~11月龄的宝宝开始能手足爬行上下台阶。

父母可以这样做

宝宝在学习爬行之前，可能会有一些自己独创的移动方式，应该鼓励他的这些尝试，这有助于锻炼其身体的协调性和控制能力，并且能满足他探索的好奇心。宝宝俯卧时，大人可以用手抵住他的足底，让他借助全身的力量向前窜行，也可以用玩具引导他，让他尝试向前移动，或是用宝宝感兴趣的事物在前方逗引他前来拿取。

站立

大肌肉的发育以腿部肌肉发育为重点，在学会真正站立之前，爬行可以锻炼腿部肌肉和平衡力。

一般宝宝在8个月左右可经扶持慢慢站立，9个月时能攀扶家具站立，到了10个月大时就可独自站立了。

父母可以这样做

宝宝如果已经做好了站立的准备，只要保护好他的头颈部，他会非常乐意被你扶着腋下站起来。平时训练宝宝扶栏站立时，可把他放在围栏内，或者让他扶着床檐、沙发边慢慢站起来。

精细动作发展——鼓励尝试、赞赏每一分进步

　　精细动作指的是凭借手及手指的小肌肉群完成的动作，例如抓、捏、拍、拧、撕等，总之手上的动作大都是精细动作，甚至脚尖、面部这些细小肌肉的动作都可以统称为精细动作。

　　科学研究显示，负责控制手部动作的是大脑的最高区域——皮层的条形区，这一区域横跨整个大脑，手上的动作越细致，需要调用的脑区就越大。所以说精细动作能刺激大脑发育，让宝宝变得更聪明。

　　精细动作能力的决定要素是：手指动作、手眼协调、双手协作、抓握力量以及手腕灵活与稳定。

手指动作

　　手指动作又称为五指分化，分开五指是发展精细动作的第一步。所有宝宝在3个月前，小手都是紧紧握住的状态。

父母可以这样做

小龄宝宝经常玩一些抓握、捏取类的游戏，需要分开五指并分别控制，对于手指动作的发展很有好处。大一些的宝宝可以增加手指关节灵活性的训练。

○ 游戏推荐

　　家长用笔在密封袋上画上眼睛、嘴巴、尾巴和羊角，形成一个小羊的形状。接着在密封袋里面塞满提前准备好的棉花，然后用小刀轻轻割一个小口。

　　让宝宝把手指伸进那个小口里，把棉花勾取出来。宝宝勾取棉花的时候对宝宝说："你在小羊的身上拔了羊毛，这就叫羊毛出在羊身上。"这个游戏非常适合1岁以内的宝宝玩，能很好地锻炼宝宝手指的灵活性。

双手协作

日常生活中我们所做的大多数活动都是需要双手配合的，比如一只手拿着瓶子、另一只手拧盖子，一只手扶着纸、另一只手写字，等等。影响双手协作的两个因素是双手的空间感知和时间控制。大脑分别控制两只手在什么时间做什么动作才能完成协作。

○ 游戏推荐

可以随便找一些家里不用的小瓶子，把盖子拧下来，让宝宝完成盖子和瓶子配对，宝宝在完成这个任务的时候，需要观察瓶子和盖子的形状、搭配方式、颜色等信息，还要尝试着把盖子和瓶子拧在一起，既动脑又动手。

抓握力量

手臂和手掌肌肉收缩，就产生了抓握的力量。在精细动作发展中，手掌小肌肉群的力量训练可以保证宝宝使用正确的姿势来做精细操作，否则他们可能就会使用前壁肌肉来代替，从而导致动作别扭、笨拙。

握持反应消失后到6个月之前，宝宝的肌肉力量还不足以支撑握力，所以不需要刻意训练。

○ 游戏推荐

家长准备一个厚实的气球，用针戳个洞。把这个气球套在水龙头上使气球膨胀起来，变成水气球，水还会从洞洞里面喷出来像鲸鱼一样。家长可以引导宝宝将这个小小的道具想象成鲸鱼，介绍一下鲸鱼，从颜色、身体器官到为什么会喷水等。

给宝宝穿上防水罩衣，就可以尽情挤压，让"小鲸鱼"喷水了。宝宝一定会对这一有趣的现象乐此不疲，不断练习挤压。

语言发展——重视语言敏感期、在模仿中练习发声

语言的启蒙练习

婴儿时期太过安静，就会导致 2 岁时储词量不多，3 岁时说话句子不完整、说话含糊不清，5 岁以后说话仍常有明显错误，节律、速度或语调不正常……如果问题没能引起妈妈的高度重视，可能会导致孩子对语言、语音反应迟钝，和其他同龄人比起来在学习上吃力。上学后容易表现为虽遵守课堂纪律，但是容易分心、做小动作，对老师讲的课一知半解或记不住。所以需要根据宝宝语言发育特点进行不同程度的开发。

○ 0~2 个月发展特点

1. 易敏感。在意身边的各种声音，会长时间注视着说话的人。

2. 爱交流。出生半个月左右，就向往和妈妈对话，开始发出哼哼声，还会使用不同的哭声来告诉妈妈不同的需求。

3. 辨别与回应。到了 2 月大的时候，基本上可以分辨出妈妈的声音，并发出声音进行回应。

父母可以这样做

1. 多交流。和宝宝说话时表情可以略显夸张，鼓励他发声。

2. 奖励。如果宝宝能够很快跟你"说话谈心"，就抱抱他、摸摸他，让他变得更爱说话。

3. 多体会。宝宝的语言或许很难懂，但母子连心，静下心来慢慢体会，对于任何一种声音都要给予回应。

4. 目光交流。在这一时期语言交流还比较困难，坚持目光交流，让他感受到你对他的爱。

○ 2~6个月发展特点

1. 元音和辅音。你会发现宝宝在会笑之后，会不时发出 a、o、e 的声音。不开心时，会发现出 n、m、p 的声音，开心时还会夹杂着 k 的声音，还会咿咿呀呀地和妈妈"谈心"。

2. 愈发敏感。有人喊他的名字时，会立即转过头来找。看到家人、喜欢的玩具，会发出欢快的声音。

3. 多元化的声音。4 个月大时，会开心地尖叫甚至发出吐泡泡的声音。6 个月大时，会发出 ma、da 的声音。

父母可以这样做

1. 锻炼舌头。可引导幼儿经常吮吸或舔乳头。
2. 听音乐。播放有节奏的儿童音乐，也可经常朗诵儿歌。
3. 笑脸迎宝。经常在宝宝面前笑，通过滑稽的表演让他试着模仿。

✣ 马大夫告诉你 ✣

婴儿"声音传感时期"

半岁左右，宝宝会进入"声音传感时期"——开始对周围声响产生浓厚的兴趣，以致参与其中模仿声音。进入这一时期的宝宝尤其喜欢声音游戏。因此，家长应根据宝宝这个时期的特点注意以下几点：

1. 多和宝宝用语言进行交流：例如洗澡时可跟宝宝说"这是眼睛""鼻子在哪里"等。给宝宝换衣服、换尿布或纸尿裤的同时，可和他说说话。
2. 多和宝宝玩一些有声音的游戏：宝宝靠在床上，家长站在宝宝面前，拿着玩具发出响声逗宝宝。家长随着玩具发出声音的快慢叫宝宝的名字。

语言的模仿练习

这个时期的宝宝开始模仿家长的发音，开始把词和对应的事物联系起来，开始对简单的词产生理解。这时家长要鼓励宝宝说话，将词语和具体的实物联系起来以拓展宝宝的思维力和想象力，增强宝宝的语言表达能力。

父母可以利用宝宝爱模仿的特性，趁机教宝宝各种配合手势的词语，并经常练习，比如和宝宝玩一些将手、手臂、脸部表情、简单文字结合起来的手势游戏，如"拍拍手"。

7~12 个月发展特点

1. 发音清晰。可以很清晰地发出 ba、ma、da 的声音，8 个月时可以蹦出连着的"爸爸"、"妈妈"了。

2. 爱模仿。10 个月时，开始模仿旁人的说话声，而且越来越像。到了 1 岁左右，还会模仿小动物的叫声。

3. 会理解。理解能力越来越强，赞同会点头，反对会摇头，并理解大人的指示，如挥手拜拜、拍手欢迎等。

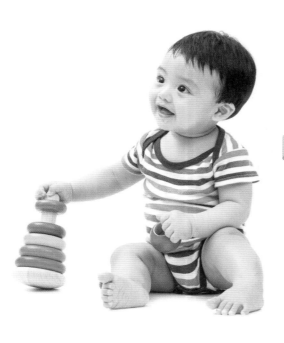

父母可以这样做

1. 做个优秀的老师。宝宝会通过模仿你的声音学说话，因此同他说话时要放慢速度，一个字一个字地说出来，最好结合动作来表达。

2. 一同咿咿呀呀。使用宝宝的语言，他会看到你开心的样子更加努力地说。

3. 跟着他说。这个阶段的宝宝会蹦字，不妨跟着他一起说，并给他以拥抱鼓励，让他不停地练习说话。

4. 理解。即使宝宝会说某个字或词也未必能理解其中的含义，家长要通过动作或者实物让他明白。

借助游戏，
建立更好的亲子联结

0~12 个月：大动作能力发展训练游戏

○ 鼓励宝宝用前臂支撑（3 个月以后）

关键能力培养

在做俯卧抬头的基础上，锻炼宝宝用手臂支撑全身。

这样玩游戏

1. 给宝宝穿上宽松的衣服，让宝宝趴在床上，将他的两只胳膊放在胸前，做支撑状。

2. 妈妈站在宝宝面前，先呼唤宝宝或拿一个发音玩具逗宝宝抬头，然后拿着玩具在宝宝面前晃动，引导宝宝用前臂支撑身体。有时宝宝会将胸部抬起，同时高高地抬头。

○ 宝宝过隧道，帮助锻炼爬行（7 个月以后）

关键能力培养

锻炼宝宝爬行。

这样玩游戏

1. 用枕头、毯子、被子等物品设计一个有障碍的小通道。在宝宝慢慢爬行时，这些障碍物能帮助宝宝协调平衡力，锻炼爬行技巧。

2. 爸爸妈妈用玩具或语言逗引宝宝爬过这个通道。这时的宝宝四肢协调性比较好，有的宝宝甚至能四肢撑起来手膝爬了，头颈抬起，胸腹部离开床面，可在床上爬来爬去，翻过枕头和被子等障碍物。

2~12个月：精细动作能力发展训练游戏

○ 抓小球，锻炼抓握能力（3个月以后）

关键能力培养

培养宝宝的空间感，促进宝宝视觉发展与抓握能力。

这样玩游戏

　　抱着宝宝坐在床上，把一个乒乓球递给宝宝，让他伸手抓住。当宝宝看着小手中的球时，妈妈轻轻用手指把球捅落到床上。捡起乒乓球，再次放到宝宝手中，然后再用手指把球捅落到床上。

 小贴士

妈妈可以将乒乓球换成任意宝宝喜欢的玩具，如毛绒玩偶、卡片、童书等，宝宝成功完成了动作，妈妈要及时给予鼓励。

○ 抓起放下，让宝宝手指更灵活（6个月以后）

关键能力培养

培养宝宝手的灵活性、拿取物体的准确性，以及语言理解能力。

这样玩游戏

　　妈妈递给宝宝一个小手容易抓放的物体。妈妈示范"抓起""放下"，语言和动作要配合起来，让宝宝跟着模仿。

 小贴士

不要让宝宝把东西放到嘴里，可以吃的东西例外，但要注意安全。

2~12 个月：语言能力发展训练游戏

○ 认爸爸妈妈，锻炼理解力（3 个月以后）

关键能力培养

锻炼宝宝对语意的理解力。

这样玩游戏

1. 当宝宝玩耍时，听到妈妈说"爸爸回来了"，宝宝会马上转向门的方向，并撑起身体。如果进来的是爸爸，宝宝会微笑；如果进来的不是爸爸，宝宝会回头看着妈妈。

2. 当爸爸抱着宝宝散步时，妈妈来了，爸爸说"妈妈来了"，宝宝会十分急切地伸头张望，看到妈妈后会举起双手扑向妈妈怀中。

小 贴 士

可以帮助宝宝分清家人的称呼。宝宝学会"爸爸""妈妈"后，可以再教他其他称呼。

○ 小宝宝，坐墙头（6 个月以后）

关键能力培养

锻炼宝宝对语言的记忆力和理解力。

这样玩游戏

1. 妈妈坐在地板上，将宝宝放在屈起的膝盖上。

2. 告诉宝宝："我们开始唱歌啦！小宝宝，坐在墙头，笑呀笑呀笑笑笑。小宝宝，掉下墙头，哭啊哭啊哭哭哭。"

3. 随着儿歌的节奏抬起脚尖，让宝宝有一种被弹起的感觉，当唱到"小宝宝，掉下墙头"时，伸直腿让他也"掉下来"。让宝宝明白"掉"的感觉，并把感觉和"掉"这个词的联系，加深其理解和记忆。

Part 3 顺应发育规律，见证茁壮成长

0~12个月：认知能力培养游戏

○ 认身体部位，培养自我认知能力（3个月以后）

关键能力培养

让宝宝认识自己的身体部位，培养宝宝的自信心。

这样玩游戏

爸爸妈妈要教宝宝认识身体的各个部位，教宝宝指出身体部位，告诉他："这是手，这是耳朵……"这样反复教几次之后再问他："宝宝的小手在哪里？"让宝宝自己指出来。

小贴士

如果宝宝一时指认不出自己的身体部位，爸爸妈妈也不要心急，多加练习就可以了。

○ 小手拍拍，锻炼空间认知能力（4个月以后）

关键能力培养

训练宝宝空间方位认知、双手配合能力。

这样玩游戏

宝宝背靠妈妈前胸坐好，妈妈说儿歌，双手扶宝宝小手配合儿歌做动作：小手小手拍拍，我的小手向上拍；小手小手拍拍，我的小手向下拍；小手小手拍拍，我的小手藏起来。

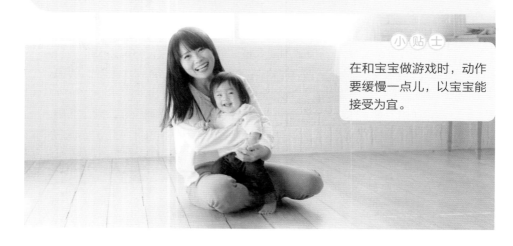

小贴士

在和宝宝做游戏时，动作要缓慢一点儿，以宝宝能接受为宜。

3~12个月：情绪与社交能力培养游戏

○ 丁零零，电话来了（6个月以后）

关键能力培养

帮助宝宝认识一种与人交流的新形式，提升其人际交往能力。

> 这样玩游戏

1. 让宝宝靠坐在床上，妈妈坐在对面。妈妈扮演两个角色，演示妈妈和宝宝的对话。

2. 妈妈拿起玩具电话，对着电话说："喂，宝宝在家吗？"然后帮助宝宝拿起电话，说："丁零零，来电话了，宝宝来接电话了！"

3. 妈妈在"电话"中要尽量强调宝宝对生活常用词的理解和认识，如"饿了""高兴""漂亮"等。

○ 和毛毛熊聊天（6个月以后）

关键能力培养

培养宝宝的理解力和对方能力。

> 这样玩游戏

1. 准备一个彩色鲜艳的毛毛熊玩具或者其他毛绒玩具，引导宝宝和玩具说话："毛毛熊，你好！"

2. 妈妈扮成毛毛熊说："宝宝，你好！"

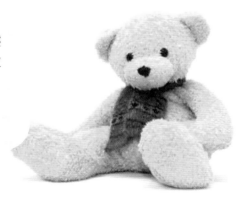

专题 掌握"EASY"和"4S"，
规律作息，轻松带娃

EASY 程序育儿法

"EASY"是一组英文词的大写字母缩写：E 是进食 eat，A 是活动 activity，S 是睡觉 sleep，Y 是妈妈自己 you。EASY 程序育儿法，其实就是培养宝宝"吃 – 玩 – 睡"这一规律作息节奏。每一轮"吃 – 玩 – 睡"就是一个周期。宝宝白天会重复好几轮"EASY"，直到晚上睡觉。

建议一般情况下，3 个月内的宝宝 3 小时一周期，4~8 个月的时候 4 小时一周期，到 9 个月的时候差不多 5 小时一周期。

执行"EASY"，要灵活运用，坚持坚持再坚持

刚开始认真执行的妈妈们，肯定都会盯着作息表，宝宝达到了，开心不已；宝宝没达到，又无比焦虑。要知道，宝宝不是机器人，而且每个宝宝都有自己的特点，没办法完全按照制订的作息表那样精确执行。所以，执行"EASY"时，要规律地安排宝宝的作息，但并不是要求掐表来安排宝宝的作息。

EASY"吃 – 玩 – 睡"这个节奏并不难实现，难就难在我们是否可以每天都坚持下来。这就跟培养好习惯一样，"一个习惯的养成需要 21 天"，而宝宝养成规律作息的好习惯，时间可能会更长。

EASY 程序育儿法的核心是这几件事情的顺序，也就是从第一天开始，当宝宝醒来时，先进食，再让他玩一会儿，接下来是睡觉。宝宝睡觉时，妈妈可以享受自己的美好时光。下面介绍一下 3 小时一周期的 EASY 程序。

3 小时 EASY 程序（0~3 个月）

E：7：00 起床喂奶
A：7：30 或 7：45 活动（根据喂奶时间）
S：8：30（1.5 小时上午觉）
Y：妈妈自己的时间

E：10：00 喂奶
A：10：30 或 10：45 活动
S：11：30（1.5 小时午觉）
Y：妈妈自己的时间

E：13：00 喂奶
A：13：30 或 13：45 活动
S：14：30（1.5 小时下午觉）
Y：妈妈自己的时间

E：16：00 喂奶
S：17：00~18：00 小觉（大概 40 分钟）
E：19：00 喂奶（如果宝宝在快速生长期，需要在 19：00 和 21：00 密集喂 2 次）
A：洗澡
S：19：30 睡觉
Y：晚上时间就是妈妈的了

⊙ 小 贴 士

如果宝宝晚上还需要喂夜奶，喂好就让宝宝继续睡，不需要进行 EASY 程序了。

"4S" 哄睡安抚法

"4S" 哄睡安抚法包括睡眠环境布置 seting the stage、裹襁褓 swadding，静坐 sitting，嘘拍 shush-pat method。每次重复同一程序，是建立睡眠联想条件反射的关键。"4S" 哄睡法最好在宝宝出生后就开始实施，越早建立睡眠条件反射效果越好。"4S" 哄睡法的具体步骤是：

①给宝宝营造一个安静的睡眠环境。

②裹襁褓，就是用棉布、毛毯等包裹新生儿，可以增强宝宝的安全感，还能保暖，让宝宝睡得安稳。注意，这里的裹襁褓不是传统意义的"蜡烛包"。

③静坐，其实就是陪宝宝安静地待会儿，培养他的睡眠情绪。

④嘘拍法，就是宝宝安静后，抱着他，在他耳边轻轻地嘘嘘，同时拍他的后背，等到宝宝有点闭眼睛了，就把他放到小床上，再嘘拍一阵，他就睡了。

生命
初期
1000天

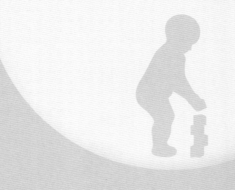

幼儿期

365 天浇筑，塑造生命成长之根

一看就懂的幼儿健康成长发育

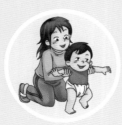

牵手走路

走路早的宝宝走得更稳了，走路晚的宝宝也会迈步了。语言能力发育相差较大，说话早的宝宝会说很多字词了，说话晚的宝宝还只会叫爸爸妈妈。

第**13**个月

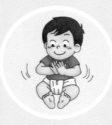

自言自语

这个月的宝宝手脚更加灵活了，而且也越来越精灵，渴望和爸爸妈妈有更多的交流。摔倒后能自己爬起来。

第**14**个月

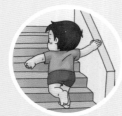

能独自上楼梯

这个月宝宝的运动能力增强了很多，能独自上楼梯了，而且很喜欢动脑筋了，可以做一些需要技巧的事情。

第**20**个月

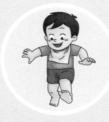

认知能力增强

这个月宝宝走得更快，说得更好，思维也更加敏捷，并且在做事情时，会初步形成做事情的先后顺序。

第**19**个月

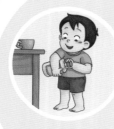

喜欢制造"麻烦"

这个月的宝宝各方面都在飞速发展，但是更喜欢制造麻烦。能模仿很多声音，甚至能判断出声源。

第**21**个月

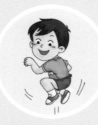

喜欢交流

这个月的宝宝每天蹦蹦跳跳很开心，而且越来越聪明，思维力增强，会和爸爸妈妈交流了。

第**22**个月

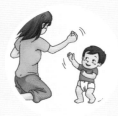

会拿勺子

这个月的宝宝喜欢伸着双手向前走路，而且不再摇摇晃晃了。会把小手伸到小孔里，会拿勺子吃饭了。

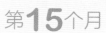第**15**个月

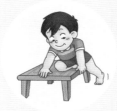

变成小淘气包

这个月的宝宝很多技能都比以前有所提高。走得更快了，喜欢挑战更复杂的玩具。不过这个月的宝宝越发淘气，喜欢爬上爬下，到处走。

第**16**个月

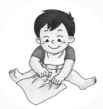

"叛逆期"开始了

过了一岁半，宝宝就真正进入幼儿发展阶段。这个阶段的宝宝对其他小朋友不感兴趣，更愿意自己玩，有时甚至会攻击其他小朋友。

第**18**个月

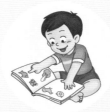

进入模仿高峰

这个月的宝宝更聪明了，进入了模仿的高峰期。会随着音乐舞动，喜欢看书，会指着书上的图画向妈妈提问。

第**17**个月

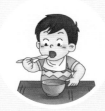

独立性更强了

这个月的宝宝更加独立了，会自己洗手、洗脸，能独立吃饭、喝水。有的宝宝会和爸爸妈妈表达自己想大小便。

第**23**个月

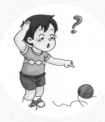

"问题"大王

这个月的宝宝探索欲望越来越强，总喜欢问各种问题，自我意识更强了。

第**24**个月

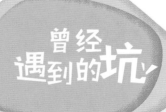

曾经遇到的坑

尊重宝宝的进食习惯，别过度喂养

一岁多甚至更大一点的幼儿还在继续使用奶瓶喝奶。

儿科医生一般建议宝宝在 6 个月以后就要逐渐减少奶瓶和安抚奶嘴的使用，在 18 个月以后应彻底戒掉奶瓶，否则容易引起龋齿，影响面容发育，也会影响咀嚼、吞咽功能。因此，建议 1 周岁就停止使用奶瓶。

孩子吃得越多长得越胖越健康。

饮食过量容易造成消化不良、厌食等。过度的营养摄入还会增加儿童肥胖率，目前因肥胖而并发小儿高血压、高血糖等情况者并不少见，还会带来精神上的痛苦和心理上的问题。因此医生建议，婴幼儿应营养均衡，合理膳食。

宝宝已经一岁多了，吃饭吃得也很好，家长让孩子和大人吃一样的饭菜。

大人的饭菜中含盐较多，婴幼儿过早吃盐等调味品，摄入过多重口味的食物容易影响宝宝的饮食偏好，也容易导致宝宝偏食或挑食。等宝宝长大点，想让他再吃清淡一点的食物就难了。

强化营养，
孩子长得高，更健康

满足每日营养需求，助力宝宝健康成长

1岁以前，宝宝的主要食物是以母乳为主，营养的主要来源也是母乳，辅食仅起到一定的补充作用。宝宝满1岁后，可以吃的东西进一步变多，需要逐渐过渡到以辅食为主，慢慢完成断奶。这个时期需要宝宝从食物中获取各种营养物质，所以在给宝宝做辅食的时候也要注意营养搭配。

合理安排膳食

食物多样，谷类为主；多吃新鲜蔬菜和水果；经常吃适量的鱼、禽、蛋、瘦肉；每天饮奶，常吃大豆及其制品。儿童的膳食必须是由多种食物组成的平衡膳食，才能满足各种营养需要。

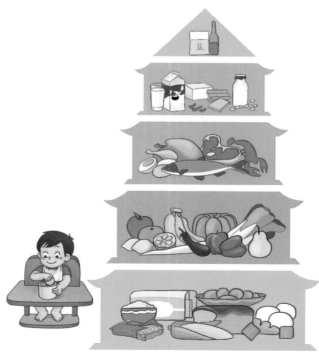

	7~12 月龄	13~24 月龄
盐	不建议额外添加	0~10 克
油	0~1.5 克	5~15 克
肉蛋禽鱼类		
鸡蛋	15~50 克（至少 1 个鸡蛋）	25~50 克
肉禽鱼	25~75 克	50~75 克
蔬菜类	25~100 克	50~150 克
水果类	25~100 克	50~150 克
继续母乳喂养，逐步过渡到谷类为主食	母乳 700~1000 毫升	母乳 600~800 毫升
谷类	20~75 克	50~100 克

1 每天安排早、中、晚 3 次正餐，两次正餐之间应间隔 4~5 小时。

2 上、下午各 1 次加餐。加餐以奶类、水果为主，配以少量松软面点；加餐与正餐之间应间隔 1.5~2 小时；加餐分量宜少，以免影响正餐进食量。

3 晚餐时间比较早时，可在睡前 2 小时安排一次加餐。晚间加餐不宜安排甜食，以预防龋齿。

4 吃饭细嚼慢咽但不拖延，最好在 30 分钟内吃完。

5 避免挑食偏食，建议家长与宝宝一起进食，起到良好榜样作用，帮助其从小养成不挑食不偏食的良好习惯。

每天充足饮水，正确选择零食

1 培养和巩固儿童饮奶习惯。

2 建议每天饮水 600~800 毫升，以白开水为主，避免喝含糖饮料。

少选油炸食品和膨化食品。

选择新鲜、天然、易消化的食物，如奶制品、水果和坚果等食物。

零食选择应注意以下几方面

安排在两次正餐之间，量不宜多，睡前 30 分钟不要吃零食。

避免整粒的豆类、坚果类食物呛入气管发生意外，建议坚果和豆类食物磨成粉或打成糊食用。

幼儿补钙、补锌、补铁
知识面面观

哪些情况会导致宝宝缺钙

钙是组成人体骨骼和牙齿的重要元素。缺钙早期出现一些神经精神症状，如易激惹、烦躁、睡眠不安、夜间哭闹、多汗、睡眠时摇头等，进一步发展会造成骨骼改变，如颅骨软化、方颅、前囟增大及闭合延迟、出牙晚、鸡胸、漏斗胸、肋缘外翻、四肢畸形等。因此，家长对孩子的补钙问题也十分关注，那么哪些情况容易引起宝宝缺钙呢？

饮食单一	饮食搭配不合理，含钙食品摄入过少，是引起缺钙的重要原因之一。
体内维生素 D 合成不足	高层建筑日益增多，宝宝接受阳光照射的机会越来越少，导致体内维生素 D 合成不足。维生素 D 可促进钙吸收，其合成量减少，必然会导致钙吸收减少。
钙储备量不足	如果妈妈在孕期缺钙，很容易导致宝宝的钙储备量不足，尤其是早产和多胎妊娠。
疾病致使钙流失	腹泻、肝炎、胃炎、呕吐等病症会引起钙吸收不良或钙大量流失。
钙磷比例不合理	很多宝宝喜欢喝碳酸饮料，而碳酸饮料含磷量高，导致钙磷比例不合理，影响钙吸收。

科学补钙策略

根据《中国居民膳食指南（2016）》可知，1～2岁的幼儿每日需要摄入600毫克的钙。宝宝可从以下几种食物中获得钙：

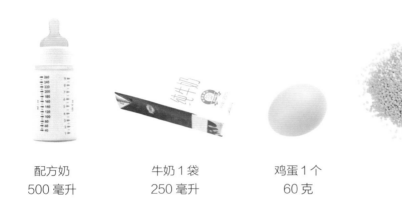

配方奶
500毫升
约含250毫克钙

牛奶1袋
250毫升
约含260毫克钙

鸡蛋1个
60克
约含34毫克钙

小米
50克
约含20毫克钙

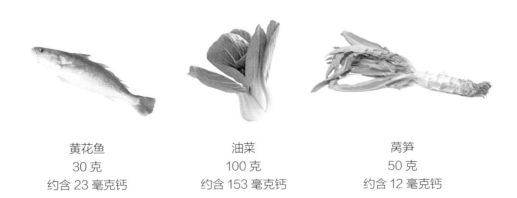

黄花鱼
30克
约含23毫克钙

油菜
100克
约含153毫克钙

莴笋
50克
约含12毫克钙

补钙要从钙的摄入量、吸收率和沉积率三个方面来衡量。在宝宝消化吸收功能正常的前提下，一天晒太阳30～60分钟，钙的吸收率会增加70%，因此，每天保证摄入富含钙的食物，特别是保证充足的奶摄入，就能满足一天的钙需求了。

健康干预：补钙需特别关注的小常识

1 补钙也要补镁：镁能够促进钙在人体中的吸收利用，钙镁比例以 2:1 为宜。

2 适量摄入维生素 D：维生素 D 能够促进钙吸收，及时正确补充维生素 D 对孩子很重要。

3 蛋白质促进钙形成易吸收的钙盐：蛋白质消化分解为氨基酸，尤其是赖氨酸和精氨酸，会与钙结合形成可溶性钙盐，利于钙吸收。

4 少吃盐：盐的摄入量越多，尿中排出的钙越多，钙的吸收也就越差。

5 睡前补钙：夜晚，人体的骨钙会加快分解，因此临睡前 1 小时喝牛奶以及吃富含钙食品等是补钙的最佳时间。

6 钙磷比例均衡：一般认为，钙磷比例为 2:1 时有利于钙吸收，即钙是磷的 2 倍。

钙过少或补过多都不好

婴幼儿缺钙会阵发性抽筋、胸骨疼痛、出牙晚、白天烦躁不安、夜晚盗汗，缺少维生素 D 易引起肋骨外翻，甚至是小儿佝偻病。但并不是说，出现这些症状就一定是缺钙。

现在，有一种现象，就是"妈妈认为我缺钙"，有的妈妈很会"对症补钙"，看见有一两个症状就急忙给孩子补钙。殊不知，这样补钙危害巨大。过量补钙不仅会破坏孩子的免疫系统，还会使骨骼提前钙化，导致骨骺线提前闭合，缩短长高年限。其次，过量补钙还会影响其他元素的吸收，例如铁的吸收，使孩子更容易缺铁。

❧ 马大夫告诉你 ❧

维生素 D 制剂、鱼油、鱼肝油和维生素 AD 制剂有什么区别

维生素 D 制剂：就是单纯补充维生素 D。

鱼肝油：从深海鱼类的肝脏中提炼而来，含有维生素 A 和维生素 D。

维生素 AD 制剂：顾名思义，就是给孩子补充维生素 A 和维生素 D。

鱼油：主要是补 DHA、EPA。所以千万别把鱼油和鱼肝油弄混了。

哪些情况会引起宝宝缺锌

锌是核酸、蛋白质、碳水化合物合成和维生素 A 利用的必需物质，具有促进生长发育、改善味觉的作用。那么哪些情况下，婴幼儿容易缺锌呢？

饮食结构不合理，锌丢失严重	锌主要存在于动物性食物中，而有些家庭主要以植物性食物为主，且植物性食物中所含草酸、植酸、膳食纤维等会干扰锌的吸收
消化道疾病影响吸收	慢性肠炎等消化道疾病会影响身体对锌的吸收
需求量增加	宝宝生长发育迅速，尤其是婴儿对锌的需求量相对较多，易出现锌缺乏。比如早产儿可能因体内锌贮存量不足，加之生长发育较快而容易导致锌缺乏；宝宝感染、发热、营养不良恢复期，锌的需求量也会增加，如果没有及时补锌，可能导致锌缺乏

科学补锌策略

根据《中国居民膳食指南（2016）》可知，1~2 岁的幼儿每日需要摄入 4.0 毫克的锌。宝宝锌可从以下几种食物中获得锌：

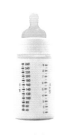

配方奶
500 毫升
以普通配方奶为例，
约含 3.0 毫克锌

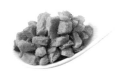

牡蛎
30 克
约含 2.8 毫克锌

牛肉
30 克
约含 2.14 毫克锌

鸡蛋 1 个
60 克
约含 0.66 毫克锌

通过计算，宝宝可从上述食材摄入的总锌量为 8.6 毫克，可满足宝宝一日所需锌量。

哺乳期妈妈、添加辅食后的宝宝都应尽量避免长期吃精制食品。饮食注意粗细搭配，多吃含锌丰富的食物，如牡蛎、扇贝、牛肉等。食欲不佳、免疫力低的宝宝尤其要多吃富含锌的食物。

此外，除了以上补锌食物，宝宝还应摄入一定量的谷类、绿叶蔬菜、水果等，以保证膳食均衡。如果不是医生特别提示，宝宝一般不必额外补充锌剂。

健康干预：补锌需特别关注的小常识

1 增加贝类食材摄入：可适当增加牡蛎、扇贝、蛤蜊等的摄入，以每日25～50克为宜，注意将海鲜完全去皮除骨，切碎煮烂。

2 掌握补锌时间：缺锌严重需要补锌时，为了有利于吸收，口服锌剂最好在饭前1～2小时。且应监测血清锌水平，不可盲目乱补。

3 腹泻的孩子尤其要注意补锌，锌有助于缩短腹泻病程。

锌过少或补过多都不好

婴儿锌缺乏，易出现多动、注意力不集中、自我控制力差、伤口愈合力较差、生长发育迟缓、食欲不振、厌食偏食，等等。与成人相比，宝宝比较容易缺锌，生长发育快是一个原因，主要还是因为部分宝宝有挑食、偏食的毛病。

很多家长觉得锌对宝宝的健康有益，不管缺不缺都使劲地给宝宝吃各种锌制剂。殊不知，补锌过量也会带来许多不良后果。事实上，对于一个饮食平衡，尤其是蛋白质摄入合理的宝宝而言，一般是不会缺锌的。所以家长更应注意孩子食物多样性，营养均衡。

马大夫告诉你

补锌应避开钙、铁同补

过多的钙与铁在体内会与锌竞争载体蛋白，干扰锌的吸收，需要补钙、补铁的患儿要与锌制剂分开服用。

若怀疑宝宝缺锌，应及时到正规医院进行血清锌水平测定，得到确诊后根据缺锌的程度补锌，切勿盲目给孩子补充锌制剂，尤其是含有多种微量元素的复合制剂。

哪些情况会引起宝宝缺铁

缺铁是一种世界性的营养缺乏病，可发生在各个年龄段，尤以婴幼儿、青春期多发。那么到底哪些情况容易导致缺铁呢？

铁丢失或消耗过多	慢性腹泻等胃肠道疾病影响铁吸收，导致铁丢失过多
需求量增加	铁是形成血红蛋白必需的原料，宝宝生长迅速，血容量增加也快，铁需求量也快速增加
铁的储备量不足	正常新生儿体内贮存的铁量足够供应出生后 6 个月的需求，如果妈妈在孕期铁摄入不足，就不能提供宝宝足够的铁，宝宝出生后易患缺铁性贫血
铁的摄入量不足	人体内的铁主要来源于食物，出生不久的婴儿以乳类为主，乳类含铁量较低。添加辅食以后，给宝宝的辅食食材中含铁量不足
草酸、植酸等影响铁的吸收	食物中的植酸、草酸等能抑制铁的吸收。如果在辅食制作过程中没有掌握科学的烹饪方法，容易使宝宝患上缺铁性贫血

科学补铁策略

根据《中国居民膳食指南（2016）》可知，1~2 岁的幼儿每日需要摄入 9.0 毫克的铁。宝宝铁可从以下几种食物中获得铁：

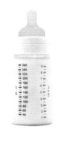

配方奶
500 毫升
约含 6.5 毫克铁

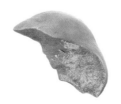

猪肝 1 块
30 克
约含 9.3 毫克铁

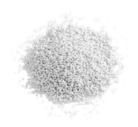

小米
50 克
约含 2.6 毫克铁

1 强化营养，孩子长得高，更健康

251

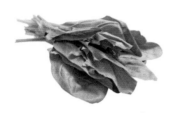

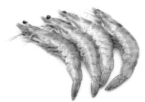

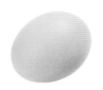

菠菜
100 克
约含 2.9 毫克铁

河虾
30 克
约含 1 毫克铁

鸡蛋 1 个
60 克
约含 1.2 毫克铁

通过计算，宝宝可从上述食材中摄入的总铁量为 23.5 毫克，可满足宝宝一日所需铁量。

补铁要从铁的摄入量和吸收率两方面来衡量。一般来说，补铁可以多吃含铁高的食物，动物性食物中的肝脏、血、瘦肉等含铁高，且吸收好，是宝宝补铁的首选。植物性食物中的黑芝麻、木耳、菠菜、黄豆等也含铁，但没有动物性食物的铁吸收好。

值得注意的是，钙会降低非血红素铁的吸收率，所以在补铁时有补钙要求的孩子，要避免二者一起服用，通常建议二者服用时间间隔 1 小时以上。

1 岁以上的孩子每日饮奶量要控制在 500 毫升以内。研究发现，长期超量饮奶会增加患缺铁性贫血的风险。

健康干预：补铁需特别关注的小常识

补铁要注意铁的吸收率，有助于铁吸收的有：

1 有机酸：柠檬酸、乳酸、丙酮酸、琥珀酸等与铁形成可溶性小分子络合物，可提高铁吸收率。

2 维生素 C：具有还原性，能将三价铁还原成二价铁，可促进铁吸收。所以，平时适当多吃富含维生素 C 的食物有利于铁吸收。

铁过少或补过多都不好

缺铁的孩子一般会出现免疫力下降、消化功能减弱，严重缺铁易导致婴幼儿缺铁性贫血，影响婴幼儿的身心和智力发育。

不少家长担心孩子缺铁，给孩子吃各种各样的铁剂。其实，如果滥用或长期过多地服铁剂，也会引起身体不适。因此，婴幼儿补铁要遵医嘱，不可盲目乱补。

马大夫告诉你

缺铁性贫血应该怎么补

轻度缺铁性贫血可通过食物中补，平时适当多吃含铁丰富的食物，如猪肝、猪血、瘦肉、大豆类、绿叶蔬菜等。中度和重度性贫血可采取食补加药补的形式，给宝宝补充富含铁的食材，同时给宝宝服用铁剂。服用铁剂时要注意，硫酸亚铁会对宝宝的肠胃有刺激，最好服用乳酸亚铁成的铁剂，它对宝宝胃刺激小，安全、易吸收。

服用铁剂的时间和注意事项

1 应在饭后服药，避免空腹服药，以减轻药物对胃肠道的刺激。

2 贫血补铁应坚持"小量、长期"的原则。严格按医嘱服药，切勿自作主张加大服药剂量，以免铁中毒。铁中毒表现为头晕、恶心、呕吐、腹泻、腹痛等。

3 再次强调，铁和钙不可同时服用，以免影响彼此的效用。铁和维生素 C 是好搭档，后者可提高前者的吸收利用率。

Part 1 强化营养，孩子长得高，更健康

补钙食谱，
餐桌上的"钙"世英雄

适合1岁以上

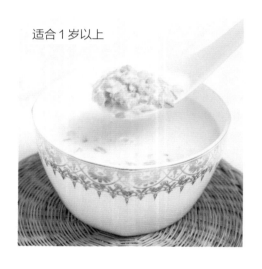

牛奶燕麦片

材料 牛奶120克，燕麦片100克。

做法

1 燕麦片洗净，冷水入锅，煮至燕麦浓稠。

2 加入牛奶，煮2~3分钟，即可食用。

功效 牛奶补钙效果佳，加入燕麦片，提供更多能量和营养成分。

适合1岁以上

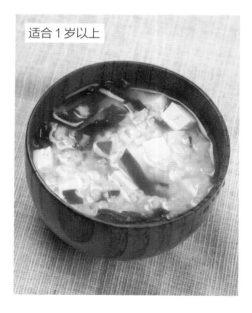

海带豆腐粥

材料 大米、海带各30克，豆腐50克。

调料 葱末适量。

做法

1 海带用温水发软，先切条，再切成小段；豆腐洗净，切小块。

2 大米洗净，入锅内加水适量，与海带段、豆腐块共同煮粥，待煮熟时撒上葱末即可。

功效 海带、豆腐都富含钙和磷，搭配食用，补钙补磷功效加倍。

鱼肉土豆泥

材料 土豆 40 克，鳕鱼肉 20 克。
调料 鱼汤少许。

做法

1 土豆洗净，去皮，切块；鳕鱼洗净。
2 土豆放入蒸锅蒸软，放入碗内。
3 鳕鱼肉放入小锅中，加水，大火煮熟，捞出，放入盛有熟土豆的碗内。
4 将鳕鱼肉和土豆压成泥，加入少量鱼汤，搅拌成黏稠状即可。

功效 本菜富含优质蛋白质和维生素 C，能促进宝宝骨骼和大脑发育，也有利于补钙。

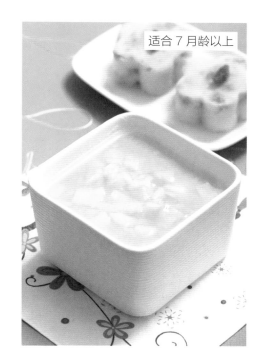

适合 7 月龄以上

鲜汤小饺子

材料 饺子皮 10 克，肉末 30 克，白菜 50 克。
调料 鸡汤少许。

做法

1 白菜洗净，切碎，与肉末混合制成饺子馅。
2 取饺子皮托在手心，把饺子馅放在中间，把皮捏紧即可。
3 锅内加适量水和鸡汤，大火煮开，放入小饺子，盖上锅盖煮开，加入少许凉水，敞着锅继续煮，煮开后再加凉水，如此反复加 3 次凉水煮开即可。

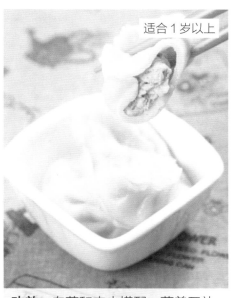

适合 1 岁以上

功效 白菜和肉末搭配，营养互补，还能增强补钙效果。

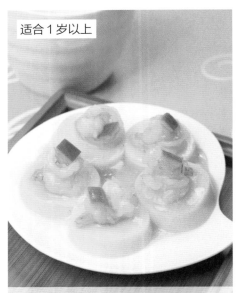

适合 1 岁以上

功效 虾仁富含钙，黄瓜可促进食欲，有利于宝宝生长发育。

豆腐蒸虾仁

材料 豆腐 100 克，鲜虾 30 克，黄瓜 20 克。

调料 生抽 2 克，淀粉适量。

做法

1 鲜虾清洗，去虾线、虾壳，洗净；黄瓜洗净，切丁。

2 豆腐切厚片，摆盘中，再摆上虾仁，入蒸屉蒸 5 分钟即可。

3 把盘中蒸出来的水倒碗中，加淀粉调均匀，倒锅中，加生抽，待形成薄薄的芡汁关火。

4 虾仁上放上黄瓜丁点缀，把芡汁浇在蒸好的豆腐虾仁上即可。

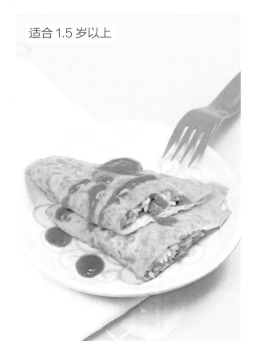

适合 1.5 岁以上

蛋包饭

材料 米饭 50 克，油菜、火腿丁各 10 克，鸡蛋 1 个，红甜椒 30 克。

调料 番茄酱 3 克。

做法

1 油菜洗净，切碎，炒熟；红甜椒洗净，去蒂及子，切碎，炒熟；鸡蛋打散搅匀，摊成蛋皮。

2 锅内倒油烧热，放火腿丁、米饭后炒松，再加油菜碎和红甜椒碎炒匀。

3 将米饭、火腿丁、油菜碎、红甜椒碎均匀地放在蛋皮上，对折起锅，在蛋包饭上淋番茄酱即可。

核桃花生牛奶羹

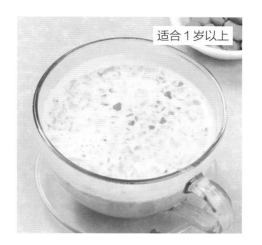
适合 1 岁以上

材料 核桃仁、花生米各 30 克，牛奶 100 克。

做法

1 将核桃仁、花生米炒熟，研碎。

2 锅置火上，倒入牛奶，大火煮沸后下入核桃碎、花生碎，稍煮 1 分钟即可。

牛奶小馒头

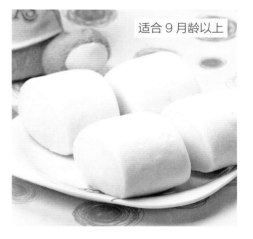
适合 9 月龄以上

材料 面粉 50 克，配方奶粉 10 克，酵母少许。

做法

1 将面粉、酵母、配方奶粉和水倒在一起，揉成光滑的面团，醒发 40 分钟。

2 将面团切成 4 份，揉成小馒头坯，上锅蒸 15～20 分钟即可。

小白菜丸子汤

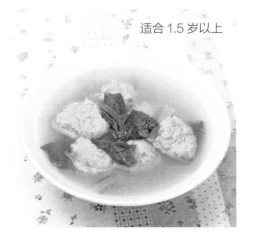
适合 1.5 岁以上

材料 小白菜段 30 克，猪肉馅 50 克，鸡蛋清 1 个。

调料 盐 1 克，高汤、香油各适量。

做法

1 小白菜段洗净；猪肉馅加盐、鸡蛋清拌匀，用手挤成小丸子。

2 汤锅置火上，加高汤煮沸，下小丸子煮熟，下小白菜段煮沸，加入香油调味即可。

Part 1 强化营养，孩子长得高，更健康

补锌食谱，
全"锌"全意为健康加分

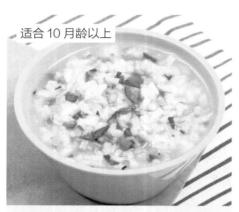

适合 10 月龄以上

功效 栗子含锌、钾、镁、铁等多种矿物质，与油菜、玉米搭配，健脾益胃。

栗子蔬菜粥

材料 大米 30 克，栗子肉 20 克，油菜叶、玉米粒各 10 克。

做法

1 大米洗净，浸泡 30 分钟；栗子肉切碎；油菜叶洗净，切碎；玉米粒洗净。

2 将大米、栗子碎和玉米粒放入锅中，加适量清水，大火煮开，转小火煮熟，放油菜叶碎稍煮即可。

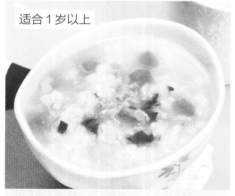

适合 1 岁以上

功效 牛肉富含锌，土豆、胡萝卜等富含维生素 C，这款粥既补锌又补钙。

牛肉蔬菜粥

材料 牛肉 40 克，米饭 80 克，土豆、胡萝卜、韭菜各 15 克。

调料 盐 1 克，高汤适量。

做法

1 将牛肉、韭菜分别洗净，切末；胡萝卜、土豆分别洗净，去皮，切成小丁。

2 锅中放高汤煮沸，加入牛肉末、胡萝卜丁和土豆丁炖 10 分钟，加入米饭拌匀再煮 10 分钟，煮沸后加韭菜末、盐，稍煮即可。

海鲜巧达浓汤

材料 鲜虾、蛤蜊各 3 个，墨鱼 50 克，培根 2 片，洋葱、莴笋、胡萝卜各 30 克，鲜奶油 20 克。

调料 香叶、蒜泥各 5 克，盐 1 克。

做法

1 鲜虾处理干净；蛤蜊入淡盐水中吐净泥沙，洗净；墨鱼洗净，切块；培根切丁；洋葱剥外皮，洗净，切碎；莴笋、胡萝卜洗净，切丁。

2 锅置火上，放入鲜奶油煮化，炒香洋葱碎、蒜泥、香叶，倒入培根丁、莴笋丁和胡萝卜丁翻炒至培根丁变色，淋入水，煮至汤汁略稠，放入鲜虾、蛤蜊、墨鱼块煮 5~6 分钟，加盐调味即可。

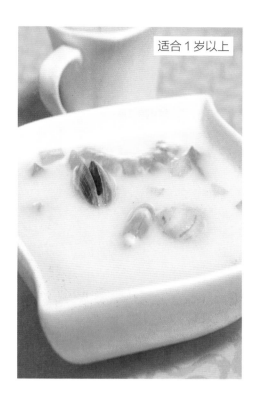

适合 1 岁以上

鱼肉青菜粥

材料 大米 50 克，鱼肉泥 50 克，时令青菜 30 克。

做法

1 大米洗净，放入锅中，倒入清水用大火煮开，转小火熬煮至粥稠。

2 青菜洗净，用开水烫一下，捞出沥干，切成小段，与鱼肉泥一起放入粥内，用小火煮熟即可。

功效 鱼肉、大米都富含锌，有助于调节宝宝免疫力，强筋健骨，搭配富含膳食纤维的青菜，能润肠通便，改善便秘。

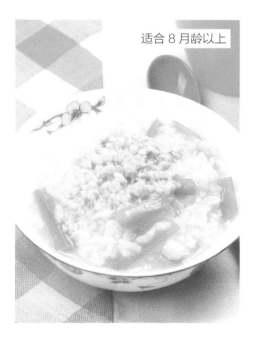

适合 8 月龄以上

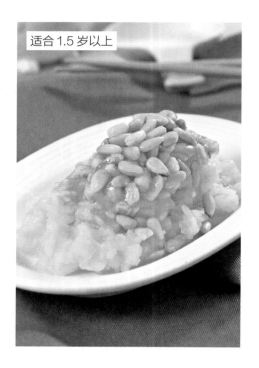

适合 1.5 岁以上

松仁薯泥

材料 红薯 80 克，松仁 30 克，玉米粒 20 克，鸡蛋黄 1 个。

调料 蜂蜜、奶油各适量。

做法

1 红薯洗净，放入烧沸的蒸锅中蒸 20 分钟，取出凉凉，用勺子刮成泥，放入鸡蛋黄、奶油和玉米粒，搅匀。

2 锅置火上，放油烧热，倒入红薯泥，小火翻炒均匀，盛入盘中，淋入蜂蜜，撒上松仁即可。

功效 松仁富含锌，蛋黄富含卵磷脂，与红薯搭配，可促进肠胃蠕动，健脑又促食。

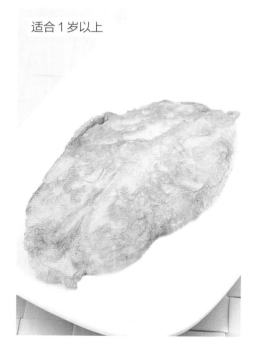

适合 1 岁以上

香煎鳕鱼

材料 净鳕鱼肉 100 克，鸡蛋半个，牛奶 50 毫升，面粉 20 克。

调料 盐 2 克，胡椒粉、法香末各 3 克。

做法

1 鳕鱼肉洗净，控干；鸡蛋打成蛋液，与牛奶搅拌均匀。

2 将面粉、胡椒粉、盐与法香末混合拌匀。

3 将鳕鱼肉先裹满蛋液，再两面均匀地裹上面粉，抖掉多余的面粉。

4 平底锅置火上，倒油烧至八成热后改成中火，将鳕鱼肉煎约 2 分钟，至鱼肉成熟即可。

木耳蒸鸭蛋

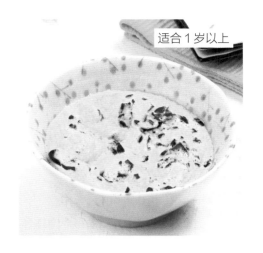

适合 1 岁以上

材料 木耳 25 克，鸭蛋 1 个。

调料 白糖少许。

做法

1 将木耳泡发后洗净，切碎。

2 鸭蛋打散，加入木耳碎、白糖，添少许水，搅拌均匀后，隔水蒸熟。

  功效 鸭蛋富含锌，木耳有滋阴润肺的作用。

土豆烧牛肉

适合 1.5 岁以上

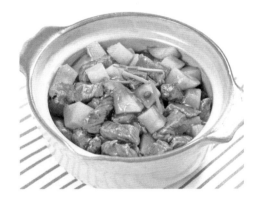

材料 牛肉 50 克，土豆 80 克。

调料 葱末、香菜段、白糖、盐各适量。

做法

1 牛肉洗净，切块，焯烫；土豆洗净，去皮，切块。

2 油锅烧热，爆香葱末，将牛肉块、白糖倒锅中，加清水烧开，煮至肉熟。

3 加土豆块炖至熟软，收汁，加盐调味，撒香菜段即可。

核桃燕麦糊

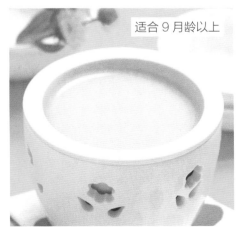

适合 9 月龄以上

材料 大米、燕麦片各 40 克，核桃仁 15 克。

做法

1 大米淘洗干净，用清水浸泡 2 小时，燕麦片洗净；核桃仁洗净。

2 将所有食材一同倒入全自动豆浆机中，加水至上下水位线之间，按下"米糊"键，煮至豆浆机提示做好即可。

强化营养，孩子长得高、更健康

补铁食谱，
不要错过"铁"的约定

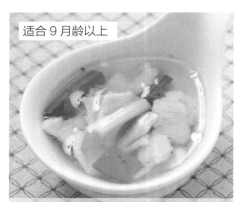

适合 9 月龄以上

功效 鸭血富含蛋白质、铁等，且铁的利用高，可作为宝宝补铁的重要食材之一。

鸭血鲫鱼汤

材料 鸭血 50 克，净鲫鱼肉 100 克。

调料 葱白段 3 克，香油 1 克。

做法

1 净鲫鱼肉切小片；鸭血洗净，切片备用。

2 鲫鱼片和葱白段一同放入锅中，加水，大火煮沸，转小火煮至鱼熟。

3 加入鸭血片煮熟，滴入香油即可。

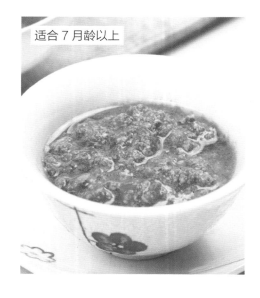

适合 7 月龄以上

番茄泥猪肝

材料 猪肝、番茄各 20 克。

做法

1 将猪肝外层的薄膜剥掉之后，用凉水将血水泡出，煮熟，切碎。

2 番茄用水焯一下，取出，去皮，切碎。

3 将切碎的猪肝和番茄碎拌匀即可。

功效 猪肝是补铁的理想食材，与番茄搭配可补锌，还促进消化。

三黑粥

材料 黑米 40 克，黑豆 10 克，黑芝麻、核桃仁各 15 克。

做法

1 黑豆洗净，清水浸泡 6 小时；黑芝麻、核桃仁炒熟，捣碎；黑米淘洗干净，浸泡 4 小时。

2 锅置火上，倒入适量清水烧开，下入黑米和黑豆，大火煮开，小火煮至米豆熟烂。

3 加黑芝麻碎和核桃仁碎搅拌均匀即可。

功效 这款粥富含膳食纤维、钙，有促便、补钙的作用。

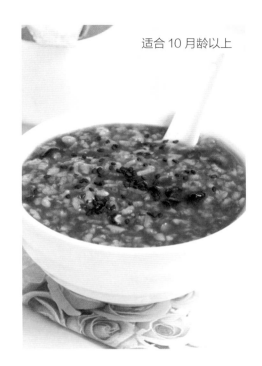

适合 10 月龄以上

猪肝菠菜粥

材料 大米 100 克，新鲜猪肝 50 克，菠菜 30 克。

调料 盐 1 克。

做法

1 猪肝冲洗干净，切片，入锅焯水，捞出沥水；菠菜洗净，焯水，切段；大米淘洗干净，用水浸泡 30 分钟。

2 锅置火上，倒入适量清水烧开，放入大米，大火煮沸后改用小火慢熬。

3 煮至粥将成时，将猪肝片放入锅中煮熟，再加菠菜段稍煮，加盐调味即可。

功效 这款粥具有补血止血、润肠、通便的功效。

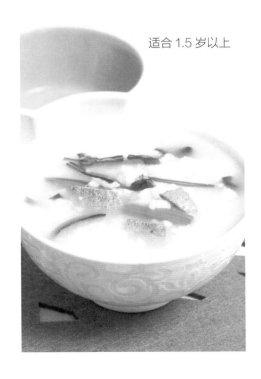

适合 1.5 岁以上

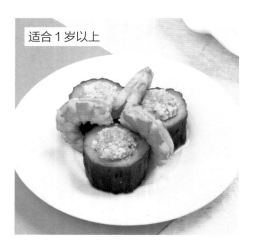

适合 1 岁以上

黄瓜镶肉

材料 黄瓜 50 克,猪肉馅、老豆腐各
20 克,净虾仁 30 克。

调料 淀粉 10 克。

做法

1 黄瓜洗净,去蒂,切成段,并把中
间挖空;豆腐洗净,碾碎。

2 猪肉馅、老豆腐、淀粉搅匀。

3 将搅好的肉馅分别塞入黄瓜段中,
再放入虾仁,蒸熟即可。

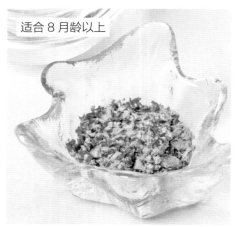

适合 8 月龄以上

菠菜鸭肝泥

材料 菠菜 15 克,鸭肝 30 克。

做法

1 鸭肝清洗干净,去膜、去筋,剁成
泥;菠菜洗净,放入沸水中焯烫至
熟,捞出,凉凉,切碎。

2 将鸭肝泥和菠菜碎混合后搅拌均匀,
放入蒸锅中大火蒸 5 分钟即可。

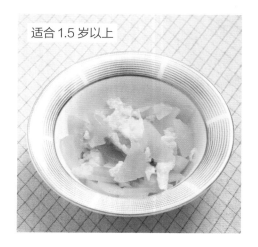

适合 1.5 岁以上

鸡蛋炒莴笋

材料 鸡蛋 1 个,莴笋 50 克。

调料 盐 1 克。

做法

1 莴笋洗净,去皮,切片;鸡蛋磕入
碗中打散。

2 锅内倒油烧热,倒入鸡蛋液翻炒后,
再加莴笋片和清水炒熟,加盐调味
即可。

晒太阳可合成维生素 D，促进钙吸收

阳光是维生素 D 的活化剂，给宝宝晒太阳就可以补充维生素 D，而维生素 D 有助于钙的吸收。

阳光中的紫外线可以刺激骨髓制造红细胞，从而提高人体的造血功能，预防宝宝贫血。紫外线也可以杀死皮肤上的细菌，增进皮肤的抵抗力，同时能大大提高吞噬细胞活性，提高宝宝免疫力。

但晒太阳也是有讲究的。

选择合适的时间段

上午 8~10 时和下午 4~5 时是最适宜宝宝晒太阳的时段。应根据季节天气变化等情况适当调整晒太阳的时间。另外，最好不要让宝宝空腹晒太阳。

避免眼睛受到阳光直射

晒太阳主要是晒宝宝的手、脚和背部，要避开眼睛以及脸部，否则易引起皮肤干燥，甚至灼伤皮肤，损伤眼睛。还要注意不宜隔着玻璃晒太阳，没有效果。

不要长时间晒太阳

婴幼儿皮肤娇嫩，长时间曝露在阳光下可能会灼伤皮肤。宝宝 2 岁前每次晒太阳半小时为宜，2~6 岁可延长至 1 小时。

适当增减衣物

开始晒太阳时给宝宝按平时那么穿；等宝宝身体发热，建议脱下厚重外衣；晒完太阳回到室内，为避免宝宝受寒感冒，及时为宝宝穿上衣服。

宝宝运动后的防护

活动前

- 要检查活动的场地、设施与宝宝的着装，如场地滑不滑，周围有没有尖锐物品等。
- 掌握好适宜的活动时间，最好是在两餐之间。

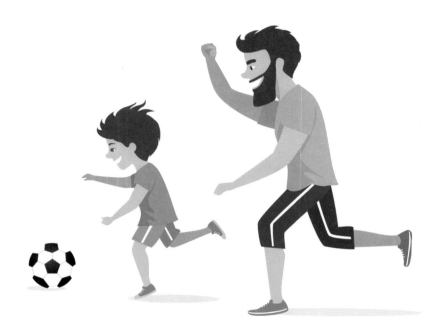

活动中

- 要观察、了解宝宝的活动状况，如是否疲惫、不适等。
- 应注意活动中运动安排，如玩10~15分钟稍作休息再继续。
- 加强宝宝活动时的护理，如及时擦汗等。值得注意的是，不要满身大汗的时候吹风，以免风寒入体。

活动后

- 不可马上饮水或吃冷饮，稍等2~3分钟，小口慢饮。不要喝碳酸饮料和果汁，白开水或者淡盐水都是比较好的。
- 不可马上洗澡。
- 不用刻意给宝宝补充什么营养。运动后，孩子胃口和睡眠都会有所改善，三餐正常饮食即可。

能力发展，
顺势引导效果好

大动作和精细动作训练——逐步解锁新技能

走、跑、跳

行走需要平衡感和协调感，从无法保持平衡到独立行走，这是个非常重要的转折。宝宝视个体的差异通常在9~18个月中学会行走。从爬行到站立再到行走是宝宝大动作发展的一个重要飞跃，需要全面配合才能完成独立行走，妈妈一定

父母可以这样做

妈妈首先要有良好的心态，对宝宝多采取鼓励的方式，最初的时候可以由妈妈或者其他物体作为支撑，锻炼宝宝的腿部肌肉，当宝宝腿部肌肉发展到一定程度的时候再放开手，让宝宝独自行走。

不要心急，一步一步慢慢引导才是正确的。要注意的是，轮椅式的学步车会阻碍学步，因为宝宝无法借此训练平衡力。

通常宝宝9~15个月学会行走，18个月能跑以及倒退行走，2岁能并足原地跳，能单足独立1~2秒，2.5岁能单足原地跳，3岁能双脚交替下楼梯，能并足跳远。

马大夫告诉你

宝宝大动作发展过程中家长需要注意的事项

1. 任何时候宝宝都需要你的鼓励。
2. 冬天因为衣着较多，大动作发生或许会略微延迟，不必过于担心。
3. 不需要强迫宝宝必须完成，过早干预有损健康，请跟随宝宝的"步伐"协助他。
4. 随着大动作发展，宝宝的活动围增大，家长应该仔细排查家里所有的安全隐患，避免发生意外。

手眼协调

手眼协调，字面上讲只有手和眼的协调，实际上锻炼的是大脑，因为眼睛看到的图像传递到大脑，再经过大脑的处理向手发出信号，所以应该说是手眼脑的协调。

父母可以这样做

逗引小宝宝有意图地抓够玩具，大一些的宝宝做有方向性的投掷等活动，都可以锻炼手眼协调能力。

○ 游戏推荐

准备若干个纸筒，把每个纸筒的一端剪出能穿过小球的洞，然后把纸筒摆成一排，给宝宝一根小棍，看看他能不能把球打进指定的洞里去。瞧，一场"家庭高尔夫"就这么简单。

手腕灵活与稳定

手腕的锻炼非常容易被我们忽视，但它在精细动作中发挥着重要作用。精细动作的实现离不开两个因素，一方面是肌肉，另一方面是关节。每完成一个动作都需要很多关节配合，手腕关节就是连接了上肢的大运动和手掌的精细动作最重要的枢纽，让动作从粗放变得精准。

父母可以这样做

1岁之前的宝宝练习手腕灵活性的方式有从高处够玩具等；大一些的宝宝，可以通过涂鸦、端水、使用工具等锻炼手腕运动能力。

○ 游戏推荐

找四根筷子，告诉宝宝有两根是抬轿子的轿夫，另外两根是坐轿子的小公主，用四根筷子叠成一个"井"字，即垂直和平行的两两交叠。让宝宝拿住这四根筷子，用手托起筷子快速走，看看可以走多远。也可以跟家长一起比比，看谁走得快。如果抬的过程中弄散了筷子，则必须重新叠放，重新开始。

> 这五方面的能力并不是独立发展的，它们一定是相互交织、相互影响的，每一项的发展又能促进其他能力的发展，共同推动精细动作的纯熟。

根据不同敏感期，给予相应的环境支持

宝宝敏感期的不同表现

儿童敏感期是指儿童在某一时间段里表现出的某种强烈的自然行为。在这期间，对某一种知识或技巧有着强烈探知欲。敏感期的出现使孩子对环境中的某个层面表现出强烈的兴趣，几乎掩盖了其他层面，并且在这期间孩子会出现大量的、有意识的活动。在敏感期内施教，事半功倍，可大大促进孩子心智的发展。

那么，如何把握不同阶段的敏感期呢？下面我们根据各阶段敏感期的特殊表现，看看如何应对孩子的各种敏感期。

阶段	敏感期	特殊表现	错误对待	正确对待
出生至1岁半	口腔敏感期	总把手放进嘴里	不停提醒和阻止	确保放进嘴里的东西足够卫生和安全
1岁左右	动作敏感期	扔东西、打人	训斥、贴标签	鼓励手脚运动，并创造适宜环境
1.5~2.5岁	语言敏感期	咿咿呀呀学语	学他错误的发音	多和他说话、讲故事，当他需要表达自我感受时，自然就开口说话了
2岁左右	物权意识敏感期	所有东西都是我的，不许别人碰	觉得孩子自私不懂得分享，强迫孩子分享	协助孩子认识他和物品之间的关系，试探性引导分享，愉快地接受孩子的分享或不分享
0~3岁	感官敏感期	借助听觉、视觉、味觉、触觉等感官来熟悉环境、了解事物	不注重外界感官刺激的机会	提供更大的空间、相应的条件和环境，允许孩子通过感知觉认识和探索世界

阶段	敏感期	特殊表现	错误对待	正确对待
2岁左右	执拗敏感期	自我意识不断增强，常常会不听从父母的建议和指令，固执己见	认为孩子是在无理取闹，开始动用武力解决问题	采取暂时不理睬的态度，装作若其事，等孩子平静下来再跟他讲道理
2岁左右	秩序敏感期	喜欢一成不变，玩具、家具固定位置，作息时间刻板	无视他们的"规则"，打乱其"规则"	允许他们按照自己的想法做，尊重他们的内心需求
3岁左右	书写敏感期	用笔在纸上戳戳点点，来回画不规则的线	约束孩子涂鸦	提供丰富多彩的书写材料，鼓励尝试书写
3岁左右	阅读敏感期	对阅读、看书产生浓厚兴趣	强迫阅读，或按照父母的习惯阅读	跟孩子一起阅读，和孩子一起讨论故事中的人或事，鼓励孩子多表达自己的想法

根据不同敏感期，给予相应的环境支持

○ 口腔敏感期：准备磨牙食物

口腔敏感期过渡时间的长短跟所提供的满足条件有关。口腔敏感期严重得不到满足的孩子会抢别人的食物，随意拿别人的东西，捡掉在地上的食物，养成吃手的习惯。建议家长在发现孩子进入此敏感期或尚未顺利度过这个敏感期时，为孩子提供自由享用食物的机会，不要过度纠正吃手。提供较硬的食物让他们练习咀嚼，如婴儿磨牙饼干、磨牙棒等。

○ 动作敏感期：给他活动空间

此时孩子腿部肌肉开始发育，喜欢扶、站、努力行走，建议家长帮助学习行走。2岁后的孩子会自己走路了，此时也是活泼好动的时期，要给予他充分的空

间，在保证安全的前提下让他熟悉更多的肢体动作，和他一起做游戏，使各部位肌肉得到锻炼。

○ 语言敏感期：创造学语环境

当孩子开始咿呀学语时，家长应多和他说话。带孩子去户外时，观察他的注意力在哪儿，家长把孩子看到的用清晰简洁的语言表达出来；当孩子说一个单字或词语时，家长清晰地重复这个词语给他听，如果孩子说错了或发音不准确，不用纠正，重复正确的发音和词语即可。

○ 物权意识敏感期：尊重他的主权支配

给孩子提供一个独立的空间，在你进入时要征得他的同意。不要过早强迫孩子进行分享。儿童首先建立的应当是"自我"，然后在自我意识健全之后，才有交换和分享的概念。所以，应充分尊重孩子拥有、独占他自己的东西的权利，而不以"小气""自私"去评价他们。

○ 感官敏感期：准备一些锻炼感官的游戏

孩子自胎儿时期就已开始借助听觉、视觉、触觉、味觉等感知觉来熟悉和适应环境。建议父母可开展专门的游戏或活动锻炼孩子的感知觉。如用自己的手、毛巾、丝绸、羽毛等抚摸孩子脸、手、背、脚等部位；还可以和孩子一起玩听猜游戏，父母躲起来发出声音，让孩子根据声音来寻找，或者让孩子闭上眼睛，父母模拟某种声音，让孩子听辨是什么声音，等等。

○ 秩序敏感期：尊重需求，正确引导

孩子需要一个有秩序的环境来帮助他认识事物、熟悉环境。一旦他所熟悉的环境消失，情绪就会发生变化，如发脾气、哭闹。建议家长应当充分予以尊重，不可随意打乱，而是要顺势而为。在这一阶段，应当和孩子一起遵守秩序，比如物品归位、分类整理、遵守规则、反复按照固定程序玩一个游戏等。

○ 阅读敏感期：引导并培养阅读习惯

当孩子对听读日趋熟练或产生兴趣后，会主动地翻书、看书。最初可通过绘本来引导孩子爱上阅读，如 1 岁前选色彩鲜艳的大图案硬纸书（纸板书）；1~2 岁可选大幅图画的图书，最好跟日常生活相关，比如炊具、电器、家具、宠物、玩具等，更利于孩子阅读和理解；2~3 岁适宜阅读一些简短、有趣的故事，讨论故事中的人或事，鼓励孩子表达自己的想法，增强阅读兴趣。

○ 空间敏感期：创造环境，培养空间感

2 岁左右的孩子开始进入空间敏感期。儿童通过物体的位置探索空间，通过物体的运动探索空间。皮球是宝宝的重要玩具之一，也是他探索空间的好工具。圆圆的皮球在地面上滚来滚去，宝宝要比它速度快才能够抓住它，然而将皮球放入高处，皮球就会顺着坡度滚下去，同时在滚动的过程中遇到障碍物就会反弹回来，从而改变原来的滚动方向，会使宝宝有了新的认识。

○ 细微事物敏感期：不随意打断

这个敏感期通常开始于 1 岁半。整天忙忙碌碌无暇顾及周围的大人常常会忽略环境中的一些细小事物，孩子却能捕捉到其中的美妙。所以当孩子拾起一根头发丝，或者对着泥土里的蚯蚓发呆的时候，不要粗暴地打断他，因为对细微事物感兴趣的敏感期是孩子锻炼观察力以及培养孩子关注细节的最佳时期。这个时期，家长能做的就是，只要没有危险，就不要随意打断他。

○ 执拗敏感期：享受独立感

宝宝之所以表现出顽强的"反抗性"其根本原因是想独立。表面上看是在与父母作对，但宝宝的内心仍然需要你的情感支持和适时的鼓励。在放手让宝宝独立做一件事时，父母可以首先判断一下他能多大程度上完成这件事和可能遇到的问题，然后在没有人身危险的前提下让宝宝自己去做。让宝宝在享受独立的同时也享受到了父母对他们的关爱，这样也会减少宝宝反抗情绪的发生。

重视感知觉能力，
促进早期智力发育

　　1~2岁的幼儿是吸收性思维和各种感知觉发展的敏感期，是器官协调、肌肉发育和对物品发生兴趣的敏感期。这时期的幼儿开始尝试运动自己的身体，喜欢到处探险，用手抓任何东西，开始学站立、走路。这时他们无论是简单的大动作还是精细的小动作，各方面能力的发展都较快，手眼配合能力、手的操作能力明显提高。家中的任何物品都是玩具，而且精力无穷，因此，家长应抓住这一关键期，重视感知觉能力的提高和发展，以促进幼儿各方面发育。

重视视觉艺术培养

　　1~2岁的幼儿对一切事物都是好奇的，利用这种好奇心，家长可培养孩子的审美。这个时期的幼儿已经能辨别基本的颜色，如红、黄、蓝、绿等，但在辨认混合色或近似色等（如橙与黄、蓝与天蓝）比较难，也难以说出颜色的正确名称。平时应让孩子发现生活中的色彩美，激发他们的兴趣，同时帮助其积累生活经验。

　　幼儿喜欢色彩明亮、有变化的环境，要让他们多接触外面的世界，观察各种事物，引导孩子用眼睛看、耳朵听、鼻子闻、手摸，运用各种感官认识事物、丰富想象力，为以后绘画积累经验。家长在带孩子出去游玩时，可以引导孩子将两种颜色不同的同类物体按色归类，比如可以捡树叶，红色的、黄色的、绿色的几种叶子，将这些树叶按照颜色分类。

　　家长平时也要多加强孩子的空间认知，给孩子的玩具最好以组合式的玩具为优先考虑，如积木、拼插玩具、拼图等，都是很好的选择。

爸爸妈妈可以自己制作简易的拼图，可以是一幅动物图，也可以是一幅水果图；如果是一幅动物图，比如狗，可以剪成头、身体、尾巴三部分。如果是水果图，比如梨，可以先切左侧1/3，再切带把的部位，最后切其右侧的1/3。有些宝宝非常聪明，会先把中间有把儿的一部分放在桌子上，将把儿朝上，再将剩余两块一边比对一边放好。如果宝宝能按照图的边缘拼接就能拼对。

目的：有助于提升宝宝的视觉空间认知。

会听的孩子学习能力更强

听的能力是先天的，正常的儿童都具备这个能力。可要让其做到"听明白"，能对所听到的内容迅速、正确地做出反应，就需要后天培养了。那么对于1～2岁的幼儿可以做哪些基本训练呢？

○ 按照声音指令做动作

家长在家里可以发出一些声音让宝宝来模仿，比如妈妈和宝宝面对面，让宝宝听听拍手声、跺脚声、轻快的跳动声等。还可以增加难度，背对宝宝，让他仅靠听声音来模仿动作，感受其对声音的判断。也可以在家里玩传声游戏，由妈妈对着宝宝说一句耳语，要他传给爸爸，这样爸爸再传回来，也可以在一定程度上锻炼宝宝的听力。

○ 利用"听辨错误法"来锻炼孩子的倾听能力

生活中，有的孩子听一件事时，只听到其中的一点儿就听不下去了，这就说明倾听的质量不高，听得不仔细、不专心。因此，家长应有目的地让孩子在日常生活中去判断语言的对错，吸引孩子注意倾听，比如：小鸡嘎嘎地叫着，猫咪爱吃骨头等，引导孩子挑错。1～2岁的幼儿对家长的话还不能完全理解，因此在给孩子下达任务时，尽量用短词描述，如做饭、擦玻璃等，尽量让孩子听得懂。

○ 听故事，增强孩子的听觉注意力

幼儿时期，一般孩子的注意力时间较短，家长可选择一些他感兴趣的书来读，比如洞洞书、翻翻书，一般这样的书字数比较少，图画更直观。家长尽量用短句，再加上丰富的表情和语调吸引其注意力，而且一个故事要重复讲几次。经常给孩子读故事可以提高其观察力、想象力以及听觉专注力。

这样玩游戏 ★

听听是什么乐器

做这个游戏前，家长首先要让孩子理解乐器，并记住乐器的名字。家长可找来拨浪鼓、腰鼓、电子琴、小提琴等。让孩子听，这个声音是哪个乐器发出来的，那个声音是哪个乐器发出来的。如果条件有限，家长可以拿出家里的锅、碗、瓢、盆、矿泉水瓶、纸壳箱等，材质不同，敲击出来的音色也不同。

目的：家长在与孩子对话过程中就培养了他的注意力和听力，同时也能培养孩子对不同物质音色的分辨能力。

触觉训练，认识世界的重要手段

当我们发现孩子开始乱摸乱捏东西的时候，表明手的敏感期到来了。在这一阶段，孩子会通过手尝试很多高难度的操作，例如自己吃饭、系鞋带、端东西等。在这个时期，如果父母怕麻烦，或者是没有耐心总是代劳的话，那么就会导致孩子的这一敏感期遭到破坏，后果就是，很可能孩子长大之后动手能力和手眼协调性不够好。如果父母能够在他小的时候多点信任，稍微付出点儿耐心，让他独立完成一些简单的操作，那么孩子最基本的自理能力就能顺利培养出来了。

用脚探索地面

把宝宝带到户外，脱掉宝宝的鞋，让他体验各种质地的路面，如温暖的沙子、光滑的鹅卵石、冰凉的混凝土、潮湿的草地和黏稠的泥浆。可以问他这些感觉怎么样，如果他还不知道怎么表达，爸爸妈妈可以告诉他"温暖的""冷冷的""软软的"等一些词汇。

光脚走路对小宝宝来说比穿鞋走路更容易，因为他可以用小脚趾帮助身体保持平衡。在不寻常的路面上走路的感觉会让宝宝乐得咯咯笑。

一本感官书，带宝宝探索世界

目前市面上有很多这种感官书，爸爸妈妈可以通过感官书让宝宝认识各种物品。爸爸妈妈也可以自己动手做：先收集各种材料，如棉布、粗麻布、羊绒、箔、泡沫，每一种材料剪成大正方形，用胶水贴在硬纸板上，然后把它们粘起来，让宝宝通过触摸来感受各种材质的不同。

感官书可以让宝宝发现不同材质的特点，帮他了解什么是粗糙、平滑、崎岖不平、黏糊糊。

这样玩游戏

摸一摸，说一说

准备一些宝宝熟悉的餐具，如小碗、小勺、茶杯、小盘、奶瓶等，然后让宝宝边说物品的名称，边将物品放入布袋子中。妈妈发出指令让他将手伸到布袋中摸出一件物品，并说出物品的名称，再拿出来看看说得对不对。

目的：此游戏可以增进亲子交流，锻炼孩子的听力以及触觉感知。

不断发展的注意力、记忆力、想象力和思维力

注意力好，宝宝做事更专注

幼儿的注意力容易被身边的环境所分散，要想帮助孩子养成专注的习惯，就要排除各种可能分散孩子注意力的因素：居家环境要简洁，不要过分华丽；在孩子活动前做好准备，吃好、喝好、穿好，不要在活动中因为这些琐事打断孩子正在进行的活动；玩具一次不要给太多，如果要进行学习活动，在学习前不要让孩子接触新的玩具；学习环境最好固定，比如为孩子设立一个专属于他自己的学习空间，准备幼儿专用的学习桌，每次进行学习活动时都要在这个地方进行，给孩子建立一个概念——只要坐在这里就要学习了。此时家长最好不要走来走去，更不要随意打断孩子的活动。

这样玩游戏

拧大螺丝

家长可以准备几个玩具大螺丝，先让宝宝观察大螺丝，家长用语言引导，红色的螺丝、蓝色的螺丝等，还可以描述螺丝的形状。再示范拧动螺丝，转腕动作要夸张，让宝宝观察到动作的变化。然后把螺丝交给宝宝观察，旋转的时候妈妈要同时告诉宝宝"拧一拧"。

目的：通过观察螺丝的粗细、颜色、形状等，锻炼宝宝的专注力、观察力。

贴贴乐

家长在白纸上画上一条线，准备几张彩色贴纸，用剪刀剪成若干个小圆形，先示范如何用贴纸按照线条的轮廓进行粘贴，再让孩子一同参与粘贴。再画一条线，让孩子独自完成。

目的：可以提升孩子注意的稳定性，锻炼其精细动作。

记忆力好，宝宝学习更棒

对于1~2岁这个阶段的幼儿，记忆力主要以无意识记忆、形象记忆为主。不过随着语言的发展，可以有很多词语记忆，也更能理解大人的指令了。此时家长应该利用婴幼儿的无意识记忆、形象记忆，教他认识、记住事物。也可以发出一些简单的记忆任务指令，以促进有意义的记忆产生。

要充分利用孩子无意识记忆和机械记忆特点，教孩子知识和本领。一方面刺激幼儿语言发展，一方面训练其记忆力。

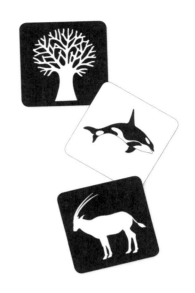

儿歌记忆法

爸爸妈妈可以一问一答在家里教宝宝儿歌：

"什么好？""公鸡好，公鸡喔喔起得早。"

"什么好？""小鸭好，小鸭嘎嘎爱洗澡。"

"什么好？""小羊好，小羊咩咩吃青草。"

"什么好？""小兔好，小兔玩耍不吵闹。"

目的：宝宝可通过儿歌快速认识各种事物，像数字儿歌、字母儿歌都适合这个年龄段的宝宝。

寻找物品

当着孩子的面将他喜欢的一个玩具或小食品藏在一个地方，告诉他："这个东西藏在这个地方，要记住。过一会儿，如果你自己把它找出来，就归你了，好吗？"

当做完一两个任务时，先问宝宝刚才藏的是什么物品，然后叫他把这件物品找出来。随着宝宝年龄的增长，可以一次藏两三个物品，让他找出来。

目的：这个游戏可以训练宝宝的记忆力。

想象力丰富，宝宝创造力更强

想象力属于人类特有的高级认识，想象力是人将头脑中已有的客观事物形象重新组合成某种事物新形象的过程。而幼儿期是想象力发展的重要时期，幼儿想象力的特点是：以无意想象为主，内容简单、结构单一，一般是自己生活的翻版，记忆的成分多、想象的成分少，并且想象和行动相结合受情景的影响。因此我们应该通过生活中的方方面面来引导和培养幼儿的想象力，做游戏、玩玩具、讲故事等都可以培养幼儿的想象力。

通过游戏、玩耍培养幼儿的想象力

孩子的主要工作就是玩，从游戏中他们会学到很多知识，对其想象力的培养也起着意想不到的效果。如在游戏"开火车"中，孩子把小凳子当成小火车，骑在小凳子上，嘴里唱着："嘀嘀……嘟嘟……一列火车长又长，运粮运煤忙又忙，钻山洞、过大桥。呜——到站了。"在这个游戏中，孩子把自己想象成了一名列车员。通过让其模仿和想象，有效地培养孩子的想象力。

积木可以说是孩子必不可少的玩具，看似简单的积木在幼儿的手中却能变换出各种各样的造型：停车场、高楼、学校等，每次摆的造型都不同，这些都是孩子通过现实观察，再通过想象摆出来的。摆弄积木不仅可以培养孩子的想象力和创造力，还可以锻炼其动手能力和观察力。

这样玩游戏

剪纸游戏

给宝宝准备一些纸和一把安全剪子，让他随意地剪。开始时，先教宝宝拿剪子的正确方法。当宝宝剪出不同形状的时候，可以让他说一说剪出的形状像什么（太小的宝宝拿剪刀有难度，可以直接用手撕）。

目的：促进手眼协调能力的发展，对想象力的发展也能起到很好的促进作用。

呵护孩子的好奇心，珍惜创造力

思维是人脑对客观事物进行概括的能力。孩子的思维，一般随着动作的发展和语言的产生逐渐萌生、发展，从低级到高级，从简单到复杂。培养孩子的逻辑思维能力很重要，那么家长该如何入手呢？

○ 呵护孩子珍贵的好奇心

好奇心强的孩子往往表现为：喜欢问问题，总是寻根问底；喜欢拆东西，总想找到内部的秘密。

通常来说，好奇心强的孩子一般创造力也强。有些妈妈总说自己的孩子特别调皮，是个破坏大王，让人头疼，其实妈妈完全没有必要生气，说明你家宝宝好奇心强，喜欢思考。父母不应该用批评、不耐烦的态度对待孩子的问题，而应用简单、直观、孩子易接受的语言给孩子讲解基本道理。解答时最好运用比喻和拟人化的方法讲解，也可以通过故事的形式来回答。如果孩子提出的问题父母也不懂，应坦白地告诉孩子，并和孩子一起找答案。这会让他认为自己的问题很有价值，以后会更乐于思考和提问。

这样玩游戏

玩彩泥

彩泥的可塑性很强，可以根据孩子的需求变成各种样子，家长可以和孩子一起玩彩泥，把彩泥捏成各种各样的形状，让孩子享受创造带来的快乐。

目的：锻炼孩子的思维力与创造力。

借助游戏，
实现多元化启智

1~2 岁大动作能力发展训练游戏

○ 蹲下起来

关键能力培养

锻炼宝宝的动作协调性和反应速度。

这样玩游戏

　　宝宝和妈妈面对面站立，当妈妈告诉宝宝说"变小了"时蹲下，说"长高了"时站起来，边说边示范，然后说"变小了"教宝宝蹲下，说"长大了"教宝宝站起。宝宝从蹲着到站起来时，很可能会因为站起速度过快而摔倒，所以做好防护措施很重要。

○ 接球游戏

关键能力培养

锻炼宝宝手眼协调性和手部肌肉力量。

这样玩游戏

　　这个阶段的宝宝非常喜欢玩球，父母可与宝宝面对面坐着，和他来回滚动球，滚球的速度可以快一点，也可以放慢。也可以变换大小不同的球玩。

1~2岁精细动作能力发展训练游戏

○ 和爸爸一起"钓鱼"

关键能力培养

锻炼宝宝的精细动作及注意力。

这样玩游戏

准备一个钓鱼玩具，爸爸先拿着钓鱼竿给宝宝做示范，然后让宝宝学着爸爸的样子自己钓鱼。刚开始，宝宝可能还不能准确地将钓鱼竿对准鱼嘴，爸爸要多鼓励宝宝，让宝宝自己多尝试，如果宝宝成功钓到鱼，爸爸要多夸奖宝宝。

这样玩游戏

妈妈和宝宝一起玩拼插玩具，妈妈要告诉宝宝，圆形的积木要放到圆形的洞里，方形的积木要放到方形的洞。妈妈要耐心引导，不断鼓励，让宝宝自己将积木准确放进相应的洞里。

目的：锻炼宝宝手部协调性及腕部力量，锻炼宝宝的想象力。

○ 倒水游戏

关键能力培养

锻炼宝宝的手眼协调性和做精细动作的准确性。

这样玩游戏

找两个酸奶瓶，把其中一个装满水，然后让宝宝将水倒入另一个瓶内，尽量不让水漏出来。熟练之后，再让宝宝将碗内的水尝试着倒入瓶内而不洒出。

1~2 岁语言能力发展训练游戏

○ 小动物怎样叫

关键能力培养

训练宝宝辨别不同的声音，帮助宝宝练习发音。

这样玩游戏

准备小鸡、小鸭、小狗等小动物的图片。出示图片的同时模仿小动物的发声。重复几次，让宝宝模仿。也可以教他模仿相应的动作，或者让宝宝指出哪一张图片是小鸡，哪一张是小鸭。

○ 鼻子在哪里

关键能力培养

锻炼宝宝的记忆力和语言能力，同时让宝宝初步了解自己的身体。

这样玩游戏

和宝宝面对面坐好，让他看着你。你说身体的某一部位，让宝宝指出来。比如你问他："妈妈的鼻子在哪里？"宝宝会用手指向你的鼻子。也可以让宝宝按照你的语言提示，指自己的身体部位。

1~2 岁认知能力培养游戏

○ 认识颜色

关键能力培养

培养宝宝对颜色的认知能力，激发其创造力。

这样玩游戏

准备红色、黄色、蓝色玻璃纸各1张。将3张玻璃纸剪成20厘米×30厘米的大小。先在手上放一张玻璃纸，引导孩子注意自己的手。然后把另一张玻璃纸叠在上面，提醒他："妈妈的手要变颜色啦！"然后用不同颜色的玻璃纸组合出不同色彩，孩子一定会觉得很新奇。

○ 找形状

关键能力培养

提高宝宝对形状的认知和生活用品的认知。

这样玩游戏

宝宝现在对形状已有了初步认知，父母可以借住磁力片，拿出三角形、正方形、五边形等，和平时的生活用品比一比，让宝宝观察生活中哪些物品和这些形状一样。

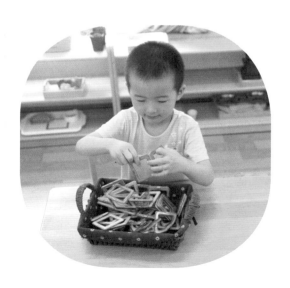

Part 2 能力发展，顺势引导效果好

285

1~2 岁情绪与社交能力培养游戏

○ 宝宝有礼貌

关键能力培养

培养宝宝的社交能力，让其懂得礼貌用语。

这样玩游戏

在日常生活中利用自然的互动或游戏机会，父母率先在不同情境下做出适当的社交行为，给宝宝树立良好的示范。例如喊宝宝起床的时候说"早安"，出门上班之前跟宝宝挥手说"再见"，让宝宝帮忙拿东西的时候加上"请"字，不小心把宝宝的玩具碰倒了要说"对不起"，并逐渐提示宝宝养成说出礼貌用语的习惯。

○ 咚咚咚，是谁呀

关键能力培养

教宝宝养成讲礼貌的好习惯，培养宝宝的社交能力。

这样玩游戏

宝宝在房间里，妈妈在外面"咚咚咚"地敲门。妈妈说："咚咚咚，我是妈妈，可以进去吗？"宝宝回答："好，请进！"（宝宝如不会说，点头表示允许）接着角色互换，由宝宝敲门试试看。

不放手的爱，对于孩子而言是一场灾难

蒙台梭利说："让孩子服从成人的意志，这是成人犯了最大最可耻的错误。"

何谓过度控制

简而言之，就是事无巨细地关心，面面俱到地规划。很多家长都希望孩子在自己的掌控下，将来能拥有一份高学历，或一项高薪又体面的工作，迎娶白富美，最终成为爱情事业双丰收的人生赢家。所以，一句"我这样做是为你好"，就在无形中成了套在孩子身上的枷锁。

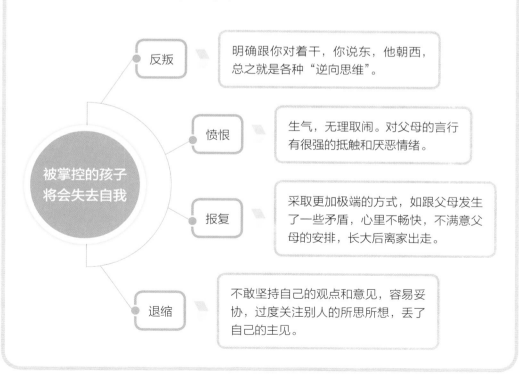

被掌控的孩子将会失去自我

反叛 —— 明确跟你对着干，你说东，他朝西，总之就是各种"逆向思维"。

愤恨 —— 生气，无理取闹。对父母的言行有很强的抵触和厌恶情绪。

报复 —— 采取更加极端的方式，如跟父母发生了一些矛盾，心里不畅快，不满意父母的安排，长大后离家出走。

退缩 —— 不敢坚持自己的观点和意见，容易妥协，过度关注别人的所思所想，丢了自己的主见。

正视亲子之间的边界，有度管教

所谓边界，就是分清什么是你的，什么是我的；什么该管，什么不该管；而彼此只需要对自己的行为负责。所谓放手，就是在每一件具体事务面前，不要控制，要引导。

在维持基本底线的基础上，尽量让孩子做他喜欢做的事情，即使做错了，也不要进行打压或制止，因为孩子可以从错误中学到不少经验。

父母这样做

1. 安排孩子做他力所能及的事。在孩子成长的道路上，父母不可能包办他一辈子，只能陪伴孩子走人生的一段路。多让孩子动手实践，他的实践能力与经验就会在无形之中培养起来。而实践能力和经验很多是在课堂上是学不到的，如自己穿衣、如厕、吃饭等。

2. 给孩子适度的时间和空间。放手让孩子去尝试、摸索，多鼓励孩子去尝试，孩子的自信就是这样培养起来的。

3. 当孩子遇到困难时，先让他自己独自解决，不要一开始就急着去帮忙。当孩子面对困难束手无策时，最好的办法不是急着带他走出泥潭，而是把指南针放在他手上，让他学会辨别方向，学会独自面对种种挑战，学会自己的路自己走。

4. 鼓励孩子去做他自己喜爱并擅长的事。如果一个人的生命体验是被动参与的，或者是别人的意志强加的结果，不管这种意志看似多么高尚或正确，都会感觉很不舒服。从小被压抑不被理解的孩子，即便日后再优秀，他的心灵也是伤痕累累的。

"搭手脚架"，练就孩子真正解题思维

针对孩子遇到的困难给出提示；孩子想不出解决办法时多给他们提供一些可选择的方法。接着向孩子提一些开放性的问题，引发他们去思考；把任务分成更小的步骤鼓励他们完成；孩子成功后，要给予表扬，并表达你的爱和关心，这样可帮助孩子成长为真正内心强大的人。

优化养育，
妈不累，娃不烦

辨识幼儿行为发育问题，正确干预

常见行为问题的鉴别以及处理方法

行为问题	症状鉴别	干预与否	处理建议
吸吮手指、咬指甲	爱吃手	3岁以前，不需要制止，3岁以后要制止	• 1岁以内，保证手指干净；1岁以后，尝试转移注意力 • 排除紧张、焦虑等因素。如：有些孩子只在打针前吃手
口吃	说话不连贯	幼儿期大部分呈一过性，随发育进程好转，很少会延至成年期	• 家长不指责、不要过于焦虑，也不要急于纠正 • 持续存在时，到医院进行语言病理学检查以排除病理性疾病
睡眠障碍	夜行（夜游）、梦呓（说梦话）、夜醒、夜哭、夜惊等	适当干预	• 培养自我入睡能力，调整睡眠习惯，营造良好的睡眠环境，对于梦游等行为不唤醒而只保护安全 • 婴幼儿睡眠问题一般不用药物干预

2 岁宝宝心理行为特点及应对

在欧美有个词——Terrible Two，意思是"可怕的2岁"。在国内，也有个类似概念，叫"2岁敏感期"。它们说的都是一件事：2岁的孩子太皮，不好带。不懂儿童成长规律的人，难免有这种抱怨。不过只要足够理解孩子的成长规律，或许就会有另一种看法。

○ 自我意识萌芽，想独立做主

宝宝有了明确的自我意识。因为有了自己的想法，就开始想要按照自己的想法做事情。但许多事情家长不允许孩子做，并且很多事情他也做不好可仍然坚持要试试，这就形成了一个矛盾，感觉宝宝变得"不听话"了。家长应在安全的范围内适当放手，让宝宝尝试着自己做，比如穿衣、吃饭、做简单的家务等。

○ 想象力丰富，突然胆小

随着宝宝大脑的发育，渐渐地建立了因果联系，有想象力了。家长可通过观察或者倾听宝宝的描述，辨清宝宝突然胆小的原因。比如：宝宝晚上一关灯就哭，是单纯害怕黑暗，还是害怕窗外路灯照出的影子？然后给宝宝做出解释，这些可怕的东西究竟都是什么，它们为什么出现，等等。一开始宝宝未必能听得懂，家长需要有耐心，多讲几次他就明白"原来这些不会对我造成伤害"。

○ 社交的起点，走向合作

2岁前处于平行玩耍阶段，是社交的起点，不跟其他孩子玩并不意味不合群。就算在一个房间里，宝宝们也是各玩各的，互不干扰，最多是偶尔看看彼此，互相模仿一下，这些都是正常表现。

在20个月左右，宝宝才开始区分什么是自己的，什么是别人的。大概2岁半开始，宝宝们才会在一起玩。而直到3岁，他们才有能力互相合作，真正合作玩耍。

○ 物权意识不明，可能会出现暴力行为

1~2岁的宝宝认为喜欢的东西只要拿在手里就属于他的了，所以抢玩具还是个特别常见的现象。一言不合就动手，仍然是宝宝间冲突的主流。不过随着年龄增长，使用暴力的情况也会越来越少。

2岁是使用暴力的分水岭，会朝两个不同的方向发展：一边是习惯用暴力解决问题，另一边倾向于用理智和沟通解决问题。宝宝朝哪个方向走，主要取决于父母怎么引导。正确的引导方法是，把每一次冲突都当成教育宝宝的机会，教会宝宝正确沟通。

1. 立刻阻止。拉开宝宝，并用温和坚定的语气说："停下来，不许这样！"

2. 先了解情况，再清晰地复述情况。让宝宝讲讲发生了什么，了解他们各自的需求。然后家长简单复述经过。这样做能缓解宝宝的不良情绪。它相当于一个信号——"我们现在开始思考"。

3.充分共情。表示认可宝宝的情绪，但告诉他"不管之前发生了什么，打人都是不对的"。

4.引导宝宝站在对方的角度思考。比如："如果他打你，你也会疼，对吧？"

5.和宝宝商量解决办法。

健康干预：鼓励与尊重，建立幼儿期宝宝的好行为

父母对孩子的爱很重要，但溺爱会害了孩子，从小让他学会尊重有助于培养完善的人格。那怎样才能体现出对幼儿期宝宝的尊重呢？给他们想要的？想吃的？随心所欲地玩？这些都不是。尊重是父母给宝宝全身心的关注，赞赏他们的观点，并满足他们合理的要求。通过下面一些表现和反馈，幼儿期的宝宝就能感受到父母对他们的尊重，也会慢慢学会如何尊重他人。

身体语言	● 微笑、点头、眼神交流。 ● 坐下或蹲跪着倾听，你的眼睛注视着宝宝。 ● 感兴趣地听宝宝表达他们的意见，不要打断他们。
沟通交流	● 对宝宝的意见立刻做出反馈。 ● 重复宝宝说的话。 ● 给出你的意见前，征求他们的许可。 ● 你的建议应该让宝宝有所选择，而不是简单的命令。 ● 让宝宝获得一些小的胜利，争取他们更大的合作。 ● 不要在宝宝生气的时候取笑他们或训斥他们。

把这些理论和方法用到日常生活中，才能真正起作用。恰当地使用这些方法更像是一门交流的艺术。举个日常生活中的例子，宝宝坐车必须要坐在安全座椅里，虽然有时候宝宝并不愿意坐，但这是一个不能妥协的原则性问题。如果宝宝哭闹，可以先用认可的语气安抚他说："不要坐，不要坐！爸爸知道宝宝不要坐！"边说边摇头，让他知道爸爸妈妈明白他的感受。然后看着他的眼睛说："真对不起，为了安全，为了去好玩的地方，我们还是要坐在椅子里面。你可以哭一会儿。爸爸给你放歌，还是让小熊玩具陪你？"一旦宝宝慢慢安静下来，应及时给予鼓励。

抓准孩子性格特点，
"熊孩子"秒变"乖乖宝"

了解孩子的性格倾向，因材施教

人的天生气质可以分为四大类型：乐天型、忧郁型、激进型、冷静型。其实，每个人身上都会具备以上四种气质，只是其中某一种在我们的性格中占比最大，因而显现为我们的主导气质。不过这并不表示，拥有一种气质的人，必定拥有这个气质类型的所有优点和缺点，只是说拥有的倾向性比较高。毕竟，人的性格是由"天生气质"和"后天学习"两部分决定的。

在养育孩子的过程中，我们应该注意观察自己的宝宝属于哪种类型？他在哪些方面更有天分？在哪些方面容易出问题？在有天分的方面要多鼓励，多给他机会，让他充分发展自己的长处；在容易出问题的方面，则应及早引导，规避问题。这样做的好处在于，养育的过程事半功倍。更重要的是，孩子也比较开心，他有更多机会在自己擅长的领域，可以获得更多成就感和自信心。

○ 我的孩子是哪种天生气质

孩子成长的每个环节都能够反映出天生气质，如他怎么学爬，怎么学走路，怎么学说话，怎么交朋友，等等。

性格类型	乐天型	忧郁型	激进型	冷静型
性格关键词	积极乐观，人际高手，喜爱享受，渴望肯定	敏感细腻，深刻专注，完美主义	目标感强，意志坚决，天生的领袖	天生谨慎，温和稳定，擅长思考
养育关键词	建立优质关系，打温情牌，计划和责任	心理营养，情绪管理，人际交往	建立道德观，激发同情心，放弃控制欲	接纳慢节奏，多给肯定，鼓励表达感受

Part 3 优化养育，妈不累，娃不烦

✌ 马大夫告诉你 ✌

了解孩子的气质，但不可贴标签

父母没有必要跟孩子说，或者当着孩子的面讨论他是什么类型的天生气质。我们自己有所了解后，默默地去观察、留意就好。多关注其优点，让孩子累积自信和成就感，缺点部分多教导，让他学习经验。天生气质只是我们每个人的一种底色，擅长学习的人会不断从别人的特质和优点中吸收营养，丰富自己。一旦贴上某种标签，反而容易阻碍孩子汲取不同的营养。

乐天型宝宝的养育法

乐天型的孩子积极乐观，他们是人际关系的高手，喜欢享受，渴望被周围人肯定。可优点同时也会伴随着缺点，犹如一枚硬币的正反两面。因为他们积极乐观，所以做错了事也不会放在心上，容易一错再错；因为在乎人际关系，所以关注他人的感受远大于对事情本身的责任；因为喜欢享受，所以自制力较差；因为渴望得到肯定，所以对自己喜欢的人乐于讨好。

父母可以这样做

针对这样的孩子，父母一定要与其建立良好的亲子关系，并多正面引导他。道理很多时候并不能使他信服，但好的关系可以。当我们说"妈妈很爱你，我相信你可以做到……"时，他才会听进去我们的建议。对于乐天型的孩子，家长应多注意培养其责任感、自我约束力，从小事做起，及时鼓励，才能收到较好的效果。

冷静型宝宝的养育法

冷静型的孩子做事小心谨慎，思维能力强。一件事情必须有足够的把握，他才会去尝试。他们的天赋在于有逻辑，有条理，思考力极强，会把事情前前后后想清楚，然后再按照自己的想法行动。他们情绪稳定，不易受外界影响，哪怕养育者及成长环境不能给他们足够的安全感，他们也能很好地适应，保持自身的节奏。

父母可以这样做

针对这样的孩子，父母养育的重点是接纳他们因为个性谨慎而做事比较慢的特点，给他们足够的时间去思考，他们才能越来越自信。在情绪问题上，父母需要鼓励孩子多表达自己的感受，他们才会渐渐扩大自己的人际交往圈。

○ 忧郁型宝宝的养育法

忧郁型的孩子感情细腻深刻，是天生的完美主义者。他们看到、想到、感受到的东西都比其他类型的孩子多，所以在画画、音乐、舞蹈等艺术领域尤其有天赋。忧郁型孩子很小的时候就比较能坐得住，专注度高。他可以一直重复做一件事情，直到自己满意为止。所以，忧郁型的孩子通常学习很好。

父母可以这样做

针对这样的孩子，父母的养育重点需要放在情绪管理上。因为他们感受得太多太深，有了情绪之后不容易放下，所以父母要有足够的耐心去引导他们学会有效的情绪管理。在人际关系上，忧郁型孩子容易把自己的完美主义泛化，导致不容易交到朋友，父母需要教导他们在人际关系中保有弹性。除此之外，因为忧郁型孩子很敏感，父母在批评孩子的时候一定要注意对事不对人，以免对其造成伤害。

○ 激进型宝宝的养育法

激进型孩子目标感非常强，勇猛执着，容易取得成就。因为他是目标导向型，所以他所展现出来的意志力、抗压力和自律性是其他类型的孩子无法企及的。激进型的孩子精力充沛，有决断，通常是天生的领袖。

父母可以这样做

针对这样的孩子，父母最重要的养育任务就是帮助孩子树立正确的是非观和道德观，让他的能量往"真善美"的方向发展。同时，注意激发其同情心。激进型孩子最忌讳遇到掌控自己的父母，因为当它强大的生命力不能得以施展时，就会转向破坏性的方向，所以父母要尽可能给孩子自由发展的空间。

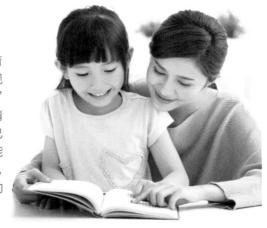

建立安全型依赖关系，淡化分离焦虑

良好的依恋关系，为日后情感发展奠定基础

关于婴儿和母亲之间的关系，精神分析大师弗洛伊德说过："独一无二、无可比拟的，作为最早也是最稳固的爱的对象，以及今后所有爱的关系的模式，母婴关系一旦建立，就一生不变。"

依恋关系的生物意义在于个体可以从中获得关爱和安全感，而它的社会意义在于奠定了儿童日后情感发展的重要基础。婴儿通常会把妈妈作为一个安全的基地，然后慢慢去信任周围的人，在和妈妈的互动过程中形成重要的关系，使他觉得周围是可信赖的、是安全的，他才能够逐渐学习和探索世界。

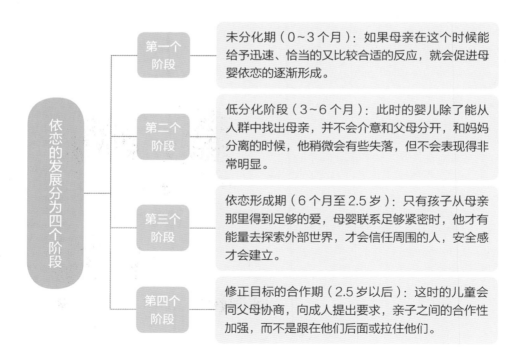

依恋的发展分为四个阶段

第一个阶段：未分化期（0~3个月）：如果母亲在这个时候能给予迅速、恰当的又比较合适的反应，就会促进母婴依恋的逐渐形成。

第二个阶段：低分化阶段（3~6个月）：此时的婴儿除了能从人群中找出母亲，并不会介意和父母分开，和妈妈分离的时候，他稍微会有些失落，但不会表现得非常明显。

第三个阶段：依恋形成期（6个月至2.5岁）：只有孩子从母亲那里得到足够的爱，母婴联系足够紧密时，他才有能量去探索外部世界，才会信任周围的人，安全感才会建立。

第四个阶段：修正目标的合作期（2.5岁以后）：这时的儿童会同父母协商，向成人提出要求，亲子之间的合作性加强，而不是跟在他们后面或拉住他们。

了解分离焦虑，逐步缓解

分离焦虑是指婴幼儿因与亲人分离而引起的焦虑、不安或不愉快的情绪反应，又称离别焦虑。即婴幼儿与某个人产生亲密的情感联结后，又要与之分离时产生的伤心、痛苦，以表示拒绝分离。这是一个普遍现象，半岁到学龄前的孩子几乎每个人都有过分离焦虑的情况，家长只要处理好，就可以平稳度过。

孩子的分离焦虑一般会分为三个阶段，随着他们的心智、身体等成长，焦虑一般会慢慢减弱。

反抗阶段		失望阶段		超脱阶段
（号啕大哭，又踢又闹）		（仍然哭泣，哭闹减少）		（正常活动，偶有情绪）

这一阶段是幼儿分离焦虑产生的初始阶段，孩子的表现最为强烈，他们会大哭大闹，还伴有肢体冲突，总之，他们会用尽全力反对家长离开自己。

比起反抗阶段，这一阶段幼儿的分离焦虑明显减轻，开始变得冷静，大哭大闹的情况明显减弱，但是对于身边的人或事反应迟钝，并且不想搭理。

随着时间的推移，幼儿已经进入了超脱阶段，这时候孩子已经非常平静了，而且基本可以正常活动，但是看到亲近的人又会流露出悲伤的神情。

家长了解孩子分离焦虑的三个阶段非常重要，既可以很好地了解产生分离焦虑情绪的孩子此时正处于什么样的阶段，也能够更好地理解孩子此刻的想法，可以更有针对性地引导孩子，给予孩子正确的帮助。

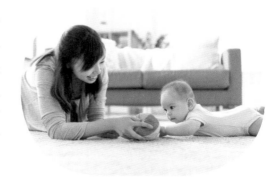

Part 3 优化养育，妈不累，娃不烦

不同依赖型关系，分离焦虑的相应对策

○ 安全型——分离焦虑是暂时的

妈妈跟孩子是同节奏的，很合拍。妈妈离开时孩子会伤心，也可能会哭得很厉害，但是很好哄。安全型的依恋关系在人群中大约占60%。

父母可以这样做

每次需要离开前，告知宝宝一会儿要离开，具体干什么事情最好也说一下，最关键的是要明确什么时候回来，并遵守承诺，按时回来。

○ 回避型——多一些情感交流

妈妈离开时，孩子似乎没有反应，妈妈回来时也很漠然，显得很麻木。这样的孩子并不是心里不在意，而是不知道如何表达对妈妈的依赖。

这是因为长久以来，妈妈经常回避孩子的情感需求，孩子放弃了想要得到安慰和照顾的想法，这种孩子对身体的接触会产生厌恶。

父母可以这样做

在孩子许可时多一些身体的亲密接触，首先问问孩子"是不是很想妈妈？"，多一些与孩子的情感交流，看到孩子的情感需求，少讲道理，少指责孩子，多说一些情绪词语，帮助他们认知情绪，这样会减少孩子的回避和攻击行为。

○ 矛盾型——以身作则，帮助孩子独立

害怕妈妈离开，妈妈离开时会产生非常强烈的情绪，妈妈回来时也哭闹不止，很难安抚。这类孩子既想寻求安慰又抗拒安慰，很矛盾。

妈妈的不独立也阻止了孩子的独立，妈妈很需要这个孩子，所以导致孩子很依赖。因为孩子的成长本身就有独立的需要，但妈妈给了孩子一个感觉：妈妈离不开你。

父母可以这样做

首先妈妈自己要独立，让孩子觉得你是有力量的、是安全的，他可以安心地去探索；多鼓励孩子独立探索，让他看到你对他的信任。

定下规则，
并和善而坚定地执行

用爱形成规则，代替惩罚

父母的爱与信赖是孩子潜能发展的基础，感受父母的爱与信赖的孩子更快乐，潜能才会自然流出。没有"规则"的爱是溺爱。

一岁多的小宝宝拥有无尽的好奇心，喜欢自由自在地探索世界，他们想知道"垃圾桶里藏着什么好东西"，想知道"妈妈的拖鞋是什么味道的"，想知道"爬上沙发和柜子是不是能看得更远"。他们也发现了一种神奇的力量——我可以对妈妈说"不"，我可以用哭闹耍赖达成心愿。

这个阶段的宝宝在接受信息上具有很强的直观性，因此，父母用爱的方式给孩子制订规则，他才能感受规则是爱的一部分；用惩罚的方式给孩子制订规则，他感受到的可能是恨、不接受，而不是规则。

和善与坚定的平衡点

美国简·尼尔森在《正面管教》中倡导：和善与坚定并行。和善是爱的表现，坚定是对规矩、界限的坚守，两者是并行的。

真正的规矩是体现爱的规矩，真正的爱是带有规矩的爱。过于和善，孩子能够接受，家长或许不能；过于坚定，家长可以接受，但孩子则不一定能。和善而坚定的方式，会让家长和孩子都感受到是被尊重的、被接纳的。

当面对一件事情的时候，把你和孩子放在一个完全平等的位置，一起平心静气地沟通，找到一个你能接受、孩子也能接受的平衡点。在这个点上，孩子不需要仰着头去看高高在上的父母，父母也不需要被孩子牵着鼻子走。你和孩子内心都没有控制或被控制、没有焦虑和委屈，以这样的状态陪伴孩子一起成长，才有利于亲子关系的融洽。

执行方式要灵活而坚定

家长在管教孩子时不仅是态度和蔼、不打不骂，执行时也要有弹性、有技巧，符合宝宝不同年龄的心理特征，同时又要守住底线。

一岁多的宝宝，说大道理可能用处不大，但是用简短明确的指令，配合特殊的语气和表情，效果会出奇的好。

一岁多的孩子虽然还不会说，但是已经能看懂大人的情绪了，你"严肃的表情"和"压低的声音"，都能让他感受到自己"摊上事儿"了。

有些特别倔强的宝宝，不管你怎么说他也不会听，这时候你可以允许他通过自己的尝试来理解规则。因为即使听懂了父母的要求，宝宝尚未发育成熟的大脑还不能很好地控制自己，需要父母一遍又一遍的提醒。宝宝也会不断挑战父母设立的界限、试探父母的底线，并在父母一次又一次的坚持中确信，爸爸妈妈是说话算数的。

当然，如果只是靠简单说说，显然无法收服所有的"熊孩子"。当你阻止了宝宝的某个危险的探索行动时，他会哭得山崩地裂，让你六神无主，但原则性问题如安全、不打扰他人、不危害环境等，必须坚守。

场景分析

去超市看到玩具，很喜欢，如果父母不给买，很多孩子就会哭闹，躺在地上撒泼，缠着爸爸妈妈买。

父母该怎么做呢？

首先用到共情，"嗯，我看得出来你很喜欢这个玩具，妈妈也觉得这个玩具很漂亮。"共情让孩子的情绪有了宣泄的机会和出口，共情做得好的话，这时候有些孩子就已经能站起身走了，不再纠结玩具了。

如果孩子还是不肯离开，还是想买。妈妈可再用"约定"这一正面管教的工具，"今天是不是买玩具日呢？"提醒孩子，商量好的买玩具的日子是什么时候。用这个提问，给孩子思考的时间，让他自己做出决定。

对孩子立规矩，3点不能忽视

○ 有些事，不能惯

1. 撒泼、摔东西。家长要耐心引导，让他通过正确的方式把不满情绪发泄出来。如在家里设一个冷静区，发脾气时就去那里冷静一下。

2. 见了玩具就走不动。可以告诉他玩具不在今天计划之内，如果买了玩具，今天就不能买最喜欢的酸奶或者需要步行回家等。

3. 乱翻别人东西。家中成员个人物品要分开放，尤其是孩子的物品要单独放一个柜子里面。每次去对方的柜子里拿东西要进行询问。

○ 有的事，必须孩子自己做

1. 吃饭。从宝宝吃辅食开始，就要鼓励他自己吃饭。

2. 穿衣穿鞋。2岁以后，每次起床和宝宝做穿衣比赛，穿不好没关系，可以耐心指出穿不好的原因。

3. 整理玩具。在家里创建一个玩具区域，可以购买一个儿童玩具架，每次宝宝玩完玩具，家长邀请宝宝一起把玩具"送回家"。

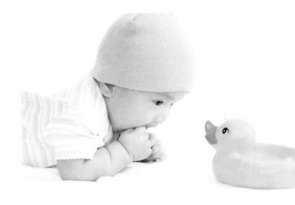

○ 有些责任，必须孩子自己担着

1. 犯错，不推卸。如把小朋友玩具弄坏了，引导其反思原因，勇敢地去和小朋友说"对不起"，并让他想补救的办法。

2. 遇到挫折，要面对。如已经搭好的积木，正要展示给妈妈看，可自己一不小心碰倒了。孩子此时心里是很沮丧的，家长应利用时机进行情绪疏导，鼓励他再搭一次。

教孩子做自己情绪的主人，是父母最直接的爱

孩子情绪失控，多源于父母的错误应答

○ 家长在情绪管理中的错误应答

家长应意识到，孩子的情绪极限其实比大人要低，因为孩子的心智还处于发展状态。因此，家长应该帮助和引导孩子，而不是打压他。只有父母管理好自己的情绪，才能够很好地影响和帮助孩子。那么生活中对于孩子情绪的错误应答一般都有哪些呢？

错误应答	表现及危害
以暴制暴	恐吓、威胁和打骂，会扼杀孩子的自尊心和安全感，也会导致孩子的自我伤害和攻击行为
当孩子情绪的奴隶	用贿赂、哄劝的方式息事宁人，让孩子学会了"情绪勒索"
好孩子不哭	让孩子压抑情绪表达
为孩子的情绪贴标签	孩子会成为你口中的样子，扭曲孩子的自我认知
流于说教	孩子被情绪左右时，讲道理无济于事。先处理情绪，再处理问题
回力球效应	孩子闹脾气时，父母无法保持冷静，形成恶性循环
冷漠无视	对孩子的情绪视而不见或轻描淡写，导致孩子冷漠、自卑
归咎环境或他人	为了安抚情绪，把孩子遭遇的各种挫折的原因都归咎于外界环境或他人，导致孩子自私、推卸责任

父母要正确解读孩子的喜怒哀乐

父母是孩子的镜子和榜样，父母首先要学会管理自己的情绪，不把不良情绪带回家庭、带给孩子，而用欣赏的眼光鼓励孩子，让孩子产生积极的自我认同，获得安全感，让他能自由、开放地感受和表达自己的情绪，使某些正常的情绪感受不因压抑而变质。

家长正确理解孩子的情绪，也就是正确解读孩子行为背后的原因，相同的行为可能有不同的原因支撑，比如孩子不喜欢穿某双鞋子，是因为这双鞋子不好看，还是这双鞋子不舒服，或者这双鞋子和这身衣服不搭配，只有了解到孩子行为背后的原因，才可以有针对性地去劝慰孩子，跟孩子达成有效沟通。

场景分析

妈妈给宝宝买了一件新衣服，希望他在早上出门前换上，但妈妈又着急上班，可宝宝很抗拒、死活都不肯穿，妈妈用尽了各种手段都不管用，眼看着宝贵的时间一分一秒地溜走。这时应该怎么做呢？

问清楚闹情绪的原因

"宝贝儿，为什么不穿这件衣服呀？"

"不喜欢上面的蝴蝶结。"（或者可能是其他原因，如果孩子表达不清楚，可以耐心引导他说出原因或用手势表达出来）

认同孩子的情绪

"嗯，这个蝴蝶结的颜色是不太漂亮，妈妈的审美没有宝贝的好，下次买衣服要带着宝贝一起去，让宝贝自己挑选。"（记得下次要真的带孩子去挑他自己喜欢的）

适当使用"积极暂停"

如果在气头上，无法做到认同情绪，那么就利用"积极暂停"的手段，撤离战场，冷静下来以后再正面应对。

帮助孩子认识情绪

认识情绪的能力也就是通常所说的要做情绪的主人。管理情绪包括两个方面的内容：第一是能够充分地表达自己的情绪，不压制情绪；第二是要善于管理自己的情绪，把握表达情绪的分寸。

父母可以这样做

1岁以后，宝宝有些特定的情绪是同特定的场景联系在一起的。比如，如果有什么让他不高兴，他会主动保持距离。在生活中孩子可能会用错情绪词语，明明是紧张，却说成生气；明明是害羞，却说是难过。这时家长需要把握机会，和孩子谈谈情绪，可以用这样的句式：

你感到（情绪）是因为（描述事件），你希望（自己的愿望）

例如："你感到很生气，是因为别人抢了你的玩具，你希望他得到你的允许再玩？"

"你感到很失望，是因为妈妈没给你买这个玩具，你希望妈妈给你买？"

父母应通过具体事件或情景化，让孩子体验各种情绪，对孩子的情绪给出正确的指引和肯定，从而帮助他准确认识自己的情绪和他人的情绪。比如，要去公园了，孩子很高兴，你可以告诉孩子："宝宝是不是很期待去公园玩呀？现在是不是很兴奋？兴奋得你都想跳起来了。"或者在看书或者读故事的时候，和孩子讨论下角色的情绪："你看，小猫没钓到鱼，它是不是很难过？"

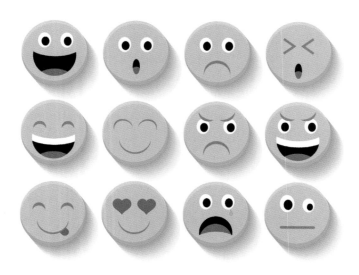

独立、自主、自信，
让孩子逐步成为社会人

有目的、有计划地培养宝宝的劳动能力，不仅可以有效地促进宝宝肌肉的发育和完善，动作的协调发展，还能促进其智力发展。宝宝在"我自己做"的过程中，能不断增强自信心，提高独立思考、独立做事或解决问题的能力，这有助于良好个性品质的形成。

适当放手，孩子才会独立

蒙台梭利曾说："我们习惯服侍小孩，这对他们来说不仅是一种奴化，而且是危险的。"所以，如果想让孩子健康发展，就要让他们自己动手做事，只有他们自己动手，才能获得真正的成长。

在家里，家长可以根据宝宝的兴趣和能力，因势利导，通过具体、细致的示范，从身边的小事做起，由易到难，教给宝宝一些自我服务的技能，如学习自己擦嘴、擦鼻涕、洗手、刷牙、洗脸、穿衣服、整理床铺等。

不过，父母千万别疏忽了，当宝宝完成一项工作后，要给予适当的肯定和赞赏。当宝宝的价值被肯定，他们会感到无比兴奋和快乐，在很大程度上也增进了宝宝的自信心。

父母可以这样做

1. 让孩子树立自我服务的意识：自己处理自己的事，不光是一句口号，也不是让孩子掌握几种技能就可以了，它需要成为孩子的一种习惯，天天坚持。
2. 营造宽松的氛围，学会耐心等待：成长需要时间。孩子可能拿着筷子却夹不起饭菜；可能想穿衣服却找不到衣袖的入口；不要要求孩子第一次就做得很好，他们需要时间练习。当他尝试的时候，等着他，鼓励他。
3. 教给孩子必要的方法：比如，穿裤子需要先看裤子的前后，坐下来，把腿伸进裤腿里；玩玩具就得知道玩具的特性和相应的规则。因此，在孩子遇到困难的时候应给予适当的引导。

不嫌麻烦，多给孩子做选择的机会

○ 拥有选择的权利，这是一个人自主发展最基本的要求

虽然听起来很简单，但是很多人一生都没法做到独立选择，因此我们会看到许多成年人不断抱怨工作、抱怨家人，实际上这些抱怨都来源于被动选择，来源于童年"独立性"的严重缺失，他们进入社会后也会处于"被选择"的境地，因而滋生出许多不满情绪。

作为父母，我们必须要让孩子意识到：你是自己的小主人，你要学会为自己的选择负责。当孩子突然意识到自己可以做选择、做决定的时候，对他来说这是一件很了不起的事情。

对于习惯依赖他人的孩子，家长可以给予引导，在安全范围内让他"自己的事情自己做"。孩子在选择之前，父母可以设置一个底线，然后充分放手，让孩子根据自己的意愿做选择、做决定。比如，让孩子选择玩什么玩具、穿哪件衣服等，然后放手让孩子去决定自己的事情，孩子可以选择自己喜欢的，这对培养孩子的主见有积极的意义。当然，在必要的时候，父母要指导孩子做选择，这样可以避免孩子受到伤害。

勿贴标签，避免孩子失去自我判断能力

总有一些喜欢贴标签的权威家长：

你穿成这样太奇怪了，快去换掉，否则别人会嘲笑你的！

你太没有同情心了，把玩具给妹妹玩一下，否则没有人喜欢你！

你怎么这么笨，连拼音都学不会，别人都会用拼音写作文了！

…………

用宽容和指导替代消极的评价。父母对宝宝的批评、消极的评价往往比"失败、错误"本身更能打击宝宝的自信心。特别是幼儿，他们自己还没有很好的分辨能力，父母说他"笨"，他就会真的以为自己很笨。所以，当宝宝犯错或失败的时候，要以宽容的态度对待他，收起"你真笨""没用""什么事都做不好"的评价，帮助宝宝找出犯错的原因，必要时教给他避免犯错的技巧，让他明白怎样做才是正确的。

延伸交谈，提升孩子的思考能力

提升孩子的思考能力，首先需要学会提问。但前提是，父母必须懂得提问的技巧，懂得激发孩子的提问意识。

○ 不要直接告诉孩子答案

如果直接告诉孩子答案，只有一个优点——让孩子的好奇心快速得到满足，答案直截了当，就像吃快餐一样一下子喂饱。但是有 3 个缺点：

1. 快速、直截了当地把答案告诉孩子，就是将知识灌给孩子，久而久之，孩子容易失去探索的兴趣，失去刨根问底的精神。

2. 失去了让孩子犯错的机会，无法体会一波三折寻找答案的过程以及那种豁然开朗的喜悦和满足感。

3. 时间一久，孩子的思考力逐渐弱化。当孩子对于知识的灌输感到饱了，对知识失去吸收的耐性，甚至对知识的被迫灌输感到厌烦，从而产生厌学的情况。

很多家长习惯快速地把知识灌输给孩子，是因为上一代也大多是这样教育我们的。但是作为家长，得先知先觉，知道这样做的危害。

○ 孩子提问题，可以先把皮球踢回去

假设有一天，你和孩子到超市买东西，你让孩子去厨房拿环保袋。这时候，孩子问你："为什么买东西都要带着这个袋子呢？"

先把皮球踢给孩子，让他自己思考，然后倾听孩子的看法，有必要时和他一起思考，查找资料、寻找答案。这是一个很重要的过程。

"你觉得为什么妈妈要带环保袋去超市呢？"

让孩子先回答，这时，不妨自己偷偷在口袋里装一个环保袋，等到结账的时候，"还要花 3 毛钱啊！"孩子会突然明白这个道理，带环保袋原来可以省 3 毛钱，然后再把"环保意识""二氧化碳""温室效应"等理论顺理成章地说出来，孩子自然会听得津津有味，通过在真正的生活场景中的讨论，让孩子的思考更深入。

培养孩子的思考能力没有那么难，生活就是一个培养思考、学会提问的宝库。所以每一天、每一次和孩子的对话、应答，都是宝贵的训练机会。

走进大自然，体验 + 学习

孩子的"大自然缺失症"

○ 什么是大自然缺失症

　　大自然缺失症是由美国作家理查德·勒夫提出来的一种现象，即现代城市儿童与大自然割裂，处在高科技的包围中，导致诸如儿童肥胖、注意力紊乱、孤独、愤怒等一系列症状。当与大自然割裂得越来越深，这个可怕的恶性循环不仅影响儿童的身体健康（如近视、驼背、抵抗力差等），更带来了严重的心理问题（如自闭、社交障碍、无法集中注意力、压力过大、抑郁等）。

　　人的心智是通过感官和知觉形成在思维上的认知整合、判断、推理，如果孩子没有真实的认知，没有与大自然的接触，没有在大自然中学习、探索、体验的经历，他们的感知觉就会受到影响，容易变得孤独、焦躁、易怒，在道德、审美、情感、智力方面会有所缺失。

　　大自然缺失症已成为城市儿童普遍患有的一种"病"。城市化的步伐越来越快，而人类和养育自己的土地却日渐疏离，大自然缺失症人群也已从儿童扩展到了成人。

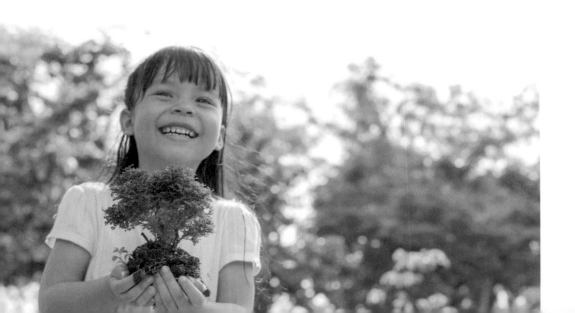

避免大自然缺失症的亲子策略

限制每天看电视和打游戏的时间	建议儿童每天看电视的时间控制在 1 小时
全家一起餐后散步	全家一起在晚餐后散步，围着社区逛逛，和周围的邻居打招呼，和孩子寻找路边的野花和树上的小鸟等
言传身教	当大人兴高采烈的时候，孩子们也会感受到同样的热情和鼓舞。把你对大自然的好奇、探索、赞叹、热爱同样分享给孩子吧
定期的户外活动	在固定日子里，如每周日或每月的某一天，计划一次令人惊喜的亲子户外活动。可以带孩子去附近的农田、林地、河滩、公园等 也可以张罗一些定期的组团出游活动，几家做伴，让孩子有更多机会和小伙伴们玩耍
种一个小花园	可以种一个小花园，也可以是阳台上的一个花盆
和孩子一起读自然图鉴	一本图鉴，可以帮助你把普通的散步变为学习之旅！拿着图鉴围着社区走走，和孩子一起学习有趣的知识，从大自然中获得的发现不亚于看一部 BBC 纪录片中

体验大自然，在玩中掌握新知识

　　大自然好比是天然的实验室，能够让孩子尽情地发挥自己的创造力，并调动孩子身体的各个器官，以不同的方式来激活他们的视觉、嗅觉、味觉、触觉和听觉。

○ 告别"塑料儿童"，来一场森林之旅

大自然是孩子最好的老师，大自然会教会孩子很多知识，是父母、电脑、手机都教不了的知识。现在，有很多孩子成为了"塑料儿童"，他们的玩伴就是各种塑料玩具、电子产品。随着电子时代的发展，很多儿童都变成了小"宅"童。他们不愿意出去玩耍，遇到这种情况，家长更应该带孩子外出旅游，走进大自然。

游戏推荐

树叶做手工

在树林中捡树叶应该是件特别有趣的事情了，树叶有大有小，颜色各异。收集起来的树叶用途也很多，可以做书签、做标本，还可以做各种各样的手工，比如用树叶做成一只小老鼠。充分发挥想象力来试一试吧！

○ 动物园体验，培养观察力，丰富想象力

动物园应该是每个小朋友都特别感兴趣的地方，不管是动物的叫声还是动物的样子，都会刺激孩子的大脑发育。在动物园，小朋友可以看到各种动物，模仿小动物，有时还可以和小动物亲密接触，尝试着喂草等，这无疑增强了孩子的体验感，丰富了孩子的自然知识。

游戏推荐

模仿游戏

每种动物的外形、声音和动作特点等都不尽相同，家长带孩子去动物园的时候可以培养孩子认真观察动物，模仿动物的标志性动作和声音。比如猴子、大象、狼、孔雀、鸵鸟等，可以通过模仿它们的声音或者形态来区分动物。家长也可以通过语言描述使孩子清晰地认识动物，比如：大象的鼻子长又长，有着像两把大扇子一样的耳朵，四条腿像四根稳固的柱子一样立在地上。培养孩子认真观察事物的能力，同时培养孩子的想象力和语言能力。

亲子共读，
搭建亲密与爱的桥梁

亲子共读能有效促进孩子身心健康，而亲子共读主要是依靠视觉和听觉刺激进行的。图文并茂的阅读素材能够给幼儿积极的视觉刺激，还有利于幼儿阅读听说能力的发展。因此，亲子共读不仅有利于营造良好的家庭氛围，还有利于孩子的身心健康。

亲子共读的正确打开方式

相信很多父母还在一言堂地讲给孩子讲故事，虽然声情并茂，但基本没有互动，偶尔只用"是不是？"给孩子提问，让孩子没有自己的思考空间。

亲子共读，是为了跟孩子一起享受亲密的阅读时光，是很私人的事情；但有的父母却喜欢录像，给孩子造成一种读书是为了给别人看，甚至是炫耀的错觉。亲子共读，是交互性的阅读，需要充分调动孩子的积极性。在共读时采用不同的方式，可能会带来不同的效果。

○ 阅读前，需先了解脚手架理论

脚手架理论，最早是由美国著名的心理学家和教育学家布鲁纳从建筑行业借用的一个术语，用来说明在教育活动中，儿童可以凭借由父母、教师、同伴以及他人提供的辅助物完成原本自己无法独立完成的任务。一旦儿童能独立完成某项任务，这种辅助物就像建筑竣工后的脚手架，会被逐渐撤离。这些由社会、学校和家庭提供给儿童，用来促进儿童心理发展的各种辅助物，就被称为脚手架。

这个理论用于绘本阅读，就表现为在他还不能完全独立阅读的时候，把他当作阅读的主角，以循序渐进的方式向他提问，让他真正参与其中，直到他形成了自己的思考方式，父母便可以功成身退，听他娓娓道来。

健康干预：亲子共读的习惯培养

○ 贵在坚持

读书可以不断满足幼儿的求知欲和好奇心。让读书的过程充满乐趣，孩子才会乐此不疲，养成爱读书的好习惯，因为只有快乐的学习才是持久的动力源。家长给孩子读书时，一开始可能孩子对阅读并不感兴趣，家长可通过改变朗读的语气语调吸引孩子，或者让他选择自己特别感兴趣的书，也就是一定要让孩子觉得这是件有意思的事情。只有慢慢引导、坚持不懈，才能让孩子爱上亲子共读。

○ 正确选择书籍

现在童书绘本琳琅满目、种类繁多，如何选出真正适合孩子的书呢？首先，根据孩子的年龄特点选择适合其年龄段的书。不同年龄段对绘本的理解能力和观察力都会不同。

年龄	发育特点	阅读培养重点
1~2岁	喜欢色彩丰富、生动有趣的插图	父母可以选择一些色彩清晰、图案简单、描述日常生活或孩子熟悉的绘本
2~3岁	眼睛能注视一样东西，并且掌握物体或图形的轮廓，可以分辨不同的形状	父母可以选择画面清楚、色彩鲜明、讲述日常行为习惯的文字较少的绘本
3~6岁	已经能和父母或熟悉的人用语言沟通，能够掌握图画及物体的大小和远近，对立体知觉也逐渐能够理解	这个年龄段的孩子对儿歌和韵文感兴趣，可以选择一些国学绘本

◌ 通过各种方式调动阅读兴趣

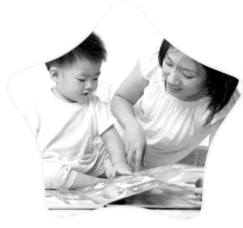

照本宣科式阅读

照本宣科的好处是可以让孩子认识作品的原貌。另外，由于在读的过程中，大人没有添加自己的解释或感想，孩子可以自由感受听到的故事，可以完完全全成为故事的诠释者，更利于其发挥想象力。

加油添醋式阅读

这种阅读是用自己的话讲故事，边说边可以提问题，跟孩子讨论。这样读可以增加孩子和大人的互动，增强孩子对故事的理解和阅读兴趣。这种阅读方式非常适合刚开始阅读的小朋友，对其阅读习惯的培养很有益处。

提问式阅读

家长可以在给孩子讲故事之前，先对孩子提出问题，对于太小的孩子，家长可以边提问边读边做解答。提问式阅读可以增强孩子对问题的思考能力和理解能力。提问也可以让孩子对内容认识更深刻，增强其记忆力。

◌ 阅读后，充分掌握"CROWN"提问原则

C：Completion，补充型提示，让孩子将句子补充完整。

R：Recall，回忆型提示，对孩子读过的内容进行提问，帮助孩子梳理故事情节。

O：Open-ended，开放型提示，将重点放在书中的图画上，对画面信息丰富的绘本来说，这是最佳提问方式。

W：Why-question，特殊型提示，主要功能是教会孩子一些新的词汇。

D：Distancing，间距型提示，要求孩子将书中内容与实际经验联系起来，为孩子搭建一座连接书本与现实世界的桥梁，有助于提高其语言表达能力。

亲子共读，让父母学会从孩子的角度发现世界的奥秘，获得生命的启发与幸福的力量，再次认识自己，重新成长。

专题 幼儿意外和紧急状况处理

　　伴随着宝宝的成长发育，从翻身、坐起、站立到走路等，不可避免会发生一些意外。为了防止意外造成的伤害，家中危险的物品都要收好，放到宝宝够不到的地方。面对各种防不胜防的意外和突发事件，家长应掌握一些婴幼儿急救常识。

疾病

鼻出血

　　1. 安抚孩子情绪。

　　2. 让孩子头部稍微前倾，用拇指和食指捏住孩子鼻子硬骨和软骨的交界处（大约在鼻侧正中央），按压10分钟左右。

　　3. 如果仍然无法止血，或者出血较多，及时带孩子去医院。

小贴士

1. 制止孩子抠鼻子，抠鼻子可能会损伤鼻腔内的毛细血管，导致出血。
2. 经常开窗透气或者用空气净化器；让孩子远离可能的过敏原和容易堆积灰尘的东西。
3. 可以用空气加湿器，或者给孩子的鼻腔内擦一些保湿软膏，比如凡士林等。

肠叠套

　　如患儿有规律性的哭闹、呕吐，排出果酱样血便，腹部有肿块，可拟诊为肠套叠。一旦发现孩子有肠套叠症状，应立即就医诊治，以免延误病情。

　　经保守治疗成功的患儿回家后，除一般的生活护理外，主要注意饮食调理。患儿的饮食以易消化、清淡、丰富为宜，如稀粥、鸡蛋汤、烂面条等，每次食量不可过多。

手术后护理：

1. 术后第一次排便仍有术前存留的陈旧血便。饮食以稀、少为原则，随着肠功能的恢复逐渐加量。

2. 密切注意患儿的细小变化，如发热、腹胀、伤口开裂。

3. 定时变换患儿体位，卧位、平卧和侧卧交替。

意外伤

烧烫伤

1. 冲：用清洁的流动冷水冲洗 30 分钟左右，水流不宜过急。

2. 脱：在冷水中，将遮挡伤口表面的衣物小心去除。必要时用剪刀小心剪开衣服，避免弄破水疱。

3. 泡：在冷水中持续浸泡 10 ~ 30 分钟，可缓解疼痛，散发能量。若宝宝年纪小，而烫伤的面积较大，需注意观察宝宝体温。

4. 盖：以上处理后，以洁净或无菌的纱布、毛巾覆盖伤口并固定。

5. 送：烧伤面积较大时会出现感染性休克，应及时将宝宝送至可治疗烧烫伤的正规医院进行治疗。

小贴士

1. 不要突然改变孩子的饮食，辅助添加要根据孩子的发育特点来，给娇嫩的肠道有适应的过程。

2. 平时要避免孩子腹部着凉，适时增添衣被。预防因气候变化引起肠功能失调。

3. 要防止肠道感染，严防病从口入。

4. 一旦出现 3 个主要症状：腹痛、呕吐，果酱般血便，有规律哭闹，应立即就诊。

1. 烧好的热菜、盛热水的杯子不可放在桌子、灶台边缘，以防宝宝抓翻。
2. 冬季取暖，如用热水袋，要用毛巾包裹热水袋，温度不可过高，且需拧紧盖子防止漏水。避免给宝宝使用"暖宝宝"之类的取暖产品。使用电热毯、电热器等取暖设备时，做好防护工作。
3. 教育宝宝不可随意触碰危险的物品。
4. 一定将强酸强碱放于宝宝够不到的地方。

割伤

1. 如果伤口浅、出血少，没有损伤到神经、大血管等组织，可自行处理：用生理盐水或双氧水冲洗伤口，然后用碘酒、酒精消毒伤口周围皮肤，最后用消毒纱布包扎好伤口即可。

2. 如果需要医生处理，可在送医之前自行初步处理伤口——清水冲洗，用干净的纱布或毛巾等加压止血。需要医生处理的情况有：

（1）割伤很深或在关节处。

（2）伤口有异物等，无法把伤口清理干净。

（3）动物爪牙、表面很脏的锋利器具等造成的外伤。

（4）伤口几天内无愈合迹象，或者出现了红肿、化脓或持续疼痛的症状。

（5）还没注射过破伤风疫苗。

骨折

1. 如果骨折部位出血，可用手指按压伤口血管上方或用干净的绷带帮助止血。

2. 把受伤部位的衣物脱下来或者剪掉，动作一定要轻柔。

3. 有条件的话，用冰袋或者用毛巾包点冰块敷在受伤部位。

4. 不要移动受伤的肢体，就在出问题的位置进行简单的固定。

临时夹板可以用小木板、硬纸片甚至折叠多层的报纸来做，然后用有弹性的绷带或者带子固定在骨折处。

5. 简单处理后尽快带孩子就医，在看医生前，别让孩子进食，以防需要手术。

1. 家长日常应避免突然用力牵拉孩子的肢体。
2. 在家也要重视对孩子的看护。卧室和楼梯的上下口可使用儿童安全门，能有效保护婴幼儿。
3. 教育孩子正确佩戴头盔、护肘、护膝等。
4. 如果孩子反复骨折，应考虑可能患有其他疾病，及时带孩子就医检查。

鼻腔异物

1. 不要用鼻子大力吸气，以防异物向鼻腔深处甚至气管移动。

2. 对于大孩子，可以堵住无异物的一侧鼻孔，然后让他擤鼻涕，把异物"吹"出。

3. 如果孩子还不能自己完成擤鼻涕的动作，且异物为纸卷、花生、豆类等较圆润的物体，同时孩子也能配合，可尝试吹气法：

（1）让孩子端坐或站立并张嘴，同时家长也张嘴紧贴孩子的嘴。

（2）趁孩子呼气时，堵住无异物的鼻孔，然后朝孩子的嘴里猛吹一口气。

4. 当出现以下情况时应及时就医：

（1）吹气法不能将异物吹出。

（2）异物不规则或尖锐。

（3）异物存在时间较长，鼻腔出现流脓或发臭。

（4）孩子出现呼吸困难。

1. 尽量不要给 2 岁以下的孩子吃葡萄干、玉米粒、花生、糖果等。
2. 尽量把螺丝钉、纽扣电池等小零件放在孩子触碰不到的地方。
3. 教育孩子不要把异物塞进鼻孔里。

眼内异物

1. 观察孩子眼睛是否存在异常状况，比如红肿、流脓。

2. 如果眼里钻了沙子或小飞虫，可以把孩子的眼皮翻起来，用干净的湿棉签将异物取出。

1. 不要让孩子用手抠眼屎或者揉眼睛，以免感染或带入异物。
2. 避免去一些会有异物飞溅的场所，比如工厂、正在装修或者拆迁的地方。

3. 让孩子多眨眼，刺激流眼泪，小的异物可能会随着眼泪流出来。还是没出来的话，让孩子把头偏过来，进异物的那只眼睛在下面，用流水冲，同时让孩子不停地眨眼睛。

4. 上述操作后，异物仍未出来，需及时就医。

食管异物（误食误吞）

1. 孩子呛到无法呼吸时，在准备施救的同时应拨打 120。

2. 海姆立克急救法：

（1）1 岁以上的孩子

方法一：施救者跪在孩子身后，从背后抱住孩子腹部，双臂围环腰腹部，一手握拳，拳心向内按压于孩子的腹部；另一手捂按在拳头之上，双手急速用力向里向上挤压，反复进行，直至异物吐出。

方法二：让孩子平躺在地上，双手五指并拢叠放，掌根放在孩子腹部，迅速用力挤压，直至异物吐出或者救护车到达。

（2）1 岁以下的孩子

①先拍背五次：施救者坐在椅子上，使婴儿趴在腿上，面朝地面，一只手支撑其头颈部、胸部，另一只手拍或按压背部。拍背五次后，如果异物没被排出，则继续下面的动作。

②按压胸部五次：让婴儿仰卧，用一只手稳住婴儿的头颈部，另一只手的两个手指快速挤压婴儿胸部五次。挤压深度应为胸壁的 1/3~1/2。若异物未排出，重复上述操作直至救援到达。

需要注意的是，此急救方法不适合用于孩子呛到后仍在大声咳嗽或哭闹的阶段。

为了防止误食误吞等情况，平时要做好以下防护：

（1）孩子在吃东西时，不要逗笑或者和他讲话。

（2）不要给 3 岁以下的孩子买可拆解的小零件玩具。

（3）2 岁以下的孩子应避免进食下列食物：整粒坚果、块状的肉和奶酪、整颗葡萄、硬糖、爆米花、口香糖。

附录

关注孩子的成长，既要评估生长水平，又要评估生长速度

将孩子某一时刻的生长数据与生长曲线进行比较，找出孩子所处的百分位，即个体与群体之间的比较。但孩子的成长是动态的，评价孩子的生长，不是只观察某个时间点、某（几）个测量数据，还应观察整体的发展趋势，判断是否按照一定的速度和规律在发展。

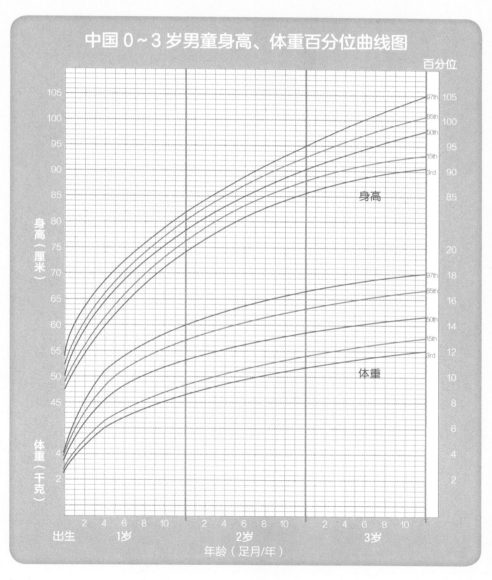

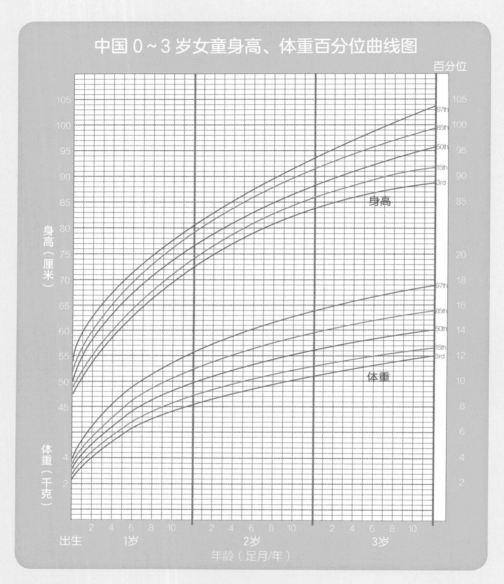

中国 0~3 岁女童身高、体重百分位曲线图

注：这两页分别为 0~3 岁男孩、女孩的身高、体重发育曲线图。以男孩为例，该曲线图中对生长发育的评价采用的是百分位法。百分位法是将 100 个人的身高、体重按从小到大的顺序排列，图中 3rd，15th，50th，85th，97th 分别表示的是第 3 百分位，第 15 百分位，第 50 百分位（中位数），第 85 百分位，第 97 百分位。只要孩子的身高、体重数据对应的点在第 3 百分位和第 97 百分位之间，而且长期平稳无较大波动，那么就说明孩子的成长情况良好